全国中医药行业高等教育"十三五"规划教材

全国高等中医药院校规划教材

《金匮要略》理论与实践

（供中医学、中西医临床医学专业研究生用）

主　编

张　琦（成都中医药大学）

副主编

赵天才（陕西中医药大学）　　　宋建平（河南中医药大学）

王　苹（福建中医药大学）　　　丁跃玲（河北中医学院）

马晓峰（天津中医药大学）　　　贾春华（北京中医药大学）

编　委（以姓氏笔画为序）

王　寅（云南中医学院）　　　　曲丽芳（上海中医药大学）

吕翠霞（山东中医药大学）　　　刘清平（广州中医药大学）

江　泳（成都中医药大学）　　　李云海（湖北中医药大学）

李俊莲（山西中医学院）　　　　吴　洁（南京中医药大学）

赵力维（长春中医药大学）　　　常佳怡（黑龙江中医药大学）

喻　嵘（湖南中医药大学）　　　温成平（浙江中医药大学）

学术秘书

江　泳（成都中医药大学）

中国中医药出版社

·北　京·

图书在版编目（CIP）数据

《金匮要略》理论与实践 / 张琦主编 . —北京：中国中医药出版社，2017.4（2020.6 重印）

全国中医药行业高等教育"十三五"规划教材

ISBN 978 – 7 – 5132 – 3984 – 4

Ⅰ . ①金… Ⅱ . ①张… Ⅲ . ①《金匮要略方论》– 中医学院 – 教材
Ⅳ . ① R222.39

中国版本图书馆 CIP 数据核字（2017）第 008188 号

中国中医药出版社出版

北京经济技术开发区科创十三街 31 号院二区 8 号楼
邮政编码　100176
传真　010 64405750
廊坊市晶艺印务有限公司印刷
各地新华书店经销

开本 850 × 1168　1/16　印张 14　　字数 337 千字
2017 年 4 月第 1 版　2020 年 6 月第 2 次印刷
书号　ISBN 978 – 7 – 5132 – 3984 – 4

定价 35.00 元
网址　www.cptcm.com

如有印装质量问题请与本社出版部调换（010–64405510）

社长热线　010 64405720
购书热线　010 64065415　010 64065413
微信服务号　zgzyycbs

书店网址　csln.net/qksd/
官方微博　http：//e.weibo.com/cptcm

淘宝天猫网址　http：//zgzyycbs.tmall.com

全国中医药行业高等教育"十三五"规划教材

全国高等中医药院校规划教材（第十版）

专家指导委员会

名誉主任委员

王国强（国家卫生计生委副主任　国家中医药管理局局长）

主 任 委 员

王志勇（国家中医药管理局副局长）

副 主 任 委 员

王永炎（中国中医科学院名誉院长　中国工程院院士）

张伯礼（教育部高等学校中医学类专业教学指导委员会主任委员
　　　　　天津中医药大学校长）

卢国慧（国家中医药管理局人事教育司司长）

委 　 　 员（以姓氏笔画为序）

王省良（广州中医药大学校长）

王振宇（国家中医药管理局中医师资格认证中心主任）

方剑乔（浙江中医药大学校长）

左铮云（江西中医药大学校长）

石　岩（辽宁中医药大学校长）

石学敏（天津中医药大学教授　中国工程院院士）

卢国慧（全国中医药高等教育学会理事长）

匡海学（教育部高等学校中药学类专业教学指导委员会主任委员
　　　　　黑龙江中医药大学教授）

吕文亮（湖北中医药大学校长）

刘　星（山西中医药大学校长）

刘兴德（贵州中医药大学校长）

刘振民（全国中医药高等教育学会顾问　北京中医药大学教授）

安冬青（新疆医科大学副校长）

许二平（河南中医药大学校长）

孙忠人（黑龙江中医药大学校长）

孙振霖（陕西中医药大学校长）

严世芸（上海中医药大学教授）

李灿东（福建中医药大学校长）

李金田（甘肃中医药大学校长）

余曙光（成都中医药大学校长）

宋柏林（长春中医药大学校长）

张欣霞（国家中医药管理局人事教育司师承继教处处长）

陈可冀（中国中医科学院研究员　中国科学院院士　国医大师）

范吉平（中国中医药出版社社长）

周仲瑛（南京中医药大学教授　国医大师）

周景玉（国家中医药管理局人事教育司综合协调处处长）

胡　刚（南京中医药大学校长）

徐安龙（北京中医药大学校长）

徐建光（上海中医药大学校长）

高树中（山东中医药大学校长）

高维娟（河北中医学院院长）

唐　农（广西中医药大学校长）

彭代银（安徽中医药大学校长）

路志正（中国中医科学院研究员　国医大师）

熊　磊（云南中医药大学校长）

戴爱国（湖南中医药大学校长）

秘　书　长

卢国慧（国家中医药管理局人事教育司司长）

范吉平（中国中医药出版社社长）

办公室主任

周景玉（国家中医药管理局人事教育司综合协调处处长）

李秀明（中国中医药出版社副社长）

李占永（中国中医药出版社副总编辑）

全国中医药行业高等教育"十三五"规划教材

编审专家组

组　长

王国强（国家卫生计生委副主任　国家中医药管理局局长）

副组长

张伯礼（中国工程院院士　天津中医药大学教授）

王志勇（国家中医药管理局副局长）

组　员

卢国慧（国家中医药管理局人事教育司司长）

严世芸（上海中医药大学教授）

吴勉华（南京中医药大学教授）

王之虹（长春中医药大学教授）

匡海学（黑龙江中医药大学教授）

刘红宁（江西中医药大学教授）

翟双庆（北京中医药大学教授）

胡鸿毅（上海中医药大学教授）

余曙光（成都中医药大学教授）

周桂桐（天津中医药大学教授）

石　岩（辽宁中医药大学教授）

黄必胜（湖北中医药大学教授）

前 言

为落实《国家中长期教育改革和发展规划纲要（2010-2020年）》《关于医教协同深化临床医学人才培养改革的意见》，适应新形势下我国中医药行业高等教育教学改革和中医药人才培养的需要，国家中医药管理局教材建设工作委员会办公室（以下简称"教材办"）、中国中医药出版社在国家中医药管理局领导下，在全国中医药行业高等教育规划教材专家指导委员会指导下，总结全国中医药行业历版教材特别是新世纪以来全国高等中医药院校规划教材建设的经验，制定了"'十三五'中医药教材改革工作方案"和"'十三五'中医药行业本科规划教材建设工作总体方案"，全面组织和规划了全国中医药行业高等教育"十三五"规划教材。鉴于由全国中医药行业主管部门主持编写的全国高等中医药院校规划教材目前已出版九版，为体现其系统性和传承性，本套教材在中国中医药教育史上称为第十版。

本套教材规划过程中，教材办认真听取了教育部中医学、中药学等专业教学指导委员会相关专家的意见，结合中医药教育教学一线教师的反馈意见，加强顶层设计和组织管理，在新世纪以来三版优秀教材的基础上，进一步明确了"正本清源，突出中医药特色，弘扬中医药优势，优化知识结构，做好基础课程和专业核心课程衔接"的建设目标，旨在适应新时期中医药教育事业发展和教学手段变革的需要，彰显现代中医药教育理念，在继承中创新，在发展中提高，打造符合中医药教育教学规律的经典教材。

本套教材建设过程中，教材办还聘请中医学、中药学、针灸推拿学三个专业德高望重的专家组成编审专家组，请他们参与主编确定，列席编写会议和定稿会议，对编写过程中遇到的问题提出指导性意见，参加教材间内容统筹、审读稿件等。

本套教材具有以下特点：

1. 加强顶层设计，强化中医经典地位

针对中医药人才成长的规律，正本清源，突出中医思维方式，体现中医药学科的人文特色和"读经典，做临床"的实践特点，突出中医理论在中医药教育教学和实践工作中的核心地位，与执业中医（药）师资格考试、中医住院医师规范化培训等工作对接，更具有针对性和实践性。

2. 精选编写队伍，汇集权威专家智慧

主编遴选严格按照程序进行，经过院校推荐、国家中医药管理局教材建设专家指导委员会专家评审、编审专家组认可后确定，确保公开、公平、公正。编委优先吸纳教学名师、学科带头人和一线优秀教师，集中了全国范围内各高等中医药院校的权威专家，确保了编写队伍的水平，体现了中医药行业规划教材的整体优势。

3. 突出精品意识，完善学科知识体系

结合教学实践环节的反馈意见，精心组织编写队伍进行编写大纲和样稿的讨论，要求每门教材立足专业需求，在保持内容稳定性、先进性、适用性的基础上，根据其在整个中医知识体系中的地位、学生知识结构和课程开设时间，突出本学科的教学重点，努力处理好继承与创新、理论与实践、基础与临床的关系。

4. 尝试形式创新，注重实践技能培养

为提升对学生实践技能的培养，配合高等中医药院校数字化教学的发展，更好地服务于中医药教学改革，本套教材在传承历版教材基本知识、基本理论、基本技能主体框架的基础上，将数字化作为重点建设目标，在中医药行业教育云平台的总体构架下，借助网络信息技术，为广大师生提供了丰富的教学资源和广阔的互动空间。

本套教材的建设，得到国家中医药管理局领导的指导与大力支持，凝聚了全国中医药行业高等教育工作者的集体智慧，体现了全国中医药行业齐心协力、求真务实的工作作风，代表了全国中医药行业为"十三五"期间中医药事业发展和人才培养所做的共同努力，谨向有关单位和个人致以衷心的感谢！希望本套教材的出版，能够对全国中医药行业高等教育教学的发展和中医药人才的培养产生积极的推动作用。

需要说明的是，尽管所有组织者与编写者竭尽心智，精益求精，本套教材仍有一定的提升空间，敬请各高等中医药院校广大师生提出宝贵意见和建议，以便今后修订和提高。

国家中医药管理局教材建设工作委员会办公室

中国中医药出版社

2016 年 6 月

编写说明

　　《〈金匮要略〉理论与实践》是全国中医药行业高等教育"十三五"规划教材，是由国家中医药管理局统一规划、宏观指导，全国中医药高等教育学会、全国高等中医药教材建设研究会具体负责，全国18所中医药院校联合编写而成，供全国高等中医药院校中医学、中西医临床医学等专业研究生使用，也可以作为中医教育工作者和临床医务工作者继续教育使用的参考书。

　　《金匮要略》（以下简称《金匮》）是我国东汉著名医学家、医圣张仲景所著《伤寒杂病论》的杂病（包括内科、妇科、外科）部分，为我国现存最早的一部诊治杂病的专书，是中医学辨证论治的典范。该书对于后世临床医学的发展具有重大贡献和深远影响，被古今医家誉为"方书之祖"、医方之经。在现代高等中医药本科教育中，《金匮》一直被列为主干课程。在中医药研究生教育中，《金匮》不仅是中医临床基础专业研究生的专业课程，也是其他相关专业研究生的专业基础课。

　　本教材在编写体例上完全不同于本科教材，内容上更加突出《金匮》在培养研究生中医职业素养，提高临床辨治思维能力方面的作用。全书分为二十二章，第一章绪论从病因、病机、诊法、辨证方法、常用治则、药后调护与方药煎服法等角度全面总结《金匮》论述杂病理法方药各环节的主要精神和特色。为满足研究生深入学习研究《金匮》原文，在绪论中还设有"《金匮》注本与参考书选介"一节。第二章至第二十二章以《金匮》所论杂病为纲，下设"发病特点与辨治思路""方药配伍特色与应用研究""病证研究与展望""疑难梳理"四部分，分别剖析各病的发病特点，凝练张仲景辨识和治疗每一杂病的主要精神，点击每首方剂的配伍用药特点，勾勒临床选用该方的常用思路，荟萃各方常治的有效病证与现代研究成果，并对每一杂病的现代研究加以述评，搜集《金匮》中至今尚存争议或疑点且与临床有关的内容，以供使用者思考或进一步研究。

　　本教材中所引《金匮》原文，以宋·林亿等诠次、明·赵开美校刻的《金匮要略方论》为蓝本。为节省篇幅，不再附录《金匮》原文。

　　本教材的编写者均是国内各中医药院校长期从事《金匮》研究生教学的专家、教授，他们的学术观点和研究结论，基本能展示当代《金匮》研究的较高水平。全书由张琦、江泳统稿。具体编写分工如下：第一章第一、二节由赵天才编写，第三节由张琦编写，第四节由宋建平编写，第五节由马晓峰编写，第六节由王苹编写，第七节由丁跃玲编写，第二章由吕翠霞编写，第三章由曲丽芳编写，第四章由刘清平编写，第五章由温成平编写，第六章由李俊莲编写，第七章由马晓峰编写，第八章由刘清平编写，第九章由宋建平编写，第十章由王寅编写，第十一章由李云海编写，第十二章由张琦编写，第十三章由喻嵘编写，第十四章由赵天才编写，第十五章由王苹编写，第十六章由贾春华编写，第十七章由丁跃玲编写，第十八章由张琦编写，

第十九章由常佳怡编写，第二十章由江泳编写，第二十一章由赵力维编写，第二十二章由吴洁编写。

在编写过程中，全体编写人员集思广益，倾力合作，力求准确诠释张仲景辨证治疗杂病的原旨，虽数易其稿，反复斟酌，不足之处在所难免，恳请各院校师生在使用过程中提出宝贵意见，以便再版时修订提高。

《〈金匮要略〉理论与实践》编委会

2016 年 12 月

目　录

第一章　绪　论

第一节　杂病常见病因

病因是指导致人体疾病发生的原因。从疾病发生的角度看中医学所谓的病因包括致病因素和引发疾病的条件。中医学中病因种类繁多，现今对病因的分类，多是将致病因素与发病途径结合起来进行分类。《金匮要略》所论病因的特点可以概括如下。

一、风气虽能生万物，亦能害万物

"夫人禀五常，因风气而生长，风气虽能生万物，亦能害万物，如水能浮舟，亦能覆舟"。此段条文的字面意义是指人体与外界自然环境存在着不可分割的统一关系。人生息于大自然，必然秉承木、火、土、金、水五常之气。正常气候有利于包括人在内的万事万物的生、长、化、收、藏，反常气候则能伤害万事万物。若仅从气候反常的角度看，"有未至而至，有至而不至，有至而不去，有至而太过"等不同情况。然由"风气虽能生万物，亦能害万物"一语，似可得出凡是我们生活世界可以接触到的事物都可能成为致病因素，犹如"水能浮舟，亦能覆舟"。可见条文要表达的是致病因素的广泛性、复杂性问题。从下面的原文中可以推论出张仲景所论病因的广泛性。"若人能养慎，不令邪风干忤经络……更能无犯王法、禽兽灾伤，房室勿令竭乏，服食节其冷、热、苦、酸、辛、甘，不遗形体有衰，病则无由入其腠理"。原文的字面意思是在阐述"养慎"的重要性。所谓"养慎"即是内养正气，外慎邪气，其目的是避免发病，亦即要避免可以导致人体发病的因素。其一是"不令邪风干忤经络"。其二是节制房事，"勿令竭乏"，以免损伤元真之气。其三是服食适宜，衣服要随着气候的变化而增减，即"适寒温"；饮食也要节其冷热，因大寒大热、过饱过饥，皆易损伤胃气。其四是"无犯王法"，避免身心因受法律制裁所造成的损伤。若综合全书所述及其所蕴含的内容来看，《金匮》一书可以说穷尽现今中医学所有的病因，如《脏腑经络先后病》篇所谓"五劳、七伤、六极"；《血痹虚劳病》篇"食伤、忧伤、饮伤、房室伤、饥伤、劳伤、经络营卫气伤，内有干血"；《妇人杂病》篇所言"妇人之病，因虚、积冷、结气"。可以概括地说，人类生活的世界，凡可接触到且能被人体所感受到的事物，都可能成为导致人体发病的致病因素。

二、千般疢难，不越三条

既然致病因素有着广泛性与复杂性，如何将其归类便成为人们要研究的课题。对此，张仲景提出三条分类说："一者，经络受邪，入脏腑，为内所因也；二者，四肢九窍，血脉相传，壅塞不通，为外皮肤所中也；三者，房室、金刃、虫兽所伤。以此详之，病由都尽。"

本条对病因的认识是以经络脏腑为内外，论发病则强调正气而不忽视"客气邪风"。严格地说，仲景此处的三条并非现今中医学的三种病因，这里的"一者""二者"是在论感受邪气之后的传变，并依据传变特征，将病因——"邪风"分为内外。这是一种将致病因素与疾病发生发展相结合以认识病因的方法，因此，我们不能从现今中医的病因学分类来理解它。邪风与所言"三者"即房室、金刃、虫兽所伤，才是现今中医学意义上的病因，然房室、金刃、虫兽所伤与"邪风"引发经络脏腑的发病特点、传变形式均有不同。后世陈无择的三因学说，是以外感六淫为外因，五脏情志所伤为内因，房室、金刃等为不内外因，与张仲景划分病因的标准有所不同，应注意区别。由此提示人们，古人所论概念、术语与后世所用的不同。赵以德于《金匮方论衍义》注释本条时早已告诫我们："非后世分三因之内外也，语同而理异。"因此，在研究古代中医文献时，我们应该注意美国科学哲学家库恩所提出的"范式"变化问题。

三、五邪中人，各有法度

"五邪中人，各有法度，风中于前，寒中于暮，湿伤于下，雾伤于上，风令脉浮，寒令脉急，雾伤皮腠，湿流关节，食伤脾胃，极寒伤经，极热伤络。"本段文字论述五种病邪的特性及中人的规律。五邪侵袭人体各有一定的法度可循，这是因为不同的病邪属性不同，故侵犯人体的部位与疾病的表现各具不同特征，"五邪中人，各有法度"概括了五邪之中，既有外感病邪的风、寒、湿、雾，且兼有饮食一邪，其将饮食与风、寒、湿、雾并列，这与一般的病因分类法存在明显差异。各病因的致病特点可以概括为风为阳邪，多中于午前，病在肤表，脉多浮缓；寒为阴邪，多中于日暮，病位偏里，脉多紧急。特别是"雾伤于上"与"湿伤于下"的对举，"雾伤皮腠"与"湿流关节"相对勘的写作方法，使人能明显地看出湿邪的重浊与雾邪的清扬之性，也正是源于此才会产生"雾伤于上""湿伤于下""雾伤皮腠""湿流关节"的判断。而"食伤脾胃"的提出，乃在于饮食从口而入，胃主受纳，脾主运化，饮食不节，则伤脾胃。所谓"极寒伤经，极热伤络"者，乃因经脉在里为阴，络脉在外为阳；寒气归阴，热气归阳，故而言之，其依据的理论为同气相求。

《金匮》论病因可以概括为：病因具有广泛性与复杂性，在人类生活世界，凡人们可以接触且能被人体所感受到的事物，都可以成为导致人体发病的致病因素；尽管病因复杂，发病形式多端，但任何一种病因皆有一定的特性，侵袭人体亦各有一定的法度可循；基于病邪的特性及中人的规律，人们可以对病因与发病进行分类，此被原文概括为"千般疢难，不越三条"。

第二节　杂病基本病机

《金匮》是我国现存最早的一部诊治杂病的专书，张仲景在继承《内经》《难经》及后汉以前医家学术理论和临证经验的基础上，紧密结合杂病的病证特点和自己的实践体悟，创立了较全面而系统的杂病诊疗体系，为后世诊疗杂病之典范。就其对杂病病机的论述来看，在该书首篇中有总论，在各篇具体病证中有分述，或直言，或隐含，颇具指导意义。概括《金匮》杂病中的基本病机主要体现在以下五方面。

一、正邪相争

疾病发生的因素虽较复杂，但总其大要，不外乎人体本身的正气和致病邪气两个方面。一般来说，疾病的发生，是在一定条件下邪正斗争的反映。正气不足是疾病发生的内在根据，邪气是疾病发生的重要条件，正邪斗争的胜负决定发病与否及发病后疾病的发展变化和转归预后。但当邪气过盛，或邪气的致病性过强，超越了人体正气的抗病能力，这时邪气便成为发病的主导因素。对杂病发病过程存在的邪正相争病机的论述，在《金匮》中俯拾即是。归纳其主要精神，可体现在以下 3 个方面。

1. 正虚不胜邪是杂病发生的关键　中医发病学非常重视人体正气在发病中的重要作用，如《素问·刺法论》"正气存内，邪不可干"。《素问·评热病论》"邪之所凑，其气必虚"。张仲景继承《内经》这一学术思想，于《金匮》中在不忽视邪气的同时，特别强调人体正气在发病过程中的主导作用。例如，《脏腑经络先后病》篇第 2 条 "若五脏元真通畅，人即安和。客气邪风，中人多死。千般疢难，不越三条：一者，经络受邪，入脏腑，为内所因也；二者，四肢九窍，血脉相传，壅塞不通，为外皮肤所中也；三者，房室、金刃、虫兽所伤。以此详之，病由都尽……不遗形体有衰，病则无由入其腠理"。强调只要正气充盛协调，人体便可安和无病。

又如《中风历节病》篇第 1 条 "寸口脉浮而紧，紧则为寒，浮则为虚，寒虚相搏，邪在皮肤。浮者血虚，络脉空虚，贼邪不泻，或左或右"。《血痹虚劳病》篇第 1 条 "问曰：血痹病从何得之？师曰：夫尊荣人，骨弱肌肤盛，重因疲劳汗出，卧不时动摇，加被微风，遂得之。但以脉自微涩，在寸口、关上小紧，宜针引阳气，令脉和紧去则愈。"《胸痹心痛短气病》篇第 1 条 "师曰：夫脉当取太过不及，阳微阴弦，即胸痹而痛，所以然者，责其极虚也。今阳虚知在上焦，所以胸痹、心痛者，以其阴弦故也"。这说明，中风、血痹、胸痹等病的发生皆因正虚受邪或正虚邪盛所致。

《水气病》篇第 21 条 "师曰：寸口脉沉而紧，沉为水，紧为寒，沉紧相搏，结在关元，始时尚微，年盛不觉，阳衰之后，营卫相干，阳损阴盛，结寒微动，肾气上冲，喉咽塞噎，胁下急痛"。所论的是患者年轻时虽已有水寒之气结聚于下焦，但因病邪尚轻，体壮阳盛，正气尚能与邪抗衡，故尚未发病；待到中年之后，机体阳气渐衰，阴寒益盛，正气已无力抗邪，潜伏在下焦的水气遂内扰上逆而发病。

不独内科病，妇科病亦如此，如产后三病的发生 "新产血虚，多出汗，喜中风，故令病痉；亡血复汗，寒多，故令郁冒；亡津液，胃燥，故大便难"；妇科杂病 "因虚、积冷、结气，为诸经水断绝。至有历年，血寒积结，胞门寒伤，经络凝坚"。

虽然在这些杂病的病机中，邪气的种类各异，与之相争的正气亦不同，但都反映了正邪力量对比在疾病发生发展过程的重要作用。所以，在杂病辨治过程中首先需要关注人体正气。

2. 正邪力量对比影响疾病的传变与发展　疾病发生后，正邪力量的对比决定疾病的发展进程，正气强则病势局限，反之则病势蔓延。如《脏腑经络先后病》篇第 1 条 "夫治未病者，见肝之病，知肝传脾，当先实脾，四季脾旺不受邪"。认为肝病是否传脾，与脾气充足与否有关。此外，在里之邪气能否外泄，直接影响着正邪力量的对比，从而决定疾病的发生与发展。例如，《脏腑经络先后病》篇第 11 条 "问曰：寸脉沉大而滑，沉则为实，滑则为气，实气相搏，血气入脏即死，入腑即愈，此为卒厥，何谓也？师曰：唇口青，身冷，为入脏，即死；如身和，汗自出，为入腑，即愈"。《脏腑经络先后病》篇第12条"问曰：脉脱入脏即死，入腑即愈，何谓也？师曰：非为一病，百病皆然。譬如浸淫疮，从口起流向四肢者，可治，从四肢流来入口者，不可治；病在外者可治，入里者即死"。《痉湿暍病》篇第8条云："暴腹胀大者，为欲解。脉如故，反伏弦者，痉"。

3. 正邪消长决定疾病的预后 疾病的预后，主要取决于正邪的消长，正胜邪却，则疾病渐趋好转、痊愈；若正衰邪长，则疾病日渐加重或恶化，甚则不治。例如，张仲景论肺痈时指出"始萌可救，脓成则死"；《痰饮咳嗽病》篇第34条"久咳数岁，其脉弱者，可治；实大数者，死"，皆是以邪正的盛衰判断疾病的预后。《呕吐哕下利病》篇第5条论虚寒胃反证时云"脉紧而涩，其病难治"。而阳气来复与否、阴寒有无衰减则关乎虚寒下利的预后。例如，《呕吐哕下利病》篇第25条"下利……脉大者，为未止；脉微弱数者，为欲自止，虽发热，不死"。《呕吐哕下利病》篇第26条"下利手足厥冷，无脉者，灸之不温。若脉不还，反微喘者，死。少阴负趺阳者，为顺也"。《呕吐哕下利病》篇第27条"下利，有微热而渴，脉弱者，今自愈"。《呕吐哕下利病》篇第28条"下利，脉数，有微热，汗出，今自愈；设脉紧，为未解"。《呕吐哕下利病》篇第35条"下利后，脉绝，手足厥冷，晬时脉还，手足温者生，脉不还者死"。

综上说明，正邪相争是贯穿杂病始终的基本病机之一，影响着疾病的发生、传变、进退与预后。

二、阴阳失衡

正常情况下，人体阴阳双方相互依赖、相互制约，保持"阴平阳秘"的动态平衡，以维持人体的生命运动。如果人体的阴阳失衡，就会引发疾病。

在《金匮》中，张仲景将阴阳失衡作为杂病的基本病机。其主要精神体现在以下两方面。

1. 首篇以"厥阳"为例，提示阴阳失调为杂病的基本病机 《素问·阴阳应象大论》云"善诊者，察色按脉，先别阴阳"，强调医生运用四诊诊察疾病时，首先要分析疾病的阴阳属性，这是辨证论治的基本原则。《灵枢·根结》"阴阳俱竭，血气皆尽，五脏空虚"之说，是指气血阴阳的不足而导致脏腑功能低下。张仲景深谙此理，在《金匮》首篇第10条即论"经云：厥阳独行，何谓也？师曰：此为有阳无阴，故称厥阳"。在生理情况下，人体的阴和阳之间相互为用，相互依存，相互制约，维持着相对的协调平衡状态，而且阳是以阴为依附的。所谓"有阳无阴"，是指阳盛阴竭，以致阴不敛阳，阳气失去阴附而上逆，形成"厥阳独行"的病理状态。临床所见肝肾阴亏，肝阳上亢者表现为面赤、眩晕，甚至突然跌仆、不省人事等，即属于这一类性质的病证。条文中的"有""无"乃相对之词。本条以"厥阳"为例，论述阴阳失调之病理，提示阴阳失去相对平衡即阴阳失调是杂病的基本病机。

其实，此处的"阴阳失调"并不仅指阴阳虚损失去平衡，还涵盖营卫失和、升降失序等病机变化。从各篇不同杂病的阴阳失调病机中可以证实这一点。

2. 详析各病病机，展现杂病阴阳失衡的多种形式 在其后论述具体病证的不少篇章中，张仲景亦有不少条文穿插论述疾病阴阳失调的病机。

体现阴阳偏盛偏衰病机的有：《疟病》篇"阴气孤绝，阳气独发，则热而少气烦冤，手足热而欲呕，名曰瘅疟"。《血痹虚劳病》篇第 3 条"夫男子平人，脉大为劳，极虚亦为劳"。《血痹虚劳病》篇第 8 条"夫失精家，少腹弦急，阴头寒，目眩一作目眶痛，发落，脉极虚芤迟，为清谷，亡血，失精，脉得诸芤动微紧，男子失精，女子梦交，桂枝加龙骨牡蛎汤主之"。《血痹虚劳病》篇第 6 条"劳之为病，其脉浮大，手足烦，春夏剧，秋冬瘥，阴寒精自出，酸削不能行"；《血痹虚劳病》篇第 9 条"男子平人，脉虚弱细微者，喜盗汗也"。《五脏风寒积聚病》篇第 15 条"趺阳脉浮而涩，浮则胃气强，涩则小便数，浮涩相搏，大便则坚，其脾为约，麻子仁丸主之"。《消渴小便不利淋病》篇第 3 条"男子消渴，小便反多，以饮一斗，小便一斗，肾气丸主之"。

体现以气机升降失序为主病机的有：《肺痿肺痈咳嗽上气病》篇第 3 条"上气面浮肿，肩息，其脉浮大，不治。又加利尤甚"。《肺痿肺痈咳嗽上气病》第 10 条"火逆上气，咽喉不利，止逆下气者，麦门冬汤主之"。《奔豚气病》篇第 1 条"师曰：奔豚病，从少腹起，上冲咽喉，发作欲死，复还止，皆从惊恐得之"。《呕吐哕下利病》篇第 14 条"呕而脉弱，小便复利，身有微热，见厥者，难治，四逆汤主之"。《呕吐哕下利病》篇第 45 条"下利清谷，里寒外热，汗出而厥者，通脉四逆汤主之"。

体现营卫失和，又兼阴阳偏盛偏衰病机的有：《水气病》篇第 30 条"师曰：寸口脉迟而涩，迟则为寒，涩为血不足。趺阳脉微而迟，微则为气，迟则为寒。寒气不足，则手足逆冷；手足逆冷，则营卫不利；营卫不利，则腹满肠鸣相逐；气转膀胱，营卫俱劳；阳气不通即身冷，阴气不通即骨疼；阳前通则恶寒，阴前通则痹不仁；阴阳相得，其气乃行，大气一转，其气乃散；实则失气，虚则遗尿，名曰气分"。

体现阴阳偏盛偏衰，而且气机升降亦失常病机的有：《惊悸吐衄下血胸满瘀血病》篇第 2 条"夫（尺）脉浮，目睛晕黄，衄未止。晕黄去，目睛慧了，知衄今止"。《惊悸吐衄下血胸满瘀血病》篇第 5 条"病人面无色，无寒热，脉沉弦者，衄；浮弱，手按之绝者，下血；烦咳者，必吐血"。《呕吐哕下利病》篇第 34 条"下利脉沉而迟，其人面少赤，身有微热，下利清谷者，必郁冒，汗出而解，病人必微厥。所以然者，其面戴阳，下虚故也"。《妇人产后病》篇第 2 条"产妇郁冒，其脉微弱，呕不能食，大便反坚，但头汗出。所以然者，血虚而厥，厥而必冒。冒家欲解，必大汗出。以血虚下厥，孤阳上出，故头汗出。所以产妇喜汗出者，亡阴血虚，阳气独盛，故当汗出，阴阳乃复"。《妇人产后病》篇第 9 条"产后中风，发热，面正赤，喘而头痛，竹叶汤主之"。

类似上述阴阳失调病机的病证，在《金匮》中随处可见。由此说明，阴阳失衡亦为杂病的基本病机之一。

三、气郁血瘀

气为血帅，故能行血；血为气母，而能载气。多种内、外因素都可致气机郁结、血行不畅或瘀血阻滞，而气郁和血瘀亦可相互影响，从而导致多种病变。《金匮》的许多病证在病变过程中，都存在气机郁结或血行瘀阻之病机。尤其是发病与情志过激关系密切或症状表现以情志异常为主的情志病，气郁更是其主要的病机，如百合病、奔豚气、梅核气、脏躁等。

例如，《奔豚气病》篇第 2 条"奔豚气上冲胸，腹痛，往来寒热，奔豚汤主之"。该证即由肝郁化火，引发冲脉之气上逆而发病。《五脏风寒积聚病》篇第 7 条"肝着，其人常欲蹈其胸上，先未苦时，但欲饮热，旋覆花汤主之"。此病是因肝经气血郁阻，留滞而不畅所致。《妇人杂病》篇第 8 条"妇人之病，因虚、积冷、结气，为诸经水断绝，至有历年，血寒积结，胞门寒伤，经络凝坚……奄忽眩冒，状如厥癫；或有忧惨，悲伤多嗔，此皆带下，非有鬼神"。更是明确了气机郁结是妇人杂病的常见病因之一，并列举了由气郁致血瘀，不仅引起经水断绝还可继发多种内科病变。

又如，疟病日久不愈所出现的疟母、虚劳干血证、血痹病、肺痈病、胸痹病、黄疸病等内科病变，都存在气郁血瘀的病机变化。至于妇人病中，无论妊娠病、产后病，还是杂病，气郁血瘀都成为不少病证发生发展过程中的主要病理环节，如妇人癥病、妊娠腹痛、产后腹痛、热入血室、月经病、杂病腹痛及带下等。

此外，湿、痰饮、水气内停，也可继发气郁血瘀，引发新的病变，如小便不利病的蒲灰散证、滑石白鱼散证、留饮下利、膈间支饮重证，以及《水气病》篇的水分、气分、血分等。可见，气郁血瘀是《金匮》杂病病机中不可忽略的重要环节。

四、水湿停滞

湿（外湿、内湿）、痰饮（淡饮）、水气（水液），三者异名同类。湿（内湿）、饮、水邪的产生，与肺、脾、肾及三焦、膀胱诸脏腑的功能失常密切相关，均系津液不归正化而形成的病理产物，为《金匮》所论杂病的重要病因；其致病具有广泛性、复杂性、易伤阳气、阻滞气机、症状多端、病程缠绵、治疗较难等特点，因其易阻遏气机，故痰饮、水湿停滞又可继发血行瘀滞。此外，痰饮、水气还常内扰脏腑，故在《痰饮咳嗽病》篇有"水在五脏"，《水气病》篇有"五脏水"之论。

当脏腑功能失调，机体抗病能力下降，则易受外湿等邪气侵犯，或产生内湿、痰饮、水气，而当这些内生病邪产生后又会妨碍脏腑功能，进一步滋生新的病证，且在一定条件下，湿邪、饮邪、水气三者还可相互影响、兼夹或转化。痰饮、水气作为内生病邪，可继发诸多病证，而内外湿邪也是杂病的常见病因，可引发许多病变。因此，张仲景在《金匮》一书中除列《痉湿暍病》《痰饮咳嗽病》《水气病》专篇系统论述湿、痰饮、水气所致疾病的发病特点外，在历节、咳嗽上气、肾着、小便不利、黄疸、呕吐下利、妊娠腹痛、妊娠水气、妊娠小便难、妊娠呕吐、妇人带下、经闭等其他杂病中，均可见或湿，或痰饮，或水气阻滞所导致的诸多病理变化。

五、脏腑失调

脏腑失调是《金匮》所论杂病的基本病机，故脏腑经络辨证贯穿始终。试看《金匮》之杂病，或因六淫侵袭、七情失调、劳倦损伤、饮食失节，始因虽不同，终必累及脏腑。例如，湿病之肺卫郁阻、卫虚不固；百合病之心肺阴虚，百脉失和；狐惑病的湿热蕴阻中焦；中风病的邪入于腑、邪入于脏；历节病的肝肾气血不足；虚劳病的五脏虚极（包括心肾阴阳两虚、脾胃阴阳俱虚、肾气不足、心肝阴虚血少、脾肾阳虚等）；肺痿的肺气痿弱不振；肺痈的实热蕴肺，血肉腐败；咳嗽上气的肺气壅逆、肺失宣降、肺胃阴虚火炎、肺脾肾气虚等；奔豚气的肝郁化火、心肾阳虚水饮内动；胸痹心痛的上焦阳虚，中下焦阴寒邪盛，痹阻胸阳；腹满的脾肾阳虚，寒气上逆，或实热内结，腑气不通；消渴病的肺胃热盛气津两伤与肾气亏虚；水气病的脾肺郁遏、水气泛溢肌表，脾肾阳虚、水气射肺，脾虚阳郁，水行皮下等；黄疸病的湿热困阻脾胃，瘀热以行，湿热酒毒内扰心胃等；远血的中焦虚寒、脾不摄血；近血的湿热蕴阻大肠、灼伤血络，吐衄血证的心火亢盛、迫血妄行；虚寒胃反的脾胃虚寒、腐熟运化失职；呕吐病的肝胃虚寒、胃肠实热、胆热犯胃、心肾阳虚阴盛、寒饮搏结胸胃；肠痈病热毒蕴结于肠；妊娠腹痛病的肾阳虚阴寒内盛、肝脾失调；妊娠呕吐的寒饮中阻、脾胃虚寒；妇人杂病中的脏阴不足、瘀阻胞宫，不胜枚举。

上述各种致病因素伤及于内，损伤或扰乱脏腑气血阴阳，导致脏腑经络生理功能失常，从而产生不同的脏腑病理改变，引发诸多疾病。另一方面，气血阴阳失调，或脏腑之间生克制化关系紊乱，亦可引起脏腑功能失常，产生各种不同的脏腑病变，如虚劳病心肾阴阳两虚的失精证、脾胃气血阴阳俱不足的里急腹痛证、肾气不足的腰痛等。

综上可见，《金匮》中有关脏腑病机的论述涉及面广，内容丰富。所有杂病证候的产生，都是整体功能失调，脏腑经络病理变化的反映。正是基于此，张仲景将脏腑经络辨证作为杂病的主要辨证方法。

第三节　杂病诊法特色

《金匮》作为诊治杂病的一部专书，荟萃了汉以前中医诊察疾病的方法，既继承《内经》的理论，又切合杂病的病变特点，至今对临床仍具有重要指导意义。有别于《内经》中丰富的中医诊断学基本内容和原则思想，《金匮》主要将《内经》的理论与诊断疾病的实践完美结合起来，示范四诊在诊断具体疾病中的应用。

一、望色首观鼻头、详察面目

望诊是观察病者的神、色、形、态，以推断疾病的变化和其痛苦所在，居四诊之首。《灵枢·邪气脏腑病形》言"见其色，知其病，命曰明"，《难经·六十一难》亦谓"望而知之谓之神"，《素问·五脏生成》列举望面目之色以决生死时云"凡相五色之奇脉，面黄目青，面黄目赤，面黄目白，面黄目黑者，皆不死也。面青目赤，面赤目白，面青目黑，面黑目白，面赤目青，皆死也"。可见，望诊在中医诊法中至关重要。《金匮》之望诊察色虽从面部始，五色主病亦同《内经》，但最先观察的却是鼻头色。《脏腑经络先后病》篇第3条指出"病人有气色现于面部，愿闻其说。师曰：鼻头色青者，苦冷者死；鼻头色微黑者，有水气"。鼻头，《灵枢·五色》称为明堂、面王，《类经》谓鼻准，位居面之中央，内应于脾土。《金匮》从观察鼻头之色开始论述面部的望诊，与《脏腑经络先后病》篇第1条论治未病，举肝病传脾，当先实脾相呼应，体现诊治杂病当首重脾土的思想。何任认为，张仲景以鼻为望色之主体，这是对《内经》学说的开拓。张仲景特别重视对面目色泽的观察，如狐惑病"初得之三四日，目赤如鸠眼；七八日目四眦黑"；阳毒证"面赤斑斑如锦文"，阴毒证"面目青"；虚劳干血证"两目黯黑"，水气壅盛证"面目鲜泽"；黑疸"目青面黑"，衄血者可"目睛晕黄"。对同一面部主色，注意其细微差别，如均为面赤，痉病"面赤目赤"，狐惑病"面乍赤"，痰饮病"面热如醉"，失血病人"面微赤"，产后中风"面正赤"，脾肾阳虚下利"面少赤"，痰饮病冲气上逆"面翕热如醉状"。皆为面色黑,却有劳伤之黑、水气之微黑、支饮病之黧黑的不同。余如湿病"面黄"、虚劳病"面色薄""面色白"、失血者"面无色"等。以上均提示医者当详察各色微妙变化,以厘清缘由,有助于诊断。

二、杂病望闻诊特征举要

在《金匮》各篇,有不少借望诊所得的特异性表现,如痉病轻者"项背强",重者"目正圆""口噤不开""脚挛急""角弓反张""卧不着席"等;阳毒证"面赤斑斑如锦文",阴毒证"面目青";中风病"㖞僻不遂";虚劳干血证"肌肤甲错,两目黯黑";黄汗病汗出"色正黄如柏汁";黑疸"目青面黑,大便正黑",女劳疸"额上黑";瘀血证"唇痿舌青",水血并结血室证"少腹满如敦状";冲任虚寒证"漏下黑不解",脾肾阳虚证"下利清谷不止";百合病"如有神灵者,身形如和",脏躁"喜悲伤欲哭,象如神灵所作,数欠伸"。

还有一些从闻诊可得的特异性征象,如肺痈脓溃时其"浊唾腥臭";饮阻气道时"喉中水鸡声",饮走肠间则"沥沥有声",甚者声如"雷鸣"。

上述杂病的特异性表现,成为后世医家辨病识证的重要依据。

三、色脉参时,四诊合判

人与自然息息相关,正如《灵枢·岁露论》言"人与天地相参也,与日月相应也",故诊察疾病时,医者当"知天地阴阳,四时经纪"(《素问·疏五过论》)。《金匮》承袭《内经》思想,强调望色诊脉应与时令相参。例如,《脏腑经络先后病》篇第7条"寸口脉动者,因其旺时而动,假令肝旺色青,四时各随其色。肝色青而反色白,非其时色脉,皆当病"。《脏腑经络先后病》篇第8条则例举时令与气候不相应的四种情况,启示诊病当注意时令与气候是否相应。《脏腑经络先后病》篇第3条将天人合参思想应用于失血病人的望诊中时云"色白者,亡血也;设微赤非时者死"。在各篇中亦多次示范脉症合参、结合时令以判断预后。例如,《血痹虚劳病》篇第6条"劳之为病,其脉浮大,手足烦,春夏剧,秋冬瘥";《痰饮咳嗽病》篇第20条"脉弦数,有寒饮,冬夏难治"。望、闻、问、切是从不同角度观察、收集病者的外在征象,以获取相关信息,并据此做出诊断的四种诊病方法。早在《内经》中就强调四诊合参,如《灵枢·邪气脏腑病形》"黄帝问于岐伯曰:余闻之,见其色,知其病,名曰明;按其脉,知其病,名曰神;问其病,知其处,名曰工……能参合而行之者,可以为上工"。主张诊病时将望色、切脉、切尺肤与问诊参合而行。张仲景继承了这一精神,在《脏腑经络先后病》篇多次运用数诊合参以诊病的方法。例如,"鼻头色青,腹中痛,苦冷者死",以及"唇口青,身冷,为入脏,即死",是望面色与问诊同用。"息摇肩者,心中坚",是望呼吸形态与问诊相结合。"病人脉……浮者在后,其病在里。腰痛背强不能行,必短气而极也"。此为切脉与问诊的合参。在其后各篇中,更是普遍运用多诊合参以诊病。虽然《金匮》中脉诊的运用广泛而独具特色,但张仲景识病辨证时并非只诊脉,而是多种诊法并重。例如,《痉湿暍病》篇第7条论痉病主症为"身热足寒,颈项强急,恶寒,时头热,面赤目赤,独头动摇,卒口噤,背反张者,痉病也"。该篇第9条言痉病主脉为"按之紧如弦,直上下行"。分别从望诊与切诊概括了痉病经脉强急的特征,并结合问诊,揭示痉病既有外寒又兼里热的病机特点。

在诊查肺系病变时,《金匮》常综合察呼吸、望体态、问症状,全面收集信息,以辨虚实，如《脏腑经络先后病》篇第 5 条"息摇肩者，心中坚；息引胸中上气者，咳；息张口短气者，肺痿唾沫"。《痰饮咳嗽病》篇第 24 条则通过望、问、切诊全面采集膈间支饮重证的主症、病史乃至药后反应，"其人喘满，心下痞坚，面色黧黑，其脉沉紧，得之数十日，医吐下之不愈，木防己汤主之。虚者即愈，实者三日复发"。类似这种数诊合参的诊病方法贯穿于《金匮》各篇。

四、望舌虽简，法启后学

舌诊是通过观察舌质和舌苔的状态以诊察疾病的方法，为望诊的重要内容，是中医特色诊法之一。早在马王堆汉墓帛书《阴阳十一脉灸经甲本》与《阴阳脉死候》中，已有舌诊的零星记载，如《阴阳十一脉灸经甲本》"少阴脉……其所产病……舌柝（坼，即燥裂）"。《内经》有关舌的论述明显增加，涉及舌与经络的联系、舌的生理功能及部分病变时舌的异常变化。例如，《素问·刺热》指出"肺热病者，先淅然厥，起毫毛，恶风寒，舌上黄身热"；《灵枢·经脉》有"舌卷""舌干""舌萎"等记载。《金匮》中涉及望舌的条文虽仅见 7 处，但在察舌内容与方法上却丰富了《内经》的内容。例如，中风病邪入于脏"舌即难言"是对舌体动态的描述；五脏风寒病"肝中寒者……舌本燥"与消渴病"口干舌燥"，是对舌面燥润的观察；瘀血病"舌青"与腹满病"舌黄"，是查验舌质、舌苔的颜色；痰饮病"口舌干燥"是对舌觉的反映。湿病误下时见到的"舌上如胎"，是指舌上湿润白滑似苔非苔之征。结合《伤寒论·太阳病》第 129、130 条论脏结时分别提到"舌上白胎滑者""舌上胎滑者"，以及《伤寒论·少阳病》第 230 条"舌上白胎"的描述，可知张仲景把舌面的苔垢首次称为"舌胎"，后世医家据此衍生了"舌苔"这一专用名词。虽然《金匮》中望舌的条文不多，但其察舌的内容已涉及望舌质与舌苔颜色、舌体动态、舌面润燥等。显然，张仲景在《伤寒论》与《金匮》中望舌诊病的实践，为后世舌诊理论与临床应用奠定了良好基础。

五、问诊周详，紧扣主症

问诊是通过询问患者或陪诊者以了解病情的一种诊查方法，为收集患者信息的重要手段。正如《素问·征四失论》所言，"诊病不问其始，忧患饮食之失节，起居之过度，或伤于毒，不先言此，卒持寸口，何病能中"。《内经》从询问发病原因、起病经过、生活环境与变迁、人生经历到情志、饮食、起居及毒物伤害等诸方面都有示范。张仲景在此基础上，根据各杂病的特点，围绕主症巧妙设问，并关注治疗经过，为诊断提供了重要的信息。兹将其问诊内容归纳为如下 7 点。

1. 问寒热表现 寒热为临床常见症之一，既可由外邪所致，也可因内伤而起。询问寒热的有无与轻重及其出现的时间，既有助于辨表里，又有益于别阴阳虚实。例如，《中风历节病》篇"防己地黄汤：治病如狂状，妄行，独语不休，无寒热，其脉浮"。《惊悸吐衄下血胸满瘀血病》篇第 5 条"病人面无色，无寒热。脉沉弦者，衄；浮弱，手按之绝者，下血；烦咳者，必吐血"。《惊悸吐衄下血胸满瘀血病》篇第 10 条"病人胸满，唇痿舌青，口燥，但欲漱水不欲咽，无寒热，脉微大来迟，腹不满，其人言我满，为有瘀血"。

同为里有脓的病变，其寒热表现不同，病变进程亦有别。例如，《百合狐惑阴阳毒病》篇 13 条"病者脉数，无热，微烦，默默但欲卧"。《疮痈肠痈浸淫病》篇第 4 条"肠痈之为病……身无热，脉数"。《肺痿肺痈咳嗽上气病》篇第 12 条"咳而胸满，振寒，脉数"。

疟病虽以寒热往来、休作有时为主症，但临证时，却有寒热轻重之别，如瘅疟"但热不寒"，温疟"无寒但热"，牝疟则"多寒"。

寒热产生的机理不同，寒热出现的时间也有别，如《痉湿暍病》篇风湿在表证"发热，日晡所剧"；《妇人杂病》篇虚寒夹瘀漏下证"暮则发热"；《黄疸病》篇第 2 条女劳疸则"手足中热，薄暮即发"。在《黄疸病》篇张仲景还注意到女劳疸与谷疸、酒疸具有不同的寒热表现，第 14 条云"黄家，日晡所发热，而反恶寒，此为女劳得之"。

2. 询汗出特点 了解有无汗出及汗出部位、汗出特点是张仲景问诊的常见内容。针对不同病变，问诊着眼点也不同，如汗出与恶风的关系对卫表虚实的辨别非常重要。《痉湿暍病》篇第 1、2 条就以汗出有无辨刚柔痉。《水气病》篇第 22、23 条皆论风水，但其汗出与恶风的关系不同，"风水，脉浮身重，汗出恶风者，防己黄芪汤主之"，为风水表虚证；"风水恶风，一身悉肿，脉浮不渴，续自汗出，无大热，越婢汤主之"，属风水夹热证。此外，汗出多少也须关注，如《痉湿暍病》篇第 18 条论湿病治疗时，张仲景特别强调"若治风湿者，发其汗，但微微似欲出汗者，风湿俱去也"；如与此相反，"汗大出"，则"但风气去，湿其在"，病必"不愈也"。临证还需察汗出部位，如历节病、黄汗病均可见黄汗，但历节之黄汗多在病变关节局部，黄汗病则为全身。当黄汗病湿盛阳郁时，亦可"腰以上汗出，下无汗"（《水气病》篇第 29 条）。正常情况下，产妇因"亡阴血虚，阳气独盛"，全身"喜汗出"，当其患郁冒病时，则"但头汗出"（《妇人产后病》篇第 2 条）。湿病也可见"但头汗出"（《痉湿暍病》篇第 16 条）。

3. 察饮食状况 了解患者的饮食状况非常重要，除了问食欲的变化、饮食习惯，张仲景还注意到饮食过程中出现的某些特殊症状。例如，百合病"意欲食，复不能食……饮食或有美时，或有不用闻食臭时"，与狐惑病"不欲饮食，恶闻食臭"，两者的食欲变化显然有别。《脏腑经络先后病》篇第 16 条提到"素不应食，而反暴思之，必发热也"，是对饮食习惯的了解。又如，判断狐惑病酿脓证脓成与否，食欲的变化颇为重要。"若能食者，脓已成也"（《百合狐惑阴阳毒病》篇第 13 条）。寒湿发黄证必"食难用饱，饱则发烦"。若病后"饮食如故"，则说明病不在中焦，如《腹满寒疝宿食病》篇厚朴七物汤证、《五脏风寒积聚病》篇甘姜苓术汤证、《妇人妊娠病》篇当归贝母苦参丸证等。注意饮食与某些特定症状的关系，有助于辨证。例如，《黄疸病》篇谷疸的"食谷即眩""食即头眩"；《呕吐哕下利病》篇胃肠实热呕吐的"食已即吐"，虚寒胃反的"朝食暮吐，暮食朝吐，宿谷不化"；产后病实热瘀结腹痛证之"食则谵语"等。

4. 问口咽感觉 虽然《金匮》对口中异常味觉的描述不多，但从对口中津液感知的询问，反映了张仲景问诊之仔细。例如，痰饮病饮结肠间实证"腹满，口舌干燥，此肠间有水气"，方后的"若渴者，加芒硝"，说明口干与口渴有差别。瘀血病见"但欲漱水不欲咽"，则与上述二症不同。消渴病的"渴欲饮水"与小便不利病的"渴欲饮水，水入则吐"，两者显然有别。余如黄汗病的"其口多涎"，虚寒肺痿的"多涎唾"，肺痈的"口中辟辟燥""咽干不渴"，百合病的"口苦"，阴阳毒的"咽喉痛"，水气病误治证的"咽喉塞噎"与"咽燥欲饮水"，妇人杂病的"咽中如有炙脔"，均是通过问询所得的咽喉与口中异常感觉。

5. 审症出先后 了解症状出现先后，有助于判断病变部位。如大便下血"先便后血，此远血也"，"先血后便，此近血也"，根据便血与大便的先后，大致判断出血部位离肛门的远近。

水肿兼经闭者，须询问水肿与经闭出现的先后，"经水前断，后病水，名曰血分，此病难治；先病水，后经水断，名曰水分，此病易治"。《呕吐哕下利病》篇第2条"先呕却渴者，此为欲解。先渴却呕者，为水停心下，此属饮家"。则从呕吐与口渴出现的先后，判断痰饮呕吐病愈与否。

6. 抓主症特点 详查主症的表现特点是张仲景问诊的重要内容之一。例如，腹满病，了解是"时减"还是持续"不减"，有助于判断虚实。对腹痛一症，既察部位又辨痛状，故有"腹中痛""绕脐痛""心下满痛""胁下偏痛""胁下腹痛""少腹痛"等不同部位；痛状上则有"心胸中大寒痛""心痛彻背、背痛彻心""心悬痛""切痛""腹中疔痛""腹痛、烦满不得卧""少腹坚痛""少腹满痛""腹中刺痛"等区别。

7. 留意病史与治疗史 无论外感引发还是内伤所致的杂病，张仲景都留意其病史与治疗经过，如《血痹虚劳病》篇第8条的"失精家"，寓示其失精已有时日，可能阴已损及阳；《腹满寒疝宿食病》篇第6条"中寒家"，提示患者素体中阳不足。《痉湿暍病》篇第6条指出"疮家虽身疼痛，不可发汗，汗出则痉"，也是通过病史知晓其体质与病机，为治疗提供参考。对素有某病史者，张仲景常冠以某"家"，如《消渴小便不利淋病》篇第9条"淋家"、《痰饮咳嗽病》篇第33条"支饮家"、《惊悸吐衄下血胸满瘀血病》篇第4条"衄家"等。当然，《金匮》中"家"字，并非都代表素患某病，尚应结合前后文判断。

对病程较长、病情复杂的病证，尤需了解其治疗经过，如《痰饮咳嗽病》篇第24条"膈间支饮，其人喘满，心下痞坚，面色黧黑，其脉沉紧，得之数十日，医吐下之不愈，木防己汤主之"。《水气病》篇第21条也是详细了解病史与治疗史的范例。

六、脉法独到，以脉释理

脉法是仲景学术体系中极具特色的重要组成部分，内容非常丰富。据统计，在《金匮》前22篇中，除《奔豚气病》篇外，其余21篇均有脉象论述，全书398条原文中，论述脉象的有146条，超过1/3。张仲景在继承《内经》《难经》脉学理论精髓的基础上，结合自身丰富的实践经验，形成了不同于古人的脉法特色。在《金匮》中，脉象作为脏腑经络病理变化的外在反映，不仅是诊断的重要依据，还被广泛应用于阐释病机、鉴别病证、确定治法、判断预后等辨证施治的诸多环节。兹将其脉法特点归纳如下。

1. 主诊寸口三部脉，兼察趺阳、少阴、少阳脉 《金匮》的诊脉部位，既不同于《内经》中三部九候诊法（即遍诊法）、人迎寸口对比诊法、寸口切脉法并存，也有别于《难经》独取寸口诊法，而是主诊寸口三部脉，兼参趺阳脉、少阴脉、少阳脉。张仲景在《伤寒杂病论》序文中批判当时一些医生"按寸不及尺，握手不及足；人迎趺阳，三部不参；动数发息，不满五十……夫欲视死别生，实为难矣"。可以看出，张仲景似乎主张寸口、人迎和趺阳三部合参的脉法。但在《金匮》论及脉象的146条原文中，明确提及少阳脉的1处、少阴脉5处，趺阳脉13处，颈脉（人迎脉）1处，寸口脉（包括言寸脉、关上、尺中、三部、阳脉、阴脉等）31处，余下大部分条文仅言"脉"而未明示部位，后世医家认为此皆指寸口三部脉。这就说明，《金匮》主诊寸口三部脉，兼诊趺阳脉、少阴脉、少阳脉。一般认为，张仲景对脉诊部位的选择是：诊察全身性疾病多取寸口三部脉，与脾胃关系密切的病变则察趺阳脉，与心肾相关选少阴脉，与三焦相关诊少阳脉。此外，水气病时也常取趺阳脉，有学者认为这可能与趺阳脉位置较表浅有关，这从全书论跌阳脉的 13 条原文，有 5 条在水气病篇可得到佐证。而妇人病变也可兼取少阴脉，如《妇人杂病》篇第 21 条"少阴脉滑而数者，阴中即生疮，阴中蚀烂者"。综观《金匮》全书，一病兼诊两处以上脉象的疾病包括历节病、腹满病、消渴病、水气病、黄疸病、呕吐病、下利病，其中以水气病多处诊脉尤为突出。《水气病》篇第 8 条、第 30 条均并取寸口脉、跌阳脉，第 9 条寸口脉与少阴脉对举，第 19 条则同时诊察寸口脉、跌阳脉、少阴脉、少阳脉，3 条在诊寸口脉同时，还观察颈脉（即人迎脉）。历节病也是寸口三部脉与跌阳脉、少阴脉并察；腹满病、消渴病、黄疸病、呕吐病均采取了寸口三部脉与跌阳脉合参，下利病则将跌阳脉与少阴脉相较而参。"跌阳脉"之名实为张仲景首次明确提出。虽然《内经》中有应用冲阳脉诊的记载，如《素问·三部九候论》曰"故人有三部，部有三候，以决死生，以处百病，以调虚实，而除邪疾……下部人，足太阴也"。王冰注曰："谓脾脉也。在鱼腹上越筋间，直五里下，箕门之分……沉取乃得之，而动应手也。候胃气者，当取足跗之上，冲阳之分，穴中脉动乃应手也"。《素问·气交变大论》亦云"岁木太过，风气流行，脾土受邪。民病飧泄食减，体重烦冤，肠鸣腹支满，上应岁星。甚则忽忽善怒，眩冒颠疾……反胁痛而吐甚，冲阳绝者死不治，上应太白星"。但《内经》中却并无"跌阳脉"一词。尽管现代临床诊病采用的是独取寸口法，但张仲景所用的跌阳诊脉部位，直到今天仍不能全废。有学者介绍，临床如遇病危患者寸口脉微细欲绝或细弦而劲，生机索然时，兼诊跌阳脉是否存在，可以判断其吉凶。杂病各证的病位深浅、病情轻重、病性虚实及病变脏腑有别，寸、关、尺三部脉自有不同表现，故张仲景诊寸口脉时，注意详察寸、关、尺三部脉。有的病证则寸关尺并举，如《血痹虚劳病》篇第 2 条论血痹重证"寸口关上微，尺中小紧"；《五脏风寒积聚病》篇第 20 条将寸、关、尺三部再细分为寸口、微出寸口、关上、上关上、微下关、尺中六部，以判断积之所在；《呕吐哕下利病》篇第 37 条以"三部脉皆平"反映正气尚盛。有的病证则寸关并列，如《血痹虚劳病》篇第 1 条"但以脉自微涩在寸口，关上小紧"；《胸痹心痛短气病》篇第 1 条"阳微阴弦"；同篇 3 条"寸口脉沉而迟，关上小紧数"。有的病证则寸尺对举，如《腹满寒疝宿食病》篇第 21 条、《痰饮咳嗽病》篇第 36 条、《呕吐哕下利病》篇第 32 条；有的病证突出尺脉的变化，如《惊悸吐衄下血胸满瘀血病》篇第 2 条"尺脉浮（注：赵开美本作"夫"，《医统》本作"尺"），目睛晕黄，衄未止"，《妇人妊娠病》篇第 1 条"妇人得平脉，阴脉小弱……名妊娠"。还有将尺脉与跌阳脉对举者，如《黄疸病》篇第 2 条"尺脉浮为伤肾，跌阳脉紧为伤脾"。可见，张仲景诊察杂病，是取寸口三部脉为主，并视病情需要，兼取跌阳脉、少阴脉、少阳脉以参合之。

2. 诊脉当察太过不及 在《素问·玉机真脏论》中已有关于脉之太过不及与证候虚实相关的论述，"黄帝问曰：春脉如弦，何如而弦？岐伯对曰：春脉者肝也……故其气来，软弱轻虚而滑，端直以长，故曰弦，反此则病。帝曰：何如而反？岐伯曰：其气来实而强，此谓太过……其气来不实而微，此谓不及……帝曰：春脉太过不及，其病皆何如？岐伯曰：太过则令人善忘，忽忽眩冒而颠疾；其不及则令人胸痛引背，下则两胁胠满"。张仲景继承《内经》这一诊脉方法，以胸痹心痛病阳微阴弦脉为例，提示诊脉应辨太过不及，以诊察正气的强弱与邪气的盛衰，这在临证诊脉时，具有执简驭繁的作用。

3. 各脉主病有常有变 《金匮》论述脉象主病时，既有常规可循，也有特殊变化之处。例如，"浮脉"多主病在表或邪盛于上，《黄疸病》篇第 16 条"诸病黄家，但利其小便；假令脉浮，当以汗解之"。《肺痿肺痈咳嗽上气病》篇第 8 条"咳而脉浮者，厚朴麻黄汤主之"。此皆浮脉主病之常。然而浮脉也有主里虚之变，如《血痹虚劳病》篇第 4 条"男子面色薄者，主渴及亡血，卒喘悸，脉浮者，里虚也"。而《脏腑经络先后病》篇第 9 条"浮者在前，其病在表；浮者在后，其病在里"。则概括浮脉主病的常与变。数脉主热是主病之常，如《肺痿肺痈咳嗽上气病》篇第 1 条"脉数虚者为肺痿，数实者为肺痈"。然而《呕吐哕下利病》篇第 3 条"问曰：病人脉数，数为热，当消谷引食，而反吐者，何也：师曰：以发其汗，令阳微，膈气虚，脉乃数。数为客热，不能消谷，胃中虚冷故也"。则说明数脉也主胃气虚寒，虚阳浮越之假热，这是数脉主病之变。迟脉主寒为脉象主病之常，但迟脉也可见于热邪壅结之证，如《疮痈肠痈浸淫病》篇第 4 条"肠痈者，少腹肿痞……小便自调，时时发热，自汗出，复恶寒。其脉迟紧者，脓未成，可下之，当有血"。或是主津液不足证，如《痉湿暍病》篇第 11 条"太阳病，其证备，身体强，几几然，脉反沉迟，此为痉，栝蒌桂枝汤主之"。或是主瘀血阻滞证，如《呕吐哕下利病》篇第 38 条"下利脉迟而滑者，实也，利未欲止，急下之"。可见，在《金匮》中，迟脉主病并非都属寒。

4. 重视脉证合参 此处"脉证"二字是借用《金匮》各篇标题中的"病脉证治"，其中"证"字与现代的"症"含义相同。观《金匮》条文，有的病脉证治合论，如《痉湿暍病》篇第 22 条"风湿，脉浮身重，汗出恶风者，防己黄芪汤主之"。亦有病脉证并述者，如《百合狐惑阴阳毒病》篇第 1 条"论曰：百合病者……意欲食，复不能食，常默默，欲卧不能卧……如有神灵者，身形如和，其脉微数"。但更多的则是脉与证治分论，如《痉湿暍病》篇第 9 条"夫痉脉，紧如弦，直上下行"；同篇第 12 条"太阳病，无汗而小便反少，气上冲胸，口噤不得语，欲作刚痉，葛根汤主之"。然而，这并非说明张仲景在识病辨证中重症轻脉或重脉轻症。因为从《金匮》各篇条文顺序看，常是叙述主症主脉在前，具体辨证论治在后。例如，《痉湿暍病》篇第 1、2、7 条分别论述痉病的主症，第 3、8、9 条分别指出太阳痉病难治的脉象与痉病的主脉，第 10、11、12 条则论述痉病的证治。又如，《百合狐惑阴阳毒病》篇第 1 条论述百合病主要脉症后，第 2～8 条均论证治。《痰饮咳嗽病》篇第 1～7 条论述痰饮病四饮与五脏水主症，第 8～11 条言留饮及伏饮脉症，第 12、13、14、19、20 条则论痰饮病脉象，第 16～18 条及第 21～41 条均论辨证论治。类似的如虚劳病、水气病、黄疸病等，都是先论主要脉症与分类，再言辨证论治。再从《金匮》各篇皆以"病脉证并治"为标题亦不难看出，张仲景诊疾论病重视脉证合参。

5. 脉诊运用广泛 在《金匮》前 22 篇 389 条原文中，涉及脉象的条文约 141 条。《金匮》脉诊除用以诊病辨证、判断预后外，最具特色之处就是用以辨析病机，并据此确立治法，这是仲景脉学的精髓。下面举例说明之。

（1）以脉诊病辨证 《金匮》在论述杂病时，常先论某病主脉，然后再列举其可见之脉。例如，《疟病》篇第 1 条"疟脉自弦，弦数者多热；弦迟者多寒"。《血痹虚劳病》篇第 3 条"夫男子平人，脉大为劳，极虚亦为劳"。然而虚劳病并非仅此二脉，尚可见沉小迟脉、浮大脉、虚弱细微脉、芤动微紧脉等。《水气病》篇第 10 条指出水气病的主脉是沉脉，但该篇尚有风水之脉浮、皮水之脉浮或脉沉、正水之脉沉迟、沉小或沉紧、石水之脉沉等多种脉象。类似这些以脉诊病辨证的内容，在《金匮》随处可见，如《腹满寒疝宿食病》篇第 15 条"胁下偏痛，发热，其脉紧弦，此寒也"；《消渴小便不利淋病》篇第 8 条"趺阳脉数，胃中有热"；《血痹虚劳病》篇第 4 条 "男子面色薄者，主渴及亡血，卒喘悸，脉浮者，里虚也"；《呕吐哕下利病》篇第 38 条 "下利，脉迟而滑者，实也"。除了以脉诊断病证，张仲景还运用脉诊鉴别病证，如《肺痿肺痈咳嗽上气病》篇第 1 条 "脉数虚者为肺痿，数实者为肺痈"。

（2）以脉判断预后　脉象可反映机体正邪的盛衰与进退，故据脉可判断疾病预后。例如，《痉湿暍病》篇第 3 条 "太阳病，发热，脉沉而细者，名曰痉，为难治"。《痰饮咳嗽病》篇第 34 条 "久咳数岁，其脉弱者，可治；实大数者，死；其脉虚者，必苦冒"。《金匮》中以脉判断预后的内容不少，诸如《水气病》篇第 10 条，《呕吐哕下利病》篇第 26、28、30、35、38 条等。

（3）以脉阐释病机　将一种脉象或几种脉象合论以阐释疾病病机，并借此指导治疗、判断预后，是《金匮》脉法的突出特色。例如，《中风历节病》篇第 4 条 "寸口脉沉而弱，沉即主骨，弱即主筋，沉即为肾，弱即为肝"。《胸痹心痛短气病》篇第 1 条以 "阳微阴弦" 阐释胸痹心痛的病机。《腹满寒疝宿食病》篇第 1 条 "趺阳脉微弦，法当腹满，不满者必便难，两胠疼痛，此虚寒从下上也，当以温药服之"。类似上述以脉论病机的条文还有《脏腑经络先后病》篇第 11 条，《中风历节病》篇第 2、7 条，《血痹虚劳病》篇第 8 条，《水气病》篇第 6、7、9、19、21、30 条，《呕吐哕下利病》篇第 5 条，《黄疸病》篇第 1 条等。

（4）以脉指导治疗　脉诊可反映疾病的病性、病位，正邪的盛衰进退，故依据脉诊可指导治疗。例如，《疟病》篇第 1 条 "师曰：疟脉自弦，弦数者多热；弦迟者多寒。弦小紧者下之差；弦迟者可温之；弦紧者可发汗针灸也；浮大者可吐之，弦数者风发也，以饮食消息止之"。《肺痿肺痈咳嗽上气病》篇第 8 条 "咳而脉浮者，厚朴麻黄汤主之"，第 9 条 "脉沉者，泽漆汤主之"。《水气病》篇第 11 条 "……病水腹大，小便不利，其脉沉绝者，有水，可下之"。余如《腹满寒疝宿食病》篇第 1 条 "趺阳脉微弦，法当腹满，不满者必便难，两胠疼痛，此虚寒从下上也，当以温药服之"。《水气病》篇第 26 条 "水之为病，其脉沉小，属少阴；浮者为风……脉沉者宜麻黄附子汤；浮者宜杏子汤"。《黄疸病》篇第 5 条 "酒黄疸者……腹满欲吐，鼻燥。其脉浮者，先吐之；沉弦者，先下之"。《腹满寒疝宿食病》篇第 20 条 "……脉紧大而迟者，必心下坚；脉大而紧者，阳中有阴，可下之"。以上都是运用脉诊确立治法，指导选方。《金匮》虽非脉学专著，但脉学内容十分丰富，其脉诊的应用渗透到辨证论治的各个环节。张仲景在《内经》《难经》的基础上，将脉诊广泛运用于临床并予以发挥，对后世脉学的发展有很大影响，起到承前启后的作用。

七、手足腹部巧用按诊

按诊是切诊的重要组成部分，是指医生用手直接触摸或按压病人身体某些部位，以了解身体局部的冷热、润燥、软硬及有无压痛、肿块或其他异常变化的一种诊断方法。《金匮》中的按诊主要包括按手足与按腹部。在诊察水气病、外科痈肿病时，张仲景运用按诊。例如，《水气病》篇第 1 条 "病有风水、皮水、正水、石水……皮水，其脉亦浮，外证胕肿，按之没指"；同篇第 3 条 "寸口脉沉滑者，中有水气，面目肿大，有热，名曰风水……按其手足上，陷而不起者，风水"。《疮痈肠痈浸淫病》篇第 2 条 "诸痈肿，欲知有脓无脓，以手掩肿上，热者为有脓，不热者为无脓"，这一方法为后世外科学通过局部按诊以辨别脓成与否奠定了基础。《金匮》腹诊内容包括切按腹部的软硬、有无疼痛，以及观察按压腹部时病者的反应等。例如，

《腹满寒疝宿食病》篇2条"病者腹满,按之不痛为虚,痛者为实,可下之";同篇第12条:"按之心下满痛者,此为实也,当下之,宜大柴胡汤";同篇第14条"心胸中大寒痛……上下痛不可触近,大建中汤主之"。《五脏风寒积聚病》篇第20条"积者,脏病也,终不移;聚者,腑病也,发作有时,辗转痛移,为可治;气者,胁下痛,按之则愈,复发为瘕气"。此外,论痰饮病时提到"心下续坚满"(甘遂半夏汤证),"心下痞坚"(木防己汤证);《水气病》篇第31条"气分,心下坚,大如盘,边如旋杯,水饮所作";同篇第32条"心下坚,大如盘,边如旋盘,水饮所作"。虽然文中未言及按腹部,但皆为按腹所得之症。《水气病》篇第1条论皮水时提及"其腹如鼓",第26条论正水时指出"无水虚胀者为气",显然亦是运用了腹诊方法。诊肠痈病时腹诊更是必用之法,如《疮痈肠痈浸淫病》篇第4条"肠痈者,少腹肿痞,按之即痛如淋";第3条:"肠痈之为病,其身甲错,腹皮急,按之濡,如肿状,腹无积聚"。此外,《呕吐哕下利病》篇第37条"下利……按之心下坚痛者,急下之";《妇人产后病》篇第7条"产后七八日,无太阳证,少腹坚痛……宜大承气汤主之"。以上都反映了大承气汤证的腹诊特点。而《呕吐哕下利病》篇第44条"下利后更烦,按之心下濡者,为虚烦也,栀子豉汤主之",则与大承气汤证的腹诊显然有别。可见,张仲景巧妙地运用按诊,进行病证鉴别。

八、鉴别诊断贯穿始终

在杂病诊治中,张仲景非常重视鉴别诊断,包括病与病的鉴别、证与证的鉴别。在《金匮》编写体例上,张仲景采取的是按病分篇,从各篇疾病的编排,可以窥见其中蕴含的鉴别诊断精神。全书除了疟病、奔豚气病、痰饮病、水气病、黄疸病是单独成篇外,其余篇章都是数病合篇论述。而从合篇论述的缘由中不难发现,合论的各病之间或病因与发病相似,如痉、湿、暍三病;或在病机上存在相互联系与转化的关系,如肺痿、肺痈、咳嗽上气三病;或临床表现有类似之处,如百合、狐惑、阴阳毒病。此外,各条之中病与病的鉴别诊断也随处可见,如《五脏风寒积聚病》篇第20条积、聚、瘕气病的鉴别,《水气病》篇第26条正水腹满与虚寒性腹满的鉴别,《疮痈肠痈浸淫病》篇第4条肠痈与淋病的鉴别,《水气病》篇第29条历节病与黄汗病、劳气(即虚劳)汗出与黄汗病的鉴别。同一杂病不同证候之间的鉴别也非常重要。例如,《胸痹心痛短气病》篇第5条,将胸痹病都存在气机郁滞病机的偏虚证与偏实证合论;同篇第6条将偏重饮阻或气滞的胸痹轻证并列。《水气病》篇第1条风水与皮水、正水与石水的鉴别;《黄疸病》篇第2条酒疸、谷疸、女劳疸的比较;《疮痈肠痈浸淫病》篇第4条脓成与否的鉴别等。类似上述证与证的鉴别,《金匮》中还有不少,如刚痉与柔痉的鉴别、瘅疟与温疟的比较、虚证腹满与实证腹满的鉴别等。由此可见,张仲景在杂病的诊断过程中,始终贯穿着鉴别诊断的思想。

第四节 辨病与辨证

一、辨病

疾病有广义和狭义之分,广义疾病与健康相对而言,泛指人体失去健康的状态,包括各类疾病、具体疾病的症状等；狭义疾病指具体病种。临床诊治病人必须明确其所患的具体病种。《金匮》非常重视辨病，全书共25篇，除首篇为全书总论，以及第23至25篇分别论述杂疗、食疗、饮食禁忌、急救等内容外，其余各篇均以病分类论述，标题皆为"某病脉证治"，内容先讲辨病，后讲辨证；第一篇篇名亦为"脏腑经络先后病脉证"；充分体现了《金匮》重视辨病的思想。

（一）确定疾病类别

对于众多的临床疾病，《金匮》首先进行了分类。第1篇第2条提出"千般疢难，不越三条"，将疾病根据病因病位分为3类：客气邪风中人致病有内外之分，还有房室、金刃、虫兽所伤致病。第1篇第13条将疾病分为阳病、阴病两大类，阳病十八包括"头痛、项、腰、脊、臂、脚掣痛"，主要指肢体九窍病变；阴病十八包括"咳、上气、喘、哕、咽、肠鸣、胀满、心痛、拘急"，主要指内在脏腑病变。

依据脏腑、经络以气血津液病变进行分类，是杂病的主要分类方法。"五脏病各有十八，合为九十病，人又有六微，微有十八病，合为一百八病"。将疾病按脏腑分成若干类，腑病较脏病轻微，故称为六微。此外，《金匮》还根据特定发病人群进行分类，如妇人三篇以妊娠病、产后病、妇人杂病分设。除第19篇论五种不便归类的疾病（趺蹶、手足臂肿、转筋、阴狐疝、蛔虫病）外，《金匮》基本是将病机病位相近或症状相类的疾病合篇论述，如第7篇论述肺痿、肺痈、咳嗽、上气等肺病，痰饮、水气是将津液输布、代谢失常的疾病归纳在一起。

（二）确定病种病名

每一类疾病包括不同病种，病名是医学上对每个具体病种赋予的特定名称，病名及定义是对该病种特点（病因、病机、主要临床表现）与规律（如发病条件、演化趋势、转归预后等）所做的病理概括与抽象，是对该病种的本质性认识。确定病种病名，是进行治疗的基础。

1. 辨病种　每一类疾病包括的不同病种既有共性又有个性，根据临床特征，辨明病因、病性、病位，确定具体病种，对进一步的辨证和治疗具有重要意义。如同为肺病，临床均见咳嗽，肺痿临床特征为张口短气、咳吐浊唾涎沫而脉数虚，病机为痿弱不用；肺痈临床见发热、咳嗽、胸痛、吐脓血而脉数实，病机为邪热壅盛于肺，酿生痈脓；肺胀临床以上气而喘甚为特征，病机为饮邪兼寒或热壅闭于肺。同为痹病，因为病位、病性等不同而有湿痹、血痹、胸痹等不同病种，临床分别以肌肉关节困重疼痛、肌肤不仁和喘息咳唾、胸背痛、短气等为主症。

2. 定病名　《金匮》确定的病名主要包括以下几种情况：一是以主症为病名，如咳嗽、腹满、吐衄下血、呕吐、下利、消渴等。这些主症是临床辨证的着眼点，以此为主，先辨虚实寒热，再辨具体证候，可以执简驭繁，迅速准确地辨治疾病。二是以病因为病名，如湿病、暍病、阴阳毒、中风、宿食、金疮等。不同病因致病有其特点，故这些疾病也有规律可循。三是病位、病因、病性等结合命名，如肺痈、肺痿、血痹、肝着、肾着、胸痹、肠痈等。这类病名反映《金匮》对具体病种已经有较为全面的认识。其他还有以主治药物命名，如百合病等。

《金匮》所论具体病种病名有近百种，其中有些病种的认识已经较为成熟，是有独立发生发展变化规律的疾病，如肺痈病是感受风热之邪或风寒化热而致肺生痈脓的病变，病情变化约可分为3个阶段，即"风中于卫……风伤皮毛"的表证期，"风舍于肺……蓄结痈脓"的酿脓期，"吐如米粥"的溃脓期。临床表现为发热、咳嗽、胸痛、吐脓血等。这些均表明，《金匮》

辨病已达较高水平。《金匮》所论具体病种病名不少已被全国科学技术名词审定委员会审定公布的中医药学名词和国家技术监督局（现国家质量监督检验检疫总局）颁布的中医病名国家标准所收录，如百合病、狐惑、疟病、中风、虚劳、黄汗、肺痿、肺胀、胸痹、肝着、肾着、痰饮、风水、皮水、石水、正水等。

由于各种原因，《金匮》所论病种还有不少尚未掌握疾病演化趋势、转归预后等全过程特点与规律的情况，如一些主症性病名咳嗽、腹满、呕吐等，这些症状可见于多种疾病，不宜作为病名，但临床症状是认识疾病、辨证施治的根据，需要通过症状去认识、总结病证的规律。《金匮》针对上述主症进行辨证论治，至今仍具积极意义。

对中医病名进行规范，明确其内涵、外延，对中医学的发展至关重要。我们应遵循以继承为主、切合实际、创新合理、弃劣择善等原则，积极开展中医病名的整理研究，使其反映疾病本质，科学严谨，规范公认。

二、辨证

《金匮》将辨病与辨证紧密结合，在辨病基础上进行辨证。主要的辨证方法有脏腑经络辨证、气血津液辨证、八纲辨证等。

（一）辨证思路

1. 病证结合　"病"是对疾病全过程的特征与规律等本质所做的概括，辨病有助于掌握疾病的一般矛盾（基本矛盾）。"证"是对疾病发展过程中某阶段的病位与病性等本质所做的概括，辨证有助于掌握疾病的"特殊矛盾"。

在病的发展演变过程中可表现为若干相应的证，辨明病种，掌握病的发展演变规律可指导辨证。如在肺痈病变过程中，不同阶段表现为相应的证：初期风热外袭，病在肺卫；成痈期邪热郁肺，热壅血瘀，蕴酿成痈；溃脓期肉腐血败成脓而溃；若邪气渐退，正气渐复，则为恢复期。

疾病过程中所以出现不同的证，除与疾病自身发展演变规律有关外，由于患者年龄、性别、体质强弱、饮食善恶、精神情志、新病宿疾、对治疗的反应等个体差异和天时气候、地域环境等多种因素，也可导致同一种疾病过程中出现不同的证。如肺痿有虚寒证和虚热证之分，肺胀有饮热迫肺和寒饮兼热等证的区别，奔豚气病有肝郁化热、阳虚寒逆、阳虚饮动等不同辨证。因此，辨病与辨证必须紧密结合才能提高疾病的诊治水平，《金匮》各篇标题皆为"某病脉证治"，充分体现了重视辨病辨证结合的思想。

2. 明病因　《金匮》列举的病因有客气邪风、房室、金刃、虫兽、风、寒、湿、雾、热、饮食、情志等。"五邪中人，各有法度"，不同病因致病有其特点，辨证时要注意寻求病因。"湿流关节，食伤脾胃"，提示湿邪常以流注关节为主，饮食不当易损伤脾胃。"夫病人饮水多，必暴喘满"，指出饮水过多可致水饮内停而出现喘满。需要说明的是，由于中医学认识病因的方法除了询问病史外，更多的是审证求因，即主要根据病人临床表现推求病因，有些病因实际是对病理状态的概括而非真正意义上的病因。

3. 察病位　不同的病位有其特定表现，根据病人临床表现判定病位是辨证的主要内容之一。例如，虚劳病见"腰痛，少腹拘急，小便不利"，可判定病位在肾。中风见"肌肤不仁"，病位在络；"重不胜"则病位在经；而见"不识人""舌即难言，口吐涎"，则病已入腑脏。《跌蹶手指臂肿转筋阴狐疝蛔虫病》篇指出跌蹶病"其人但能前，不能却"，为太阳经伤。

4. 辨病性　病性是病理改变的性质，如气虚、血瘀、阳虚、阴虚、寒盛、饮停等，不同的病性也有其特定表现。例如，病人"肌肤甲错，两目黯黑"，可断定内有干血；"胸胁支满，目眩"是"心下有痰饮"的常见症状；"面热如醉，此为胃热上冲熏其面"；"跌阳脉数，胃中有热"。《腹满寒疝宿食病》篇中通过问、诊、切诊结合的方法，辨别虚寒、实热两类不同性质的腹满。腹满不减，按之疼痛，为实；腹满时减，按之不痛，为虚。

（二）辨证方法

1. 脏腑经络辨证　《金匮》首篇名为"脏腑经络先后病脉证"，强调脏腑经络是辨证的核心，脏腑经络疾病的诊断是以脉证为依据的。各种疾病症状的产生是脏腑经络功能失常的反映，可以把疾病的各种表现，具体地落实到脏腑经络的病变。例如，《中风历节病》篇第2条对中风进行辨证，有在络、在经、入腑、入脏的区别。《五脏风寒积聚病》篇论述五脏的发病机理、症状证候、病性分类、真脏脉象及某些典型病证的治法，形成了五脏病辨证的雏形；并有大肠、小肠病变辨证的内容。

2. 气血津液辨证　脏腑功能失调，津液输布、代谢失常，可停为痰、饮、水、湿之邪，气血生成、运行失常可致气虚、气逆、气滞、血虚、血瘀等。《痰饮咳嗽病》篇根据饮停部位将痰饮病分为痰饮、悬饮、溢饮、支饮等进行辨证论治，《水气病》篇不仅将水气病进一步分为风水、皮水、正水、石水、心水、肝水、肺水、脾水、肾水等进行辨证论治，还论及血分、水分、气分，提出"血不利为水"的论点，对后世有很大影响。《惊悸吐衄下血胸满瘀血病》篇则是对瘀血、吐衄下血等血液运行失常病证的辨证论治。

3. 八纲辨证　八纲辨证虽然由清代程钟龄最先明确提出，但在《金匮》中已有广泛应用。例如，《脏腑经络先后病》篇第9条"病人脉浮者在前，其病在表，浮者在后，其病在里，腰痛背强不能行，必短气而极也"。根据脉象，结合其他症状辨别病在表、在里。《疟病》篇以寒热的多少为依据，将疟病分为但热不寒的"瘅疟"、热多寒少的"温疟"、寒多热少的"牝疟"3种证型。《肺痿肺痈咳嗽上气病》篇所论肺痿既有热在上焦重亡津液的虚热性肺痿，又有上虚不能制下，肺中冷的虚寒性肺痿。

4. 方药辨证（辨方证）　"证"字用于医籍的最初本义，盖指疾病的证据、征象，即今之所言症状、体征；方证即用方的证据、征象。临床辨证论治最终都要落实到方证上进行治疗，《金匮》的主要内容就是200多首方剂和相应的使用证据。例如，"诸肢节疼痛，身体魁羸，脚肿如脱，头眩短气，温温欲吐，桂枝芍药知母汤主之"。"渴欲饮水，口干舌燥者，白虎加人参汤主之"。"男子消渴，小便反多，以饮一斗，小便一斗，肾气丸主之"。张仲景重视方药辨证，强调据证选方，《伤寒论》第317条即云"病皆与方相应者，乃服之"。临床治病，方证相符则疗效卓著，正如宋代孙奇等校正《金匮要略》序中所称"尝以对方证对者，施之于人，其效若神"。

5. 其他　《金匮》中除了上述辨证方法外，某些篇章已经有从卫、营、血及三焦论述病变特点的内容。例如，《肺痿肺痈咳嗽上气病》篇第2条言及肺痈发病时指出"风中于卫，呼气不入，热过于营，吸而不出。风伤皮毛，热伤血脉。风舍于肺，其人则咳，口干喘满，咽燥不渴，多唾浊沫，时时振寒，热之所过，血为之凝滞，蓄结痈脓，吐如米粥"。文中的"风中于卫""热过于营""热伤血脉"等，已经具有辨别病在卫、气、营、血不同层次的思想。《五脏风寒积聚病》篇除脏腑辨证外，并有上焦、中焦、下焦病证的辨证内容。此外，《金匮》还有六经辨证内容，如《痉湿暍病》篇多次提到太阳病，《黄疸病》篇提到阳明病等。

第五节 杂病常用治则

《金匮》作为诊治杂病的专著，不仅病种多样，而且提出很多常用治则，主要有治未病、表里同病辨缓急、新旧同病辨先后、随其所得而攻之、攻邪护正、同病异治与异病同治、内病外治与外病内治等。其治则既继承《内经》相关理论，又体现杂病的治疗特点，至今对临床仍具重要指导意义。兹就其治则特点论述如下。

一、治未病

《金匮》"治未病"的原则，乃渊源于《内经》。例如，《素问·四气调神大论》云"所以圣人春夏养阳，秋冬养阴……是故圣人不治已病治未病，不治已乱治未乱，此之谓也"。《灵枢·逆顺》云"上工，刺其未生者也。其次，刺其未盛者也。其次，刺其已衰者也……故曰：上工治未病，不治已病。此之谓也"。《素问·刺热》云"肝热病者，左颊先赤；心热病者，颜先赤；脾热病者，鼻先赤；肺热病者，右颊先赤；肾热病者，颐先赤。病虽未发，见赤色者刺之，名曰治未病"。

"治未病"通常解释为两层含义：一是未病先防，二是既病防变。有学者在深入研究《金匮》原文后，提出"治未病"可包括4个方面，即治其未生、治其未成、治其未发、治其未传。

概之"未病"，可包含健康时疾病未发生状态、萌芽阶段疾病尚未形成阶段、疾病过程中未传变阶段、病愈后疾病未复发阶段。因此，"治未病"也就自然包括未病养生、防病于先，欲病救萌、防微杜渐，已病早治、防其传变，瘥后调摄、防其复发4个方面。《金匮》在首篇首条提出"治未病"原则，这一思想贯穿于各篇病证中，其内容可归纳为以下几点。

1. 未病先防 即在未发病之前充分调动人的主观能动性，增强体质，颐养正气，提高机体的抗邪能力，能动地适应自然，避免致病因素侵害，以防疾病发生。具体内容涉及以下诸方面。

（1）内养外慎 《金匮》首篇第2条即明确指出这一原则，"若五脏元真通畅，人即安和。客气邪风，中人多死……若人能养慎，不令邪风干忤经络"。至于"五劳虚极"可因于"忧伤"，奔豚、惊恐等"皆从惊发得之"，则是从发病学角度强调保持良好的精神状态，即内养正气对于预防疾病的重要性。

（2）起居饮食 首篇第2条指出"房室勿令竭乏，服食节其冷、热、苦、酸、辛、甘"。提示注意起居饮食，可保形体不衰，病无由入，以达养生防病的目的。《禽兽鱼虫禁忌并治》篇指出"凡饮食滋味，以养于生，食之有妨，反能为害……所食之味，有与病相宜，有与身为害，若得宜则益体，害则成疾"。说明合理饮食是摄取营养、保持身体健康的必要条件。该篇同时指出具体的饮食禁忌，"春不食肝，夏不食心，秋不食肺，冬不食肾，四季不食脾……猪肉落水浮者，不可食……肉中有如朱点者，不可食之。六畜肉热血不断者，不可食之"。《果实

NOTE

菜谷禁忌并治》篇还列举一些饮食禁忌，"果子生食，生疮。果子落地经宿，虫蚁食之者，人大忌食之。生米停留多日，有损处，食之伤人。桃子多食，令人热，仍不得入水浴，令人病淋沥寒热病……橘柚多食，令人口爽，不知五味。梨不可多食，令人寒中"。可见，《金匮》特别重视饮食的致病防病作用。《金匮》还多次指出饮食起居失当而致病的实例，如汗出当风或久伤取冷致湿痹；夏月伤冷水，水行皮中致暍病；饮酒汗出当风或汗出入水中浴，诱发历节病及黄汗病等。

（3）节欲保精　《金匮》不仅首篇力倡房事勿令竭乏肾精，且在虚劳、消渴、黄疸等篇中，条文常冠以"男子""女劳"等，以示不妄作劳、节欲保精是预防这些疾病的关键措施之一。

（4）顺应自然　是未病先防的一个重要方面，首篇第 2 条指出"夫人禀五常，因风气而生长，风气虽能生万物，亦能害万物，如水能浮舟，亦能覆舟"。同篇第 8 条则专论节令与气候是否相应。这些都体现了防病治病当顺应自然的思想。

（5）积极锻炼　防病之法，还需发挥主观能动性，如首篇第 2 条就列举导引、吐纳可疏通经络、调畅气血，以祛病防病的内容。

2. 既病防变　即在疾病初期，及早治疗，防止疾病由浅入深。其具体内容可细分为以下 4 方面。

（1）早期治疗　《脏腑经络先后病》篇第 2 条云"适中经络，未流传脏腑，即医治之。四肢才觉重滞，即导引、吐纳、针灸、膏摩，勿令九窍闭塞"。强调病变初期，及时治疗，顿挫病势，使疾病愈于浅而未深、微而未甚的阶段。《肺痿肺痈咳嗽上气病》篇第 2 条论肺痈病指出"始萌可救，脓成则死"。亦示人要抓紧时机治疗，只可图于萌芽之先，不可施于大危之后。否则，治不及时，病邪深入，可危及生命。

早期治疗须以早期诊断为前提。《金匮》诸篇对杂病借助四诊，通过脉证，推测五脏元真之盈亏，为早治防变提供客观依据。在《血痹虚劳病》篇有两处论及脉病形未病的情况，如第 3 条"夫男子平人，脉大为劳，极虚亦为劳"；第 9 条"男子平人，脉虚弱细微者，喜盗汗也"。《胸痹心痛短气病》篇第 2 条亦云"平人无寒热，短气不足以息者，实也"。上述条文提示医者，一些外形看似无明显病态，或病情尚不严重者，其脉象已然失常，或症状已现端倪，临证当细致观察，以早期发现、早期诊断，以便早期治疗。

（2）预防传变　《脏腑经络先后病》篇 1 条提出上工治未病应"见肝之病，知肝传脾，当先实脾"，概括了治未病的思维，成为后世医家广为传颂的经典名言，堪称仲景"治未病"思想的集中表现。其实质在于治病时必须照顾整体，"先安未病之脏"，以防疾病的传变。该条以肝病为例，治分虚实，体现了根据脏腑相关性以防止传变的精神。

（3）慎治防变　慎治，主要体现在详审病机，严格掌握诸法的适应证及禁忌证。例如，热入血室"治之无犯胃气及上二焦"；"淋家不可发汗，发汗则必便血"。立法遣方用药，审时度势，以杜绝医源性疾病的发生。在服药方法及药后调护上，多数方剂后注明"温服"，皂荚丸用"枣膏和汤服"、硝石矾石散"以大麦粥汁和服"，皆为避免药物损伤胃气；而服栝楼桂枝汤后"啜热粥发之"，进十枣汤后"糜粥自养"，则在于鼓舞胃气兼助药力，使邪去而正不伤，均反映出慎治防变的治未病思想。

（4）病瘥防复　某些病证经恰当治疗进入恢复期后，常存在余邪未净或正气未复的情况。此时若调摄失宜，极易复发或复感新邪。因此，对处于恢复期或发作间期的病证，《金匮》常采取以下措施：①精神疗法：如百合病、奔豚气、脏躁、梅核气等病极易反复发作，常与情志刺激密切相关。仲景设专篇所论，亦寓世人要恬淡虚无，调畅情志，以避免此类病证复发。②饮食疗法：此法对于瘥后调摄至关重要。总的原则当根据五脏的生理特点及患者的体质、疾病的性质，近其所喜，远其所恶。③药物疗法：溢饮患者经大青龙汤发汗后，汗出过多者，以"温粉粉之"，既可防止过汗亡阳，变生他证，又能避免因汗出腠理疏松而复感外邪。

总之，《金匮》"治未病"的核心是未病先防，既病防变。其辨证思维特点体现在以下几方面：①细审脏腑虚实：五脏病变，一般不外虚实两端，首篇首条以肝病传脾为例，提出具体的防变措施。肝病实证泻肝实脾，虚证补肝顾脾，如此虚实异治，均兼顾脾脏则一，这也是从脏腑相关的整体出发，有效"治未病"的体现。否则易犯虚虚实实之戒。②把握乘侮传变：何以知肝病传脾？一般脏邪惟实者能传，而虚者不传；脏病惟虚者受传，而实者不受。肝病是否传脾取决于肝脾双方，肝病实证易传脾，脾虚易受邪，故在泻肝同时，注意调补脾脏。若脾之正气充盛，则不易受邪，即勿补之，此乃原则性与灵活性有机结合的典范。③立足整体观念：《金匮》治未病思想还体现在整体观念上，如"脏病治腑""虚则补其母""子能令母实"等。虚寒性肺痿系上焦气虚、肺中寒冷所致，张仲景以甘草补中益气，干姜温补脾阳，通过温中焦未病之脾阳，复上焦已病之肺气，机圆法活，堪称上工之治。

二、表里同病辨缓急

首篇第 14 条论述了表里同病的先后缓急治则。说明表里同病时，要辨虚实、分缓急，急者先治，不可拘泥先表后里之说。

一般而言，表里同病时可有 3 种治则类型：①先表后里：为治疗表里同病的常法，适用于正气不虚，表病较急者。②先里后表：是治疗表里同病的变法，适用于在里之正气已虚，以里证为重为急者。③表里同治：是表里同病的兼治法，适用于表里病情俱急重者。总之，以上 3 种情况，均须根据表里双方病情的主次和缓急轻重来决定。

三、新旧同病辨先后

首篇第 15 条"夫病痼疾，加以卒病，当先治其卒病，后乃治其痼疾也"。论述了新旧同病的先后缓急治则。其特点为，应首辨病情的先后缓急，急者先治，缓者后治。《水气病》篇第 21 条在论述水气病误治而引起的变证时，就体现了上述原则。"病者苦水，面目身体四肢皆肿，小便不利，脉之不言水，反言胸中痛，气上冲咽，状如炙肉，当微咳喘……当先攻击冲气，令止，乃治咳；咳止，其喘自差。先治新病，病当在后"。这一治则对于病情错综复杂的病证，尤其具有指导意义。

四、随其所得而攻之

首篇第 17 条提出"夫诸病在脏，欲攻之，当随其所得而攻之，如渴者，与猪苓汤。余皆仿此"。举例说明治疗杂病应掌握"随其所得而攻之"这一重要治则。如何理解其义，把握其用，注家却观点不一，众说纷纭。关键在于对"所得"一词的理解上。综合历代注家的认识，大致有以下 4 种不同观点。

1. 疾病之治，合理补泻 以赵以德为代表。认为"此概言诸病在脏之属里者，治法有下之、泄之、夺之，消之、温之、寒之、和以平之，各量轻重从宜施治，务去其邪以安其正"。指出五脏之病应治当所宜，权衡轻重利弊而合理补泻。即当随其所得之轻重而攻之，不可率意而攻。

2. 邪分虚实，攻在有形 以尤怡为代表。认为"无形之邪，入结于脏，必有所据，水、血、痰、食，皆邪薮也。如渴者，水与热得，而热结在水，故与猪苓汤利其水，而热亦除。若无所得，则无形之邪，岂攻下法所能去哉"。南京中医学院编写的《金匮要略译释》、湖北中医学院编写的《金匮要略讲义》、何任的《金匮要略新解》，以及四版及以后的《金匮》教材，均支持此说。将"所得"释为无形之病邪与病理产物相合，治疗杂病，意在抓住主要矛盾，攻其有形之邪，无形之邪随之而除。

3. 疾病之治，随脏合之腑 以唐宗海为代表认为，"古训相得为相合，《内经》云'五脏各有所合'，此云病在脏者，当随其所合之腑而攻治耳。攻字，古训治。不尽攻下，观下文如渴者与猪苓汤，即是随其所合以攻治也。渴系肾脏之病，而猪苓汤利膀胱，肾合膀胱故也"。此言诸病之所得，当治其脏所相合之腑。黄竹斋的《金匮要略方论集注》也支持此说。

4. 治疗用药，随五脏所喜 《高注金匮要略》中提出"所得，即五脏之各有得，详上条。随所得而攻之者，因所喜之气味，而各寓以攻病之药，则直走其脏，所谓将欲取之，必姑与之之道也"。

以上观点各有其理，然以《伤寒论》《金匮要略》热邪所"得"为例，说明"随其所得而攻之"实宜遵从尤怡之说：①热邪与水相合：如首篇第17条末提出的渴病，是热邪和人体内水邪结合归聚而成病，所以用猪苓汤利水；又水热互结于心下，用大陷胸汤泄热逐水。②热邪与宿食相合：阳明腑实证，热与宿食相合，用三承气汤攻下食积。③热邪与血相合：用桃核承气汤活血化瘀以泄热；又热与阳明宿瘀相结，治用抵当汤去除瘀结。④热邪与痰相合：小结胸病，痰热互结于心下，用小陷胸汤治疗，痰化热除病瘳。⑤热邪与湿相合：湿热黄疸，治用茵陈蒿汤，方中茵陈利小便导湿邪下出，使热无所依，故方后云尿如皂角汁状，黄从小便去也。

总之，"随其所得而攻之"这一治疗原则体现了《金匮》治疗杂病的特色，引起后学广泛关注与研究，并有诸多所发挥。

五、攻邪护正

攻邪护正，也可谓祛邪扶正，是指导临床治疗的一条重要法则。

攻邪，即祛除邪气，排除或削弱病邪侵袭和损害的一种治疗原则。攻邪主要适用于实证，即所谓"实则泻之"，如发汗、涌吐、攻下、清热、利湿、消导、祛痰、破血、逐瘀等，均属攻邪之法，其具体措施与手段也是丰富多样的。

护正，即扶助机体的正气，以增强体质，提高机体抗邪、抗病能力的一种治疗原则。护正主要适用于虚证，即所谓"虚则补之"，如益气、养血、滋阴、温阳，以及脏腑补法等多种方法、具体措施与手段，除内服汤药外，还包括针灸、推拿、气功、食养、精神调摄、体育锻炼等。

攻邪护正，虽然各有不同内容的两种治疗方法，但常相互为用，相辅相成。攻邪，有利于保存正气和正气的恢复，即所谓"邪祛正自安"；正气加强，有助于抗御和驱逐病邪，所谓"正足邪自去"。

攻邪护正实渊源于《内经》。《素问·三部九候论》云"实则泻之，虚则补之"。《灵枢·根结》云"黄帝曰：形气之逆顺奈何？岐伯曰：形气不足，病气有余，是邪胜也，急泻之。形气有余，病气不足，急补之。形气不足，病气不足，此阴阳气俱不足也，不可刺之……形气有余，病气有余，此谓阴阳俱有余也，急泻其邪，调其虚实。故曰：有余者泻之，不足者补之，此之谓也"。

由此可知，在运用攻邪护正法则时，要详辨邪正盛衰，根据正邪在矛盾斗争中所占的地位，决定护正与攻邪的主次与先后。护正要避免留邪，攻邪需谨防伤正。《金匮》在《内经》理论基础上，将攻邪护正法则具体地运用到内伤杂病治疗中，对后世产生极其深远的影响。《金匮》中攻邪护正的运用常分主次，有"先攻后补""先补后攻"与"攻补兼施"的不同。

1. 攻邪为主 此法主要用于实证者。纵观全书，攻邪包括解表、清热、解毒、祛痰逐饮、利水、攻下、破瘀、驱寒等多种方法。使用攻邪法时，具有以下特点。

（1）细辨所得以攻合邪 例如，《脏腑经络先后病》篇第 17 条所举"如渴者，与猪苓汤"。余如热与宿食内结用大、小承气汤；热与饮结用己椒苈黄丸，皆属"随其所得而攻之"的攻邪之法。

（2）开通去路以利攻邪 在攻邪之时，开通祛邪通路，给邪以"去路"是攻邪的一个重要方面。邪之"去路"在上可从咳、从呕、从汗而解；在下则主要是从大小便而除。例如，《呕吐哕下利病》篇第 6 条"病人欲吐者，不可下之"，说明病者欲呕吐，为病邪在上，正气有祛邪外出之势，邪随呕欲去，故不可下之。又如，该篇第 1 条"夫呕家有痈脓，不可治呕，脓尽自愈"。亦是借呕吐以排除痈脓。在治疗湿病、痰饮、水气、黄疸诸病时，张仲景反复强调"微发其汗""但利其小便"，目的也在于强调给湿邪以"去路"。纵观张仲景逐邪之方，如大承气汤、小承气汤、十枣汤、己椒苈黄丸、大黄牡丹皮汤、抵当汤等，无不假道大小便以逐邪外出。因此，攻邪之时，无论治以汗、吐、利、下、清、消诸法，均要给邪谋求"去路"，去路畅达，方有利攻邪。

（3）宣畅气机以助攻邪 邪气阻滞必碍气行，气机壅滞则百邪得生。因此，宣畅气机，有助祛邪。若邪郁肺卫或肌表，治要"汗而发之"。例如，治风湿在表的麻黄加术汤、麻杏薏甘汤，治风水的越婢汤、甘草麻黄汤、杏子汤等，方中用麻黄辛温发散，再配伍桂枝、杏仁等以助其辛散邪气，宣畅肺气，使水湿诸邪尽散于外。又如，下利虚烦证，用栀子豉汤清宣郁热，方中栀子与豆豉相伍，清中有宣，一降一升，使胸中气机宣透畅达，余热得除，虚烦可解。对于痰浊阴邪阻痹胸中致胸背痛之胸痹证，治以栝楼薤白白酒汤，方中栝楼配薤白，一降一升，恢复胸中气机升降；白酒轻扬善行，三药共成豁痰下气、通阳宣痹之功。治实热腹满证用大承气汤，方中大黄苦寒泻下，芒硝软坚润燥，配伍枳实、厚朴，畅达胃肠之气，使燥屎宿食得以下行。饮邪在肺治以葶苈大枣泻肺汤，痰饮在肠治用己椒苈黄丸，两方均能攻逐水饮，方中葶苈子辛苦而寒，不但能泻下逐水，更能宣泄肺郁，开宣肺气，从而恢复肺气之开合，发挥其通调水道之功，以达气行则水行之效。

（4）分清虚实以定攻邪 杂病病机复杂，常虚实夹杂，故在攻邪之时首先分清虚实，勿犯"虚虚实实"之戒。例如，《痰饮咳嗽病》篇第 33 条"夫有支饮家，咳烦胸中痛者，不卒死，至一百日或一岁，宜十枣汤"。此乃水饮犯肺的支饮重证，虽迁延百日或一年，正气不甚虚者，仍可选用十枣汤攻逐饮邪以治之。又如，《妇人产后病》篇第 3 条"病解能食，七八日更发热

NOTE

者，此为胃实，大承气汤主之"。妇人产后虽多气血亏虚，但也要分辨虚实，勿拘泥于产后多虚之体不敢用泻法而贻误病情，有邪实者，即当攻下。此两例示人久病未必正气虚、产后亦非尽属虚，治病应严格掌握病机，分清虚实辨证论治。

（5）攻邪不忘顾护正气　人体的抗病能力悉赖正气，在使用攻邪方法时当处处不忘顾护正气，避免在攻邪中损伤正气。《金匮》在论及攻逐之法时，多用"可下之"，"宜……汤"，"可与……汤"之语，即含有斟酌之意，旨在慎重用之。《金匮》攻邪时顾护正气体现在以下4个方面：①药物配伍上凡峻逐之剂都配伍缓和药性、顾护正气之品，如十枣汤、葶苈大枣泻肺汤中的大枣；大乌头煎中的白蜜，甘草麻黄汤、大黄甘草汤中的甘草，麻黄加术汤中的加白术四两"覆取微似汗"等，不胜枚举。②服用剂量：一般多从小量开始，而后渐增，同时根据患者体质的强弱采用不同剂量。例如，桂枝茯苓丸方后注有"不知，加至三丸"；用大乌头煎时提出"不差，明日更服，不可一日再服"；十枣汤方后注明"强人服一钱匕、羸人服半钱"；小青龙加石膏汤方后的"强人服一升，羸者减之，日三服，小儿服四合"。③服用方法和善后护理：强调不可过量和注重善后护理。例如，在多处方后注明"得下止服"，"顿服之"等，说明中病即止，以免过量伤正；如大青龙汤方后注"汗多者，温粉粉之"；十枣汤方后注"得快下后，糜粥自养"。皆在强调通过善后护理以顾护正气。④药物剂型和炮制：常使用丸剂来缓和药性，以防峻剂伤正，如大黄䗪虫丸攻补兼施，峻剂丸服；又如下瘀血汤治妇人产后瘀血内结腹痛，恐大黄、䗪虫破血逐瘀，药力过猛，故用蜜为丸，以缓其峻而不使其伤正。对涤痰利窍峻剂皂荚丸，采用酥炙、蜜丸、枣膏调服，缓其燥烈之性，以免损伤中气。

2. 护正为主　此法常用于久病多虚者。具体应用体现在以下几方面。

（1）调和脾胃合阴阳　《血痹虚劳病》篇第13条针对虚劳日久，脾胃虚弱，阴阳失调，用小建中汤调和脾胃之阴阳而达建立中气之目的。黄芪建中汤亦属此列，其益气之功更强。

（2）温肾化气以摄水　《消渴小便不利淋病》篇第3条之男子消渴，小便反多乃肾气亏虚，既不能蒸腾津液，又不能化气摄水，故以肾气丸温肾化气，以助蒸腾与摄水。

（3）久病禁汗免伤正　《消渴小便不利淋病》篇第9条"淋家不可发汗，发汗则必便血"。《惊悸吐衄下血胸满瘀血病》篇第4条"衄家不可汗，汗出必额上陷，脉紧急，直视不能眴，不得眠"。以上皆禁用汗法，无不寓久病护正之意。

3. 攻邪护正兼顾　虚实夹杂，常常是内伤杂病的病机特点，故《金匮》治久病详于攻邪法或护正攻邪法，而略于护正法。具体应用可分为以下几方面：①护正以攻邪：此法适宜于正虚邪实而邪实较缓者。例如，《血痹虚劳病》篇第16条的薯蓣丸，即针对虚劳正气不足而易感外邪者，采取扶正为主，祛邪为辅。《痰饮咳嗽病》篇第17条"夫短气有微饮，当从小便去之，苓桂术甘汤主之，肾气丸亦主之"。两证均属正虚兼微饮，故以治本为主，治标为辅，分别用苓桂术甘汤健脾利水，肾气丸温肾利水。②攻邪以护正：此法适宜于正虚邪实而邪实较急者，如治疟母的鳖甲煎丸、疗虚劳干血证的大黄䗪虫丸。此外，《消渴小便不利淋病》篇治消渴的白虎加人参汤，以及《肺痿肺痈咳嗽上气病》篇治虚热肺痿的麦门冬汤，亦属此类。③攻补兼施：此法适用于邪实正虚均不可忽视者。例如，《痰饮咳嗽病》篇第24条所论之支饮证，病程长，病情重，虚实夹杂，邪实正虚均不可忽视，故用木防己汤主之。《妇人杂病》篇第9条之妇人下血证，病数十日，血瘀、血寒与血虚并存，故以温经汤温经散寒，活血化瘀，兼以养阴清热，共奏扶正祛邪之功。

总之,《金匮》全书紧紧抓住疾病过程中的邪正双方及其消长转化,利用脏腑经络辨证把握其主次地位,从而决定护正与攻邪方法运用的先后、主次。

六、同病异治与异病同治

"同病异治""异病同治"是中医临床重要的治疗原则,也是辨证论治特色的具体体现,其中蕴涵着深刻的辩证法思想。张仲景在对杂病辨治中细审病因,谨守病机,随证治之,将"同病异治""异病同治"的治则予以充分体现。

1. 同病异治 是指同一种疾病,由于病因、病机或病位不一,患者体质上的差异,或发病时间、地区等因素不同,疾病所表现出的证候和属性也不一样,应采取不同的治疗方法。"同病异治"理论最早见于《素问·五常政大论》,"西北之气,散而寒之;东南之气,收而温之,所谓同病异治也"。《素问·病能论》亦云"帝曰:有病颈痈者,或石治之,或针灸治之,而皆已,其真安在? 岐伯曰:此同名异等者也。夫痈气之息者,宜以针开除去之,夫气盛血聚者,宜石而写之,此所谓同病异治也"。这即是"同病异治"思想的起源。《金匮》的"同病异治"体现在以下几方面。

(1)部位不同,治法各异 又可分为两种:①上下异治法:如《水气病》篇第18条"诸有水者,腰以下肿,当利其小便;腰以上肿,当发汗乃愈"。即根据水液潴留的部位不同,采用利小便或发汗的治法。②表里异治法:如《肺痿肺痈咳嗽上气病》篇第8条"咳而脉浮者,厚朴麻黄汤主之";第9条"脉沉者,泽漆汤主之"。两方均治咳嗽上气,前证是邪盛于上而病近于表,后者病主里、主水,故其方治不同。

(2)性质不同,治法各异 包括两个方面:①虚实异治法:如《胸痹心痛短气病》篇第5条胸痹均见"心中痞,留气结在胸,胸满,胁下逆抢心",其中偏于实证者用枳实薤白桂枝汤通阳宣痹,泄满降逆;虚证则用人参汤,温中益气,扶助中阳。《肺痿肺痈咳嗽上气病》篇中同为咳嗽上气病,属寒饮郁肺实证者,用射干麻黄汤散寒宣肺,降逆化痰;属肺胃津液亏损虚火上炎者,用麦门冬汤润肺养胃,生津清火。②寒热异治法:如《痰饮咳嗽病》篇第23条,同为溢饮病,属实邪盛于表而兼郁热者,用大青龙汤发汗兼清郁热;表里寒饮俱盛者,用小青龙汤发汗兼温化里饮。

(3)阶段不同,治法各异 即同一疾病,病程发展阶段不同,其治法亦不同,如《肺痿肺痈咳嗽上气病》篇对肺痈的治疗可分为表证期、酿脓期及溃脓期,其治法分别为疏风清热、清热消痈、解毒排脓。

(4)病因不同,治法各异 如《血痹虚劳病》篇中,同为虚劳病,引起的病因不同,治法各异。由脾胃阳虚所致者,用小建中汤温中健脾,调和阴阳;肝阴不足、心血亏虚者,用酸枣仁汤养阴清热,安神宁心;肾气不足者,用肾气丸阴中求阳,振奋肾气。

(5)轻重缓急,治法各异 同为胸痹之病,其治可随病情的轻重、缓急不同,分别用药。如《胸痹心痛短气病》篇第6条轻证饮邪阻肺者,选茯苓杏仁甘草汤宣肺化饮;气滞于胃者用橘枳姜汤行气和胃。第4条胸痹重证痰浊壅盛,则在第3条栝楼薤白白酒汤基础上加半夏,以加强化痰逐饮降逆;第7条胸痹急证选用薏苡附子散温阳散寒,除湿止痛。

2. 异病同治 是指多种不同的疾病,在其发生、发展、变化的过程中,由于病因、病机或病位相同,表现的症状虽异,治法方药则相同。《金匮》对不同疾病予以同治的关键,常常体现在病位、病因、病机相同，其内容不胜枚举。

（1）病位相同，治法则同　如防己黄芪汤既治风湿在表，又治风水表虚，二者病位都在表，其病机均为表虚不固，水湿停滞肌表而成，故均选用同一方益气固表，利水除湿。

（2）病因相同，治法则同　如《痰饮咳嗽病》篇第 31 条"假令瘦人脐下有悸，吐涎沫而癫眩，此水也，五苓散主之"。《消渴小便不利淋病》篇第 4 条："脉浮，小便不利，微热消渴者，宜利小便发汗，五苓散主之"。痰饮与消渴本是两种不同疾病，其临床表现也各异，但导致这两种病的病因相同，均为水邪为患，膀胱气化功能失司所致，故均选用五苓散化气行水治之。

（3）病机相同，治法则同　不同病证而见相同病机，此类"异病同治"最为多见。最具代表性的当推肾气丸。肾气丸在《金匮》中主治"脚气上入""虚劳腰痛""短气有微饮"及消渴病"小便反多"、妇人转胞"不得溺"5 种疾病，其主症表现不一，甚至相反，但病机相同，皆属肾气亏虚，气化失职，故均用之温肾化气。余如赤小豆当归散同治狐惑病与便血、当归生姜羊肉汤并治寒疝与产后腹痛，皆为异病同治的范例。

七、内病外治与外病内治

中医内病外治与外病内治历史悠久，源远流长，其内容散见于历代医籍中。所谓内病一般指内科、妇科、儿科的疾病；外病则是除外以上疾病的病证，主要包括外科、骨科、皮肤科、五官科等病证。内治、外治，理同法异。中医外治法是指一切从体表施治的方法，是中医学重要治则之一，也体现了中医治疗特色。常用的如针灸、推拿、伤科、外科手术及药物的熏、熨、敷、贴等，均属外治法范围。《金匮》是以诊治内科杂病为主的专书，乃以内病内治为主要治法，然其内病外治、外病内治的内容也十分丰富。

1. 内病外治　人体脏腑的疾病，通过外用药来达到治疗效果，则称为内病外治。此法广泛见于《金匮》篇章中，大致可分为药物外治法及非药物外治法。

（1）药物外治法　可分为以下 6 种：①纳药鼻中法：指将药物制成各种制剂，通过塞、吹、滴、搐等方法鼻腔给药，以治疗全身疾病的方法。例如，《痉湿暍病》篇第 19 条治寒湿头痛"内药鼻中则愈"。《杂疗方》篇有"救卒死方：薤捣汁，灌鼻中。又方：雄鸡冠割取血，管吹内鼻中"。皆为从鼻外治法的应用。②熏洗浸渍法：指将药物制成液体制剂，用以浸渍或熏洗全身或局部，以治疗内在疾病的方法。例如，治"百合病一月不解，变成渴者，百合洗方主之"。《杂疗方》篇有"救卒死而壮热者方，矾石半斤，以水一斗半，煮消，以渍脚，令没踝"。③药摩疗法：指用散药摩揉患处的外治方法，以达温通血脉，缓解拘急作用，如《中风历节病》篇治疗头风疼痛用头风摩散。④艾灸疗法：指运用艾绒或其他药物在体表穴位上烧灼、温熨，借其热力，发挥温通经络，行气活血等作用的方法。例如，《奔豚气病》篇第 3 条治阳虚寒逆奔豚，除予桂枝加桂汤主之外，还有"灸其核上各一壮"。《杂疗方》篇有"救卒死而张口反折者方：灸手足两爪后十四壮了，饮以五毒诸膏散"。⑤肛门导入法：指将具有泻下作用的药汁灌入肛中，或用栓剂塞入肛内，以治疗便秘或由腑气不通所致的其他疾患的方法。例如，《妇人杂病》篇第 2 条治阴吹正喧，以"膏发煎导之"。方后注有"分再服"。可见此方既可内服，也能外用。⑥阴中坐药法：指用药直接纳入阴中，以治疗前阴疾患的一种方法。例如，《妇人杂病》篇第 15 条治疗湿热带下用矾石丸；第 20 条治疗寒湿带下，以"蛇床子散方，温阴中坐药"。

（2）非药物外治法 包括以下2种：①针刺法：指通过针刺治疗，以达疏通经络、运行气血、驱邪外出的方法。例如，治血痹轻证，以针引阳气治之；《趺蹶手指臂肿转筋阴狐疝蛔虫病》篇第1条"病趺蹶，其人但能前，不能却，刺腨入二寸，此太阳经伤也"；治疗热入血室，刺肝经之募穴，以泻其瘀热，通其经络。此外，治疟病也可针灸的方法。②人工呼吸法：是一种针对患者呼吸功能突然丧失的急救方法。可用于自缢而昏死者，如《杂疗方》篇"徐徐抱解，不得截绳，上下安被卧之。一人以脚踏其两肩，手少挽其发，常弦弦勿纵之。一人以手按据胸上，数动之。一人摩捋臂胫，屈伸之。若已僵，但渐渐强屈之，并按其腹。如此一炊顷，气从口出，呼吸眼开而犹引按莫置，亦勿苦劳之"。此法虽不等同于西医学人工呼吸法简捷有效，但在当时仍不失为一种有效的抢救方法。

内病外治总以救急回生、速解病痛为主，可见，《金匮》开创了中医外治急症之先河。

2. 外病内治 凡人体反映在体表部位的病变，通过内服药来达到治疗效果，可称为外病内治。此法亦见于《金匮》中。

（1）狐惑病 《百合狐惑阴阳毒病》篇11条"蚀于下部则咽干，苦参汤洗之"。第12条"蚀于肛者，雄黄熏之"。即是主以内服甘草泻心汤的同时，加用外治药熏洗。

（2）金疮 《疮痈肠痈浸淫病》篇第6条"病金疮，王不留行散主之"。方后并记载"小疮即粉之，大疮但服之，产后亦可服"。此处的"粉之"，即以药粉外敷。

《金匮》以脏腑经络辨证为核心，认为疾病的产生皆是整体功能失调，脏腑经络病机的反映。通常采有内病内治，外病外治（如阴疮以狼牙汤洗之）。就其外病而言，一般病位较浅、病程较短、病情较轻者，则外病外治；若病位较深、病程较长、病情较重者，则用外病内治，或内外并治，往往更能提高临床疗效。

第六节　整体调护与方药煎服法

整体调护是疾病获得良效、促进康复的重要环节，张仲景对杂病的辨治在强调辨证用药的同时，也不忽视饮食起居的调摄及方药的煎服方法。《脏腑经络先后病》所言"五脏病各有所得者愈，五脏病各有所恶，各随其所不喜者为病"表明，在杂病的治疗和康复过程中，应根据脏腑的生理、病理特点，采取"近其所喜，远其所恶"的系列措施，其贯穿的整体调护思想具有较现实的指导意义。

一、饮食宜忌

（一）五脏喜恶

《素问·六节藏象论》曰："嗜欲不同，各有所通。天食人以五气，地食人以五味。"五味入口，味有所藏，以养五脏之气。而五味入五脏，各有喜恶。《素问·五脏生成》云"心欲苦，肺欲辛，肝欲酸，脾欲甘，肾欲咸"，是五脏所喜之五味。《禽兽鱼虫禁忌并治》云"肝病禁辛，心病禁咸，脾病禁酸，肺病禁苦，肾病禁甘"，是五脏所不喜之五味。因此，当五脏发生病变时，当根据五脏的喜恶，掌握饮食的宜忌，注意护理调养，以安脏气除病邪，此即四时五

NOTE

脏，病随五味之所宜。

（二）注重食宜

《禽兽鱼虫禁忌并治》曰："所食之味，有与病相宜，有与身为害，若得宜则益体，害则成疾，以此致危，例皆难疗。"该段原文明确表述了人体无论在健康或疾病的状态下，所食之物或益体，或害身，当根据食物性味、功能特点因人而异地合理选择。强调"服食节其冷、热、苦、酸、辛、甘，不遗形体有衰，病则无由入其腠理"的饮食养生的重要性；同时又指出"味酸则伤筋，筋伤则缓……咸则伤骨，骨伤则痿"，即过食酸咸，可导致内伤肝肾、筋骨而成历节之病。这种辨证的据体择食的原则，充分体现了仲景注重"食宜"的观点，食物的双刃特点展示无余。

二、起居调护

（一）养慎为先

1. 顺应自然，外慎邪风　《脏腑经络先后病》云"夫人禀五常，因风气而生长，风气虽能生万物，亦能害万物"，明确表明自然界气候有正常、异常之变，异常气候又有"未至而至""至而不至""至而不去""至而太过"之不同，人体应当注意调摄以适应自然界气候的变化，达到"不令邪风干忤经络"的目的，患病用药又当因时制宜。

2. 内养正气，尤重脾肾　"若五脏元真通畅，人即安和"，提示通畅五脏元真是健康防病的养生要则，具体如"房室勿令竭乏，服食节其冷热、苦、酸、辛、甘，不遗形体有衰，病则无由入其腠理"，其中强调的慎起居、节饮食、远房事的养生观点已蕴含着脾肾在人体中的重要性，向后人预示内养正气尤重脾肾的养生思想，至今仍有指导意义。

（二）五脏喜恶

五脏对五味的喜恶已如前述，而在居处环境、情志的喜恶方面《金匮》虽未见明文，然《脏腑经络先后病》所言"五脏病各有所得者愈，五脏病各有所恶，各随其所不喜者为病"，则原则性提示了五脏在诸多方面皆有其喜与恶，其具体内容可参《内经》相关原文。

1. 五脏所恶　《素问·宣明五气》云："心恶热，肺恶寒，肝恶风，脾恶湿，肾恶燥，是谓五恶。"鉴于此，则肝病禁当风，心病禁热衣，脾病禁湿地濡衣，肺病禁寒衣，肾病禁温炙衣，以免精竭液涸。可见，五脏病变皆应提供合适的生活起居条件，以利于疾病的康复。若逆其所喜或应其所恶，皆可导致病变加重。同理，五脏之气各有所主的当旺时令，若五脏病适逢当旺主令，病可减轻或向愈；反之，病可加重。"肝色青而反白，非其时色脉，皆当病"，从一个侧面反映五脏疾病与时令环境的关系。

2. 五志所伤　情志的变化可以影响五脏疾病的向愈转归。《素问·阴阳应象大论》曰："怒伤肝，悲胜怒；喜伤心，恐胜喜；思伤脾，怒胜思；忧伤肺，喜胜忧；恐伤肾，思胜恐。"既明确了情志与五脏病变的关系，也提示医者可利用五志间的相制达到调节情志、康复疾病的目的。可见，适宜的情志疗法可使人心情舒畅，达到辅佐药物治疗以安脏气的目的。

三、方药煎服

（一）制剂

1. 剂型种类　全书前22篇共有汤、丸、散、酒、膏、洗、熏、点、坐药9种类型。

2. 主要特点

（1）汤剂 "汤者荡也"。汤剂吸收快，药力大，奏效显著。

（2）散剂 "散当平之"。散剂使用简便，便于急用，剂轻不伤正。

（3）丸剂 "丸者缓也"。丸剂药味较多，药性较缓，久病缓图。

（二）煎药方法

1. 溶媒 95% 汤剂用水煎药，其余有泉水、甘澜水、井花水、浆水、白酒、苦酒、马通汁等特殊溶媒。

2. 煎法 可根据疾病特点及药物特性采用急煎法、久煎法、去渣再煎法、煮汁纳药再煮、同煮、先煮、后下、分煮后再合煮等方法。

（三）服药方法

《金匮》对服药时间、次数、服用量的变化、服药后的要求及再服条件在方后注中均有明确表述，意在使药物在体内适时发挥最佳效果。后世医家徐大椿曰："方虽中病，而服之不得其法，则非特无功，而反而有害，此不可不知也。"纵观全书，大体有如下服药法：顿服法，日二服法，日三服法，日三夜一服法，逐渐加量法，药分十次至夜尽服，一服邪尽、余药不再服用法，服药后啜粥或多饮暖水法，发病前服法。

第七节 《金匮》注本与参考书选介

对《金匮》注释，始见于明初赵以德《金匮方论衍义》。及至清代，注解诠释《金匮》者逐渐增多，有众多注本流传于世，为后世留下了学习和研究《金匮》的宝贵遗产。本书选择其中 22 家主要注本及参考书，进行归类介绍。

一、诠释注解类

1.《金匮要略论注》 全书 24 卷，成书于康熙十年（1671），为《金匮要略》早期的全注本。作者徐彬，字忠可，清初医学家。本书自序曰："《金匮要略》……为后世杂症方书之祖，乃有药味、有方论之《灵》《素》也。"该书对《金匮》原文及方药之要义逐条做"注"，根据相关诸经之论，阐发经旨，晓畅经义，所谓"正义疏释备于注"。例如，注"千般疢难，不越三条"时云"仲景欲人知病之所感浅深，分别施治"，"示浅者不得深治，深者不得浅治也"。其注解精辟，说理十分透彻。书中有论近 50 处，对"或有剩义及总括诸证不可专属者见于论"，结合作者见解阐发，或做比较分析，以尽显先圣精髓。

2.《金匮要略直解》 共 3 卷，成书于清康熙十二年（1673）。作者程林，字云来。本书主要征引《内经》《神农本草经》《伤寒论》《脉经》《针灸甲乙经》等古典医籍，并参考六朝、唐、宋有关著作，对《金匮》加以诠解。所谓直解，即"以经证经，要在直截简明，义理详明，期于取用，不故作僻语、迂论、曲解"。这种以经解经的注释方法避免以往某些注家囿于主观臆测，但却反映出程氏学术思想趋于保守而很少发挥个人创见。

3.《金匮玉函经二注》 全书共 22 卷，成书于清康熙二十六年（1687）。作者周扬俊，字禹载。本书系明代赵以德所注《金匮方论衍义》（简称《衍义》）与清代周扬俊补注的合注本，内容包括赵以德《衍义》与周扬俊"补注"两大部分，故称为《金匮玉函经二注》，《金匮》原书第 23 至 25 篇有方无论不载。周氏推崇赵氏《衍义》，长期求之而未能尽得全貌，故将《衍义》残注全部保留，并补注《衍义》所缺之篇章，计有《血痹虚劳病》等 5 篇，多照录《医门法律》原文，以采嘉言之论，同时参以个人经验和体会，甄别疑似，推衍病状，条析方药，加以补注，以解惑指迷。同时，此书使《衍义》得以流行，又补其残本之不足，且推广嘉言之论，颇为谦诚平正。

4.《金匮要略编注》 全书 24 卷，初名《张仲景金匮要略》，刊于清康熙三十一年（1692）；于次年重刊时，改题本名，现存康熙、乾隆年间多种刻本，并有日刻本、《中国医学大成本》（该丛书本将此书改名为《沈注金匮要略》）等。作者沈明宗，字目南。沈氏对《内经》有一定研究，认为世传之《金匮》存在"编次失序"，而"著书立言，必先纲领，次及条目"，重点对《金匮》首篇进行编次，首先将"夫人禀五常……"一节冠于首而为序例，其对原文的编排，体现了"察病治法之纲领"，概括诊法、表里阴阳、寒热虚实标本和一些治疗大法。卷 2 至 22 着重将杂病的方论部分加以贯穿整编，使之条理化而易于检索，亦即以病证名为目，编列治疗方剂之原文；卷 23、卷 24 未予诠释。沈氏注文分析病理、病机较为深入，其中不乏精辟见解。在《金匮》古注本中具有一定的影响。

5.《金匮要略方论本义》 全书分上、中、下 3 卷，共 22 篇，成书于清康熙六十年（1721）。作者魏荔彤，字庚虞，号念庭。魏氏注解《金匮》，首先以经解经，往往以《内经》《难经》理论解释《金匮》原文，若遇有与《伤寒》原文相类者，又引作鉴别或佐证，指出伤寒与杂病的异同之处。并在广泛汲取前人精义的同时，结合临床实际参以个人心得进行推敲；对疾病概念、病证病机、治法，分析较详，说理清楚，颇多个人发挥和独到见解；对方药，不仅阐述其作用机理，亦注重引各家有关方药说明该病的多种治法，使内容更为广博全面。

6.《金匮要略心典》 全书 3 卷，成书于清雍正七年（1729）。作者尤怡，字在泾。尤氏对《伤寒》《金匮》颇有研究，凡治病悉本仲景，屡获奇效，研精覃思，注成《金匮要略心典》。其注释精炼，简明扼要，条理通达，颇得仲景书要领。且尤氏治学严谨，对原书文义深奥难通之处，宁阙而不强加注释；对传写之误者，则予订正。尤氏在自序中曰："务求当于古人之心而后已。而其间深文奥义，有难通之而无可通者，则阙之；其系传写之误者，则拟正之；其或类后人续入者，则删汰之。"又曰："谓以吾心求古人之心，而得其典要云尔。"本书求是辨证，语不深而旨已传，切合实用，是后世常选之注本。

二、校勘集注类

1.《医宗金鉴·金匮要略注》 全书共 8 卷，是《医宗金鉴》中的一部分，全名《医宗金鉴·订正仲景全书金匮要略注》，刊于清代乾隆七年（1742）。本书由吴谦等编著。内容包括《金匮》25 篇内容及正误存疑篇。吴谦认为旧本《金匮》讹误甚多，"遂多伪错"，注家多"承讹袭谬，随文蔓衍"，遂广泛搜集前贤善本，博采群书，进行订正注释。采用按、注、集注的方式，以"按"对条文进行正误，以"注"对条文进行解释，"集注"则选取各家之论中之精者列于注释之后，彰显经义，以做参考。其注释简明扼要，便于理解。全书出按语 200 多条；附录中对条文的正误近 70 处，并有存疑 28 条，尊古而不泥古，宁阙而不强解，订正阙讹，是研究《金匮》的较好注本之一。

2.《金匮玉函要略辑义》 全书6卷，刊于日·宽政甲寅年（1807，相当于清嘉庆年间），作者丹波元简，字廉夫，是近代日本汉方医学考证学派的创始人和代表人物之一。本书卷首综概一节，举有文献记载，解题并考订书名、作者、成书年代等内容；正文以原文为序，以林亿等校本为底本，邓珍本、徐镕本、俞桥本、赵开美本等为旁校，《脉经》《诸病源候论》《千金要方》《外台秘要》《肘后备急方》等为参校本加以校勘，采辑徐忠可、程林、沈明宗、魏荔彤、尤怡等注家注文，或选其中一二家之论，或多家并采，以阐发经旨。书中又间有作者训释与按注，选摘精当，并加按语对部分条文及方药进行诠释，深得张仲景之奥，可帮助读者理解原文经义，且切合实用。

3.《金匮玉函要略述义》 全书3卷，成书于1842年，见于聿修堂医书选《伤寒论辑义》《伤寒论述义》《金匮玉函要略辑义》《金匮玉函要略述义》合订本之第四册，日·丹波元坚编著。本书编写体例和内容基本与《金匮玉函要略辑义》（简称《辑义》）相同。据作者介绍，主要为补充其父丹波元简撰著的《辑义》所未载的内容而做。在参校和补充《辑义》未涉及的版本和注本基础上，专于理蕴未尽之处，而对《辑义》阐述透彻之处即不复赘言。同时，兼而增入个人在进行《金匮》全书钻研过程中的心得体会，故《金匮玉函要略述义》并非原文逐条逐句的注释，与《辑义》二者相辅相成，互为联系，互为补充。因此，学习研究时当和《辑义》互参。本书对研究内科杂病颇有启迪，可做临床参考。

4.《金匮要略浅述》 于1981年由人民卫生出版社出版，作者谭日强。本书按照原著分篇论述，每篇篇首扼要介绍全篇大意；篇中内容首录原文，每条分为原文、校勘、注释、浅述、按语、治例等部分，对每条原文参考《千金要方》《脉经》《外台秘要》等有关文献校勘，并对难解的字句进行注释；浅述部分，包括提要、释义和方解；按语中或引用注家代表性观点，或对相类似病证加以比较分析；对部分简缺的条文，提出补正的意见；每个方剂，选录历代名医有关医案和编者个人临床经验；篇末又系统地对全篇内容小结，并附有内容归纳表，以备读者在系统学习、全面掌握的基础上，独立思考，巩固提高。

5.《金匮要略校注语译》 于1999年由中国中医药出版社出版，郭霭春、王玉兴编注。郭霭春，为当代著名医史文献学家。本书以人民卫生出版社1965年根据商务印书馆1955年《金匮》排印本为底本，征引善本书目如邓珍本、赵开美本、医统本等10种书目为主校本，旁征《素问》《灵枢》《脉经》等书目16种，并引各家注释如《金匮要略五十家注》《金匮要略心典》等20余种，取其义恰当者对原文进行注释，编写体例分为原文、校注、语译三部分，每条原文之下，先引《金匮方论衍义》注文，再参照上述书目进行校勘和注释，再对原文进行简要语译。本书广引多种书目，是重要的《金匮》校注语译本。

三、病证方药发挥类

1.《医门法律》 全书7卷，成书于清顺治十五年（1638），明末清初著名医家喻昌著。该书内容丰富，卷一述四诊及标本等，卷二至卷四分述中寒、中风、热湿暑、伤燥六气外感之病。卷五至卷六，分述疟证、痢疾、痰饮、咳嗽、关格、消渴、虚劳、水肿、黄疸及肺痈肺痿等内科常见杂症，并将相关病证之仲景方全部收入，每门之下，先引经据典，参以己见，论述各病证的病因病机及证治，再出律条，以告诫医者治疗该病时应注意的关键问题；最后附治疗诸方，包括唐、宋、金元明时期的一些方剂及创制的新方。本书见解独到，问世后蜚声医林，

NOTE

流传甚广，也是古今医家研究《金匮》杂病证因脉治的重要参考书。

2.《绛雪园古方选注》　本书分为 3 卷，成书于清雍正十年（1732）。作者王子接，字晋三，清代著名医家，本书由其门人叶桂、吴蒙等校定刊行。上卷仲景一百一十三方、三百九十七法，分为和、寒、温、汗、吐、下六剂；中下二卷为内、女、外、幼、眼等科之方，并收录《金匮》方及后世历代名方，是论述方剂配伍意义的专著，精选古方 300 余首，对君臣佐使的配伍规律，有独到见解。分析中肯，说理透彻，颇为实用，是一部中医临床必备的参考书。

3.《本经疏证》　为药物学著作，全书 12 卷，附《本经续疏》6 卷、《本经序疏要》8 卷，刊于 1832 年，作者邹澍，字润安。其中《本经疏证》载药物 173 种，《本经续疏》载药物 142 种，共 315 种。本书以本经为主，别录为辅，以分析《伤寒论》《金匮要略》《千金要方》《外台秘要》等书的医方药物配伍的理论相互考订，注疏《神农本草经》，以彰显本经之旨，又以《神农本草经》分析古方的应用。其云"诸经所论在论病，本经所论在主治"，凡其关于论药者，为其疏解辨证，或论病之所宜药，或论药之所宜病，强调不能审药，何以定方。本书从独特的角度研究《神农本草经》和经方，对完善《金匮》理法方药体系有一定贡献。

4.《研经言》　全书 4 卷，初刻于清光绪五年（1879），莫枚士撰。本书为医论医话专著，共收载文章 156 篇，主要是作者研究《内经》《伤寒论》《金匮》《神农本草经》四部中医经典著作的心得体会。其内容可分为基础理论、诊断方法、辨证辨病、治疗方法、方剂、药物、书籍评价 7 类，内容丰富，引证资料广博，重点在于考文析义，其对于解释脉症含义，辨别疑似病证，纠正前人错谬指导治法方药的运用等方面，均有独到见解，故云"洵乎仲景之功臣，而俗医之针砭矣"。

5.《金匮诠释》　于 1986 年由上海中医药出版社出版，作者金寿山。本书根据金寿山先生讲授《金匮》的内容，由上海中医药大学出版社组织整理，是先生几十年研究《金匮要略》的成果。全书共 16 部分病证，始于百合、狐惑病，终于疮痈肠痈浸淫疮病，未载"痉湿暍病""肺痿肺痈病""奔豚气病""惊悸吐衄病""趺蹶手指臂肿转筋阴狐疝病""妇人妊娠病""妇人产后病""妇人杂病"，并将脏躁条文列于百合病之下，咳嗽上气病条文列于痰饮篇咳嗽病之下。全书以病为纲，方证分列于病下，贯穿辨病与辨证相结合的思想，使读者便于掌握有关病证的辨证论治规律。并强调通治方与专治方相结合，勤求古训与平脉辨证相结合，内容多有独到见解，可启发读者思维。

四、汇通西说类

1.《金匮要略浅注补正》　全书 9 卷，刊于清光绪二十二年（1896）。作者唐宗海，字容川，中西汇通医家。唐宗海推崇陈念祖《金匮要略浅注》，并加以补正而成书。本书先引《金匮要略浅注》，后结合中医理论，参照尤怡、徐忠可、沈明宗等医家注解，并结合临床经验，参照西说，对条文所述证候之病理加以阐释，以明其证、其方、其法之理，以为补正，对《金匮要略浅注》中的不足之处加以完善。例如，肾气丸方引尤怡"如水液属阴……方中若无桂附，何以振作肾中颓落之阳，游溢精气，上输脾肺也"，又补正"以使知补肾止渴诸理矣"。全书引用注家注解中肯，说理透彻，浅显易懂，读后对理解理论与方药颇有裨益。

2.《金匮要略今释》　全书 8 卷，刊于民国二十四年（1935）。作者陆彭年，字渊雷。陆氏宗师张仲景，又不同于日本古方派之笃守成方，对证用药，每以己意出入增损。《金匮要略今释》一书，作者综合前人对《金匮》注释的合理部分，用近代浅显的理论予以注释，结合个人心得体会，对《金匮》25 篇内容分篇逐条加以诠释。书中或引注家注释，或阐述个人见解，引用的注释包括《金匮方论衍义》《医宗金鉴》等内容，必要之处尚附有治验，并且引用日本丹波氏的一些看法，在重视病因方证和临床应用的同时，注意引用西医知识，沟通疏证中医术语概念，凸显对《金匮》一书所论病证新的阐发和认识。

3.《金匮发微》 本书刊于 1936 年，作者曹家达，字颖甫，近代著名中医，精通岐黄之术，善用经方治疗各种疑难杂证。《金匮发微》一书，对于《金匮》前 22 篇内容逐条分析，以阐发张仲景方治特点。曹氏于诸家注释之外独树一帜，不为前贤所囿，陈以己见。同时，对原文有多处删订，如"脏腑经络篇""痉湿暍病篇""疟病篇""五脏风寒积聚病篇""痰饮病篇""惊悸吐衄下血篇"等。本书诠释精当，对于经文之错简，必予校正修订；对于前人注释有谬误之处，必纠正之。同时，曹氏还倡导新说，不排斥西医，并将自己的经验方案附于原文之下，也有助于在掌握经方辨证论治的前提下，加深对方药的理解。

五、教学参考类

1.《金匮要略学习参考资料》 于 1965 年由人民卫生出版社出版。南京中医学院《金匮》教研组编。本书前列"概论"，对全书各篇做了简介，正文原文部分，有"原文分析""参考资料""按语"等，对原文内容分篇分条论述分析，对原文尽可能进行阐释，突出识病辨证，尤重精研方药。参考资料引《金匮方论衍义》《金匮要略论注》《金匮要略编注》《金匮要略心典》等注家之说，结合编者的学习经验和临床应用体会，有助于读者深入理解原文，掌握《金匮》精髓。每篇之后，附有学习要点与参考意见，可启迪思路。本书自出版以来，常被作为编写《金匮》教材的重要参考书，也是从事《金匮》的教学、科研、临床的必备书籍之一。

2.《高等中医院校教学参考丛书·金匮要略》 本书由人民卫生出版社出版，1989 年出版第一版，2008 年出版第二版。本书由李克光、张家礼主编，是全国高等医药院校中医专业教学用的主要参考书。该书第一版每篇篇首有病名解释及沿革和内容概述，篇中内容包括原文、校勘、注释、提要、解析、选注、方论、按语、类方证治、医案选录、现代研究、结语及复习思考题。该书第二版对上述部分内容做删改，删去注释、选注、方论、类方证治和复习思考题，把校勘融入解析部分，并充实按语，包括对条文的注、证、法、方、药评论，对比、归纳和发挥及临床价值、鉴别等，对现代研究部分进行修改补充为"临床应用及研究"，并结合图表形式归纳比较。本书内容丰富全面，深度和广度都达到很高水平，是学习研究《金匮》的重要参考书籍。

3.《中医药学高级丛书·金匮要略》 由人民卫生出版社出版，2000 年出版第一版，2012 年出版第二版。主编陈纪藩，另有广州中医药大学、成都中医药大学、上海中医药大学、南京中医药大学、湖南中医药大学的《金匮》专家组成编委会。本书内容共 7 篇，第一篇绪论，第二至四篇为原文诠解，第五篇为杂疗方，第六篇为科研思路及现代研究，第七篇为历代注家注本简介。原文诠解部分按原书篇章条文，有词语注解、经义阐释、文献选录、临床应用、现代研究。其对经义的阐释，内容详尽，重点突出，汲取历代名家的学术精华和各家之长，诠释原文内涵，同时注重病证方药的现代临床应用和研究，为中医工作者的学习和提高提供丰富的资料和研究思路。

NOTE

第二章　痉湿暍病

本章论述痉病、湿病和暍病的辨证论治，三者皆因外感而发，发病之初都有太阳表证，故《金匮》将其合为一篇。有人认为，《痉湿暍病》篇是伤寒与杂病的过渡篇。金代成无己《注解伤寒论》亦载有"辨痉湿暍病脉证"篇。

第一节　痉　病

痉病病位在筋脉，因素体阴液不足，外感风寒，郁阻筋脉，或邪气入里化热，伤津化燥，筋脉拘急而成，以发热、项背强急、口噤不开，甚至角弓反张为主症。外感痉病，除风、寒、湿致病外，暑、燥、火及疫疠之气，皆可致痉。《痉湿暍病》篇所论以外感风寒为主。除外感痉病外，内伤痉病临床亦常见，如气血亏虚、瘀血内阻及痰浊阻滞等导致筋脉失养而发生痉病。

【发病特点与辨治思路】

（一）发病特点

1. 感寒为先，表里同病　《金匮》所论痉病，以外感所致为主，其中又以风寒为主因，兼在里之津液不足。风寒侵袭经脉，导致经气不利，加之津液不足，筋脉失养，故见筋脉拘急之症。究其病由，实属表里同病。仲景根据表证的虚实不同，分为柔痉、刚痉。

2. 津伤贯穿痉病始终，并影响预后　张仲景认为，表证过汗、误用攻下、素有疮疡均可造成津伤不足，而成为痉病发生的内因，如第4、5、6条所言。

基于此，无论为柔痉、刚痉证还是里热炽盛之痉证，都可见津不养筋，或整体乏津现象，如第11条"身体强，几几然，脉反沉迟"，第12条"无汗而小便反少"，第13条"口噤，卧不着席，脚挛急，必齘齿"。

不仅如此，津液不足还影响痉病预后，如第3条"脉沉而细者，名曰痉，为难治"；第10条"痉病有灸疮，难治"。

（二）辨识特点

1. 辨刚痉、柔痉　《痉湿暍病》篇所论以外感痉病为主，其病因为外感风寒，兼里有津伤。外邪侵犯人体，首犯太阳，病初起常有外感表证，故第1、2、11、12条首均冠以"太阳病"。然表有偏虚、偏实之别，邪有轻重之异，故痉病初起，见有表证者，当分辨刚痉与柔痉，以利于正确遣方用药。证渐及入里化热，痉病的表现也渐由非典型到典型的阵发性项背强急、口噤不开，甚至角弓反张。本病的病情发展迅速，甚至出现热盛化燥动风的痉病见症，如卧不着席、脚挛急、齘齿、独头动摇等。痉病发作，筋脉强直，脉象多呈强直弦劲之象，故第9条云"夫痉脉按之紧如弦,直上下行"。

2. 别欲作、已发 在痉病早期,痉病的主症多不典型,如第 11 条仅述及"身体强几几然",并未见痉病的典型症状,然仲景已判断其"此为痉"。而第 12 条,亦始于"太阳病",并见"无汗而小便反少,气上冲胸,口噤不得语",仲景认为"此欲作刚痉"。显然,上述两证都系病情不太严重的痉病,属于初起或欲作之证,与第 13 条口噤伴"卧不着席,脚挛急,必龂齿"相比,后者具备痉病的典型表现,故为痉病已发,属于重证。三证的治疗迥然不同,故当分辨之。

3. 察里热盛否 随着痉病病情发展,在外之风寒可能化热入里,甚或热盛化燥动风,出现身热足寒、面赤目赤、独头动摇、龂齿、卧不着席、脚挛急等痉病里热炽盛的症状,并见"按之紧如弦,直上下行"之痉病主脉。此时病情较初期明显加重。对比第 1、2、11、12 条与第 7、13 条,可见张仲景诊治痉病时,关注里热是否炽盛。

4. 据津伤辨预后 仲景认为两种痉病预后不良:一是外感致痉见脉沉而细者,此属正不胜邪,若发散在表之邪则津更伤,补养津血又有留邪之弊,故曰难治,如第 3 条。二是痉病伴有灸疮或脓疮者,因其津血已亏,或阴血已耗,再患痉病,内燥日盛,可致血枯津竭,其病性较一般为重,故难治,如第 10 条。

(三)治疗思路

1. 初期"间者并行",极期"甚者独行" "间者并行,甚者独行"语出《素问·标本病传论》,是指根据病情的缓急采取不同的治疗原则和方法。"间",指病势缓而较轻,即疾病在轻浅阶段,可以数病数证兼治,或标本兼顾,或补泻兼施,或寒热互用,故曰并行。"甚",指病势危急、深重,所用治法宜单刀直入,要采取有力而针对性强的治疗措施,难容杂乱,故曰独行。

外感致痉阶段,如第 12 条刚痉治用发汗散寒、升津缓急;第 11 条柔痉治用解肌祛邪、滋养津液。两证治疗上均以解表透邪为主,同时兼顾护其津液。第 13 条表邪迅速入里化热,出现阳明热盛,耗灼津液迅速,甚或化燥动风证,此时病急,当独治阳明,用急下之治,行存阴之用,泄热存阴。

2. 顾护阴津贯穿痉病始终 张仲景所论痉病,阴津不足是发病的内因。因此,痉病治疗的每一阶段都体现了顾护阴津。外感痉病初起,邪在太阳之表,无论刚痉、柔痉,虽均以解散表邪为主,但都体现顾护津液的精神,故无论刚痉、柔痉皆以桂枝汤为基本方。例如,第 12 条欲作刚痉之用葛根汤,是以桂枝汤加麻黄微微发汗而不峻汗,加葛根生津缓急;第 11 条柔痉之用栝楼桂枝汤,是以桂枝汤加栝楼根,以滋养津液;第 13 条入里化热之阳明热盛证,用急下之治,也是泄热以存阴。

【方药配伍特色与应用研究】

《痉湿暍病》篇治痉病载方 3 首,根据各方功效的侧重点不同,可分为解表生津缓急、急下存阴两类。其方药配伍特色与临床应用、现代研究概况如下。

(一)解表生津缓急

《痉湿暍病》篇所述痉病是由外感风寒所致,故所用治法皆为辛温解表,兼生津缓急。然外感痉病之解表均宜缓汗,故无论刚痉、柔痉,皆以桂枝汤为基本方加味。解表生津缓急的代表方是栝楼桂枝汤与葛根汤。

1. 栝楼桂枝汤 本方能解肌祛邪、润燥缓急，主治外有风邪，内有津液不足的柔痉；张仲景将栝楼根置于方名之首，提示虽有风邪在表，更有津伤不足，故以其生津润燥；用桂枝汤解肌祛邪、调和营卫。临床医家选用本方的常见依据，一是表虚外感兼阴液不足证；二是营卫气血不足、血行不畅之筋脉肌肉诸证，如产后痉病、小儿慢惊风、颈椎病、中风后遗症之肌肉萎缩痉挛、胃复安所致锥体外系症状等。

实验研究发现，栝楼桂枝汤可能通过升高癫痫大鼠大脑内的 NO 而减轻癫痫的发作，防止癫痫发作引起的脂质过氧化，对癫痫大鼠大脑神经细胞具有保护作用。

2. 葛根汤 本方功能发汗解肌、生津缓急，治疗寒邪束表，兼津液不足，致筋脉不利而挛急之刚痉。方中葛根为主药，柯琴在《伤寒来苏集》中述其"味甘辛凉，能起阴气而生津液，滋筋而舒其牵引"。此取其升津生津，解肌透表；因寒邪束表较重，故麻桂合用；芍药、甘草、大枣养血和营，助葛根舒缓拘急。诸药合用，可以开腠发汗，生津缓急，使表解邪散，筋脉柔和，而痉病自止。

本方的应用，一是取其解表兼舒筋、解表兼升阳之功，如张仲景所治外感风寒兼项背强、太阳阳明下利，后世医家治疗感寒、荨麻疹、感冒并发精神障碍、感冒后用寒凉药导致的失音、感寒头痛、感寒后口眼㖞斜、小儿外感腹泻、感寒后胃脘痛、痤疮等。二是经方活用，取其宣肺卫、启窍闭，并参考本方的药理作用，治疗慢性副鼻窦炎、紧张性头痛、面神经麻痹、肩背痛、腰腿痛、局限性硬皮病、急性多发性眼睑疾患（眼睑脓肿、麦粒肿）、灭吐灵引起的凝视斜颈、咀嚼肌痉挛症、眩晕、小儿遗尿、老年妇女尿失禁、产后小便不通、乳汁分泌不畅等。

实验研究表明，本方有抗炎、镇痛、抗流感、抗血栓和抗过敏、免疫调节、扩张脑血管、增加脑血流量、降低脑血管阻力等作用。

（二）急下存阴

大承气汤 本方证为阳明热盛，化燥动风，筋脉强急之候，病变重心不在胃腑，而在筋脉，原非大承气汤的对之证，但里热炽盛，恐有伤津耗液之虞，故用之。目的不是通大便，而在急下阳明实热，以保存阴液。第 13 条"可与大承气汤"，"可与"含有斟酌、慎用之义。因此，凡体质好、大便不溏、邪热炽盛者方可用之，只是要适可而止，因过下可伤阴，于本病不利，故方后注"得下止服"。现代医家以此方治疗内科疾病，如脑梗死、颅内压升高、高血压脑出血、蛛网膜下腔出血、肝性脑病、流行性出血热等；各种中毒，如急性有机磷农药中毒、铅中毒急性腹痛、食物中毒等；精神类疾病，如破伤风、狂躁抑郁症、癔症、精神病等；儿科疾病，如大叶性肺炎、哮喘、肺部感染等。以上诸病出现高热发痉属实证者，皆可用此方急下存阴治之。

【病证研究与展望】

有医家认为，《痉湿暍病》篇所论痉病出现的独头动摇、卒口噤、项背强、脚挛急、背反张等主症，与西医学中的高热惊厥及脑膜刺激征等中枢神经系统受损害的临床表现颇多相似。因此，《金匮》辨治痉病的理法方药可用于指导一些神经系统疾病的治疗，如流行性脑脊髓膜炎、高热惊厥、颈椎病等。

《痉湿暍病》篇有关痉病的内容虽然不多，但为后世温病学家对痉病证治的发展奠定了基础。例如，吴鞠通在《温病条辨》中主张，初期风温痉宜用辛凉，以银翘散、白虎汤之类加生地、麦冬、玉女煎；暑痉之兼风寒宜新加香薷饮；热邪入里而实热内结，消灼阴液致痉者，宜泄热存阴止痉，用承气汤类或增液承气汤加安宫牛黄丸、局方至宝丹或紫雪丹等。毋庸置疑，上述治痉思路受到张仲景治痉精神的启发，即外邪致痉初起宜解外邪，热盛极期当泻热存阴。随着中医诊治急症的范围日趋缩小，有关痉病的研究也愈显稀少。但是《痉湿暍病》篇治疗痉病的 3 首主治方并未被遗忘，临床医家在"异病同治"精神指导下，仍然用之治疗许多病证，并获良效。

【疑难梳理】

1. 如何理解第 7 条的"发其汗已，其脉如蛇"？

2. 第 8 条中的"暴腹胀大，为欲解"是否可见于西医学某一疾病发展过程中？

第二节　湿　病

　　湿病是由于体内阳气不足，湿邪痹着肌肉、关节所引起的以发热、身重、骨节疼痛为主要临床表现的一种疾病。湿邪有内、外之分，因感受外界湿邪而发病者为外湿；脾运不健，湿自内生者为内湿。《痉湿暍病》篇主要讨论外湿引起的湿病，亦涉及内湿。外湿致病多兼他邪，如夹风、夹寒、夹热等。

【发病特点与辨治思路】

（一）发病特点

1. 外湿袭人首犯太阳肌表　如同其他六淫之邪一样，外湿侵犯人体也是始于太阳经脉，首先表现太阳表证，如第 14 条之首即冠以"太阳病"。

2. 外湿致病多见身痛　湿为阴邪，最易阻遏阳气，使气血不通，不通则痛，故湿病以身体疼痛为主症，《痉湿暍病》篇论及外湿的条文有 10 条，其中有 8 条原文均有身疼或骨节疼。

3. 外湿常与风寒相兼为患　湿邪虽为致病主因，但易夹风、兼寒，如第 18、21、22、23、24 条均言及风湿，第 19 条则提及寒湿。

4. 湿邪为患，病程偏长　第 23 条提到"伤寒八九日，风湿相搏"，第 18 条也谓如逢"天阴雨不止"湿病难愈，寓示外湿致病，其病程较长，有缠绵难愈的特点。

（二）辨识特点

1. 辨内湿、外湿　内湿、外湿由于成因、病位不同，正邪虚实有异，其治法亦不同，故当辨之。《痉湿暍病》篇论述湿病的第一条（原文即 14 条）便从论内湿、外湿的主症与治法开始。

2. 辨湿邪之兼夹　外湿为患常兼他邪，很少单独为患，故诊病时须辨清其兼杂之邪。外湿夹寒者，疼痛较著，多伴恶寒等，如第 20、23、24 条；夹风者，疼痛多具游走性，常伴恶风等，如第 21 条。

3. 辨阳气虚否　湿为阴邪，易伤阳、遏阳，故辨湿病时当注意其阳气虚否。除第 20、21 条所论湿证无阳气虚外，第 22、23、24 条三证均有气虚或阳虚。其中，第 22 条为卫气虚，故汗出恶风；第 23 条系表阳虚，故"脉浮虚而涩"；第 24 条是表里阳气俱虚，则汗出短气、恶风不欲去衣、小便不利。

（三）治疗思路

1. 以"微微发汗"为宜 第18条指出，外湿侵袭，常兼风寒，发为风湿或寒湿之证。湿病病位在肌腠、筋脉、关节，当从表解，治当发汗，但应微发其汗。风寒之邪与湿邪相较，容易表散；湿为阴邪，其性重浊、黏腻，难以骤去，如果发汗太猛太快，常使风寒去，而湿邪则难于速去和根除。如果又值阴雨天气，空气中的湿度较大，外湿必乘虚而入，故湿病不易根治。且辛温大汗还有伤阳之弊端。因此，治风湿病正确的发汗方法，应该是微微发汗，使周身微微湿润，似乎出汗的样子，才能使阳气缓缓蒸腾，充盈于全身肌肉、关节之间，营卫畅行，湿邪自无容留之地。待湿邪与风寒之邪俱去，病才能痊愈。

张仲景治湿病用微汗法主要体现在：一是发汗药与止汗药物相配，如麻黄加术汤治疗寒湿在表，虽麻黄汤发汗力强，而白术能止汗，《神农本草经》云："术……主风寒湿痹……止汗"，正如喻嘉言所言："麻黄得术虽发汗而不致多汗，术得麻黄可并行表里之湿，下趋水道。"二是配甘缓和辛凉药物，如麻黄杏仁薏苡甘草汤，其用药量轻，辛温药物麻黄与辛凉药薏苡仁、甘味药甘草相配，不但变成发汗解表之轻剂，而且变辛温为辛凉，使该方变为缓汗之剂。三是在药后护理时强调微汗，禁大汗，如"覆取微似汗""令微汗"。

2. 内湿为甚，当利小便 对外湿兼有内湿，且里湿甚于外湿的湿痹证，张仲景认为治疗当重利小便，此时若用汗法，不仅内湿难出，还徒伤阳气；而此时利小便不仅能祛里湿，还有利于内外阳气的通达，犹如"离照当空，阴霾自散"，故李东垣有"治湿不利小便，非其治也"之说，叶天士亦谓"通阳不在温，而在利小便"。可见，利小便是治内湿的基本方法。

3. 治湿须顾护阳气 湿病诸多环节皆与阳虚有关，一是发病的内因为阳气不足；二是湿邪为患容易困阻阳气，导致阳气不振，所谓"湿盛则阳微"；三是祛湿药多辛燥，久用易耗阳气。因此，治疗湿病须处处顾护阳气。顾护阳气之法体现在两个方面：一是治表湿强调微汗，如第20条麻黄配白术，第21条麻黄配薏苡仁，第20条的"慎不可以火攻之"，以及方后注"覆取微似汗""令微汗"皆是。二是辨证阳气虚者，予以益气温阳，如第22条防己黄芪汤，第23、24条的桂枝附子汤、白术附子汤、甘草附子汤等。

【方药配伍特色与应用研究】

《痉湿暍病》篇所论湿病以感受风寒湿为主因，阳气虚者更易招致外湿，故其治以祛风散寒、发汗除湿、益气温阳为主要治法，麻黄、桂枝、附子、白术等为常用药物。湿病主治方6首，根据各方功效的侧重点不同，可分为祛邪为主的祛风散寒、发汗除湿与扶正祛邪兼顾的益气温阳、散寒除湿两类。各方的药物配伍特色与临床应用、现代研究归纳如下。

（一）祛风散寒，发汗除湿

这类方剂通过微汗法，以祛除在表的风寒湿邪，适宜于风寒湿在表而卫气不虚的表实证，故常用麻黄配杏仁、甘草，代表方为麻黄加术汤、麻黄杏仁薏苡甘草汤。

1. 麻黄加术汤 本方能发汗解表、散寒除湿，是湿病解表微发汗法的具体运用，治疗寒湿在表，经脉痹阻不通证。方中麻黄汤峻汗，加白术一可防麻黄汤过汗，二可祛除肌腠湿邪。仲景时代苍术、白术不分，直至南北朝《本草经集注》才有苍术、白术之别。苍术味偏辛，祛湿力较强；白术味偏甘，以健脾为胜。临证亦可苍术、白术并用，效果更佳。

本方适用于寒湿在表，卫气被郁的表实证，以身疼痛、恶寒发热、无汗、脉浮紧为主症。临床医家将其用于治疗符合上述证机的流感、风湿性关节炎、类风湿关节炎、坐骨神经痛、多发性肌炎、骨质增生、落枕、急性肾小球肾炎初起出现的水肿、荨麻疹、肾功能衰竭氮质血症等。

实验研究发现：①麻黄加术汤治疗类风湿关节炎的机制可能与降低炎性因子白介素-1β（IL-1β）、肿瘤坏死因子-α（TNF-α）的水平，抑制炎性细胞浸润、纤维组织增生和巨噬样 A 型细胞增生有关。②寒湿环境与病毒感染均可使小鼠免疫力下降，抗病毒西药与麻黄加术汤均可改善其免疫状态，提高寒湿环境下上呼吸道感染小鼠脾淋巴细胞的增殖能力。

2. 麻黄杏仁薏苡甘草汤 该方轻清宣化，解表祛湿，治疗湿病之风湿在表、有化热化燥趋势者。方中麻黄、甘草相配，且甘草二倍于麻黄，使微发其汗；杏仁宣肺利气；薏苡仁甘寒，祛湿除痹，且能清热，与麻黄合用偏于凉散，意欲轻清宣化在表之风湿，变辛温为辛凉解表之剂。与麻黄加术汤比较，该方不仅以薏苡仁易桂枝、甘草之量倍于麻黄，而且全方用量较轻，改煎汤为煮散，实为治疗风湿在表之轻剂。适用于风湿在表渐已化热的表实轻证，以一身尽疼，发热，并于下午 3～5 时加剧，脉濡缓为主症者。临床医家用本方治疗具有上述证机的感冒、风湿痹证、水肿等，涉及急性风湿热、风湿性关节炎、类风湿关节炎、慢性支气管炎合并感染、急性肾小球肾炎、急性副鼻窦炎、痤疮、扁平疣、荨麻疹、银屑病等。

（二）益气温阳，散寒除湿止痛

此类方剂是为气虚或阳虚之人感受风寒湿邪所致湿病而设，根据风寒湿邪的偏重与正虚的不同，而分别予以温经助阳，祛风散寒除湿或益气固表，祛风除湿。其中阳虚者，常以附子与桂枝或白术或甘草相配；气虚者则用黄芪与防己合用。代表方包括防己黄芪汤、桂枝附子汤、白术附子汤、甘草附子汤。

1. 防己黄芪汤 本方能祛风除湿、益气固表，治疗风湿在表但卫气已虚证。方中黄芪配防己、黄芪配白术、生姜配大枣均为仲景习用药对。

因汉代重量单位无"钱""分"制，故丹波元简《金匮要略辑义》认为："此方分量煎法亦系后人改定，《千金》却是原方。"考《千金要方·风痹门》载"治风湿，脉浮身重，汗出恶风方"云"汉防己四两，甘草二两，黄芪五两，生姜、白术各三两，大枣十二枚。上六味，㕮咀，以水六升，煮取三升，分三服，服了坐被中，欲解如虫行皮中，卧取汗"。可参。

本方主治风湿在表兼气虚者，以汗出恶风、身重、脉浮虚为主症。临床常用于治疗痹证（包括风湿性关节炎、类风湿关节炎、腰椎间盘突出症、变形性膝关节病等）。

很多医家将本方活用于治疗气虚湿停导致的诸多病证，如盗汗、狐臭、风瘾疹、骨折愈合后肿胀、慢性心衰、痛风、高脂血症、肥胖症等。

药理研究发现，本方具有抗炎、镇痛、利尿、调整免疫、抗凝血、抗动脉硬化等作用。

2. 桂枝附子汤、去桂加白术汤、甘草附子汤 三方都有附子温阳、散寒、止痛；甘草制约附子毒性，延长附子之效，并缓筋脉拘急。因此，三方均有温经助阳、散寒除湿止痛作用，主治风寒湿相搏兼阳虚之湿病。

桂枝附子汤及去桂加白术汤功能温经助阳、祛风散寒、除湿止痛，适用于风寒湿邪在表，表阳已虚者。桂枝附子汤方重用附子助阳化湿止痛，为治风寒湿痹要药，同时重用桂枝，配甘草辛甘化阳；配附子、生姜温经助阳，祛风散寒除湿止痛；生姜、大枣调和营卫。

去桂加白术汤是桂枝附子汤去桂枝加白术，余药剂量减半。因风邪已去，故去桂枝；寒湿之邪已较前减轻，故余药剂量减半；白术与附子相配，祛除皮间湿邪，温经复阳，正如方后注所言："术、附并走皮中，逐水气。"甘草、生姜、大枣调和营卫。本方仍为助阳逐湿、微发汗之剂，从皮肤肌腠祛湿散邪，通阳止痛。

甘草附子汤功能温阳散寒，祛湿止痛，用于表里阳虚、风寒湿邪俱盛之证。方中重在甘草为君，甘者缓也，一是湿邪深入关节，治宜缓除；二是关节抽掣疼痛，意在缓急。配附子，既可制约附子毒性，延长附子疗效，又缓急止痛；因风湿留着关节，病位更深，难以速去，故附子减量使其缓而渐进。全方附子、桂枝、白术并用，兼走表里，助阳祛风，散寒除湿。

桂枝附子汤主治表阳虚风寒湿痹阻肌表，风邪偏盛之湿病，以汗出恶风寒（或有发热）、身体疼痛、转侧不能自如、大便溏、小便不利、舌苔水滑、色白或腻、脉浮虚为主症。临床医家遵仲景之义，用本方主治湿痹、产后痛病、历节病（涉及类风湿关节炎、风湿性关节炎、慢性痛风性关节炎、多发性神经炎、雷诺病等），证属风湿相搏阳虚者，并将本方活用于治疗以下多种病证：①阳气不足所致各种痛症（如坐骨神经痛、肾绞痛）。②证属心肾阳虚的一些循环系统疾病（如低血压、心动过缓、病窦综合征、心肌炎、心动过缓、心房纤颤、房室传导阻滞等），以及糖尿病性神经病变。③小儿稚阳未充，脾肾两亏的虚寒证（如泄泻、喘咳、关节痛、呕吐、腹痛、胃痛、消化不良等）。药理研究发现，桂枝附子汤加白术、白芍、茯苓，对类风湿关节炎具有抗炎作用，其机制可能与免疫反应和一些化学介质的作用有关，并可避免皮质醇及非皮质醇类抗炎药的显著不良反应。有学者比较附子汤、桂枝附子汤、芍药甘草汤的抗炎镇痛作用，发现桂枝附子汤有明显的镇痛作用，而抗炎作用不明显。

去桂加白术汤除用于以上桂枝附子汤所适应病证外，更善治重甚于痛或湿盛于风的病证，如治疗湿重型寒湿痹、长夏感受湿寒之气致四肢沉重不能转侧者、素体阳虚湿滞便秘等，亦有治疗乳腺癌骨转移的报道。

甘草附子汤常用于治疗以下4类病证：①各种痹证（诸如风湿性关节炎、类风湿关节炎、风湿性脊柱炎、肩周炎、坐骨神经痛、骨质增生、膝关节滑膜炎并积液、痛风等）。②阳虚病证（胃脘痛、心悸、喘咳、不孕症、脱疽）。③阳虚水停病证（妇女特发性浮肿、肾病综合征）。④脾肾阳虚、寒湿痹阻病证（如胸痹心痛、蛔厥、结阴、厥证、吐泻、血证）。

【病证研究与展望】

《痉湿暍病》篇所述湿病属外湿范畴，同《素问·痹论》所述之痹同义，相当于现代的风湿性关节炎，隶属中医学的痹证。而现代痹证包含的病证较多，包括西医学的结缔组织病、骨与关节等疾病，如风湿性关节炎、类风湿关节炎、反应性关节炎、肌纤维炎、强直性脊柱炎、痛风、增生性骨关节炎等。病至后期，如《素问·痹论》所言："痹如在骨则重，在脉则血凝而不流……其入脏者死，其留连筋骨间者痛久，其留连皮肤间者易已。"

治疗上述病证时要防微杜渐。特别是急性风湿性关节炎，其上呼吸道感染症状明显，医者不可误诊为感冒而错过治疗时机，可按风寒湿热在表辨治。除仲景用方外，后世银翘散、羌活胜湿汤等亦常用。急性风湿性关节炎期病势急、热象重，但只要正确辨证施治，治疗彻底，预后还是比较理想的。

慢性期常风、寒、湿、热相合发病，病机常常寒热错杂、虚实并见。治疗时除区别不同病邪的轻重用药外，亦应注意新病多实，宜采取以攻邪为主；久病多虚，宜采取扶正为先；或必要时扶正与祛邪互相兼顾，灵活运用。有分析叶天士治疗痹证特点是重视补益脾胃，以促进营卫气血生化之源。有人强调调和营卫，也有人主张治疗痹证应针对脾、肝、肾三经。

在用药方面，应用乌头、附子多见，但宜宗"以知为度"。可在方中加入一二味引经药。至于搜风剔邪、通经活络的虫类药，如全蝎、地龙、穿山甲、蜂房等，非叶天士治痹广泛使用，只在病程较长及痹痛伏着筋骨时用之。

第三节 暍 病

《说文解字》云："暍，伤暑也。"《痉湿暍病》篇中暍、中热的证名，意义基本相同，均属外感伤暑的范畴，与《素问·刺志论》"气虚身热，得之伤暑"的精神是一致的。暍病因夏季感受暑邪而发病，其证有偏暑热与暑湿之分，以发热、自汗、烦渴、尿赤、少气、脉虚为主症者偏暑热；偏暑湿者，以身重、疼痛、发热恶寒为主症。

【发病特点与辨治思路】

（一）发病特点

1. 外感伤暑，首见太阳表证 第 25 条言及"太阳中暍，发热恶寒"，说明暍病系外受暑邪，其病初起可见表证。因此，仲景将本病与同样因感受外邪而发的痉病、湿病合篇论述。

2. 常兼里证，虚实夹杂 暑虽为六淫之一，但暑热炽盛易于耗气伤津，故暍病可致里虚，呈现气阴两虚或阴阳两虚的证候，如第 25 条太阳中暍出现的"脉弦细芤迟"，第 26 条所论之气津两伤证。

3. 伤暑易夹湿 第 25 条太阳中暍表现的"身重疼痛"，第 27 条的"身热疼重"，都体现了暑邪夹湿的致病特点。

（二）辨识特点

1. 伤暑证分阴阳 如伤暑热偏重，以高热、汗出后恶寒、口渴、舌红、脉数为主症，属阳证，是白虎加人参汤证；若夏月贪凉饮冷、汗出入水，致暑夹寒湿，以身热轻微、恶寒、身疼重、脉象微弱为主症，属阴证，是一物瓜蒂汤证。

2. 辨有无气阴伤 因中暍易于虚实夹杂，暑热常耗损气津，故辨证时当详察气阴是否已伤。第 25 条所论暍病脉症，列举了太阳中暍兼气阴两伤或阴阳两虚的表现。例如，暑热炽盛耗气致气虚，则小有劳身即热、气喘；兼里阳虚，则小便已洒洒然毛耸，手足逆冷；耗伤津液，乃口渴，齿燥，小便赤；阴阳两虚，故脉弦细芤迟。

3. 察暑邪是否夹湿 暑易夹湿，而暑湿两邪一阳一阴，属性有别，故见症各异。例如，暑热未夹湿者，以发热、汗出、烦渴为主；暑夹湿者，常见身热不扬、身重疼痛、汗出黏滞、口渴不欲饮、纳呆呕恶、大便不爽、便稀或溏。

（三）治疗思路

1. 以清为主，禁用汗、下、温针 第 25、26 条体现了张仲景治疗暍病的方法，即以清为主，禁用汗、下、温针等。暍病因暑热所致，故以清除暑邪，顾护人体阴阳，也即益气生津为主。虽初起可见太阳表证，却不能贸然发汗，发汗必更伤阳气而恶寒加重；若将其恶寒误认为表寒，用温针法，则会助暑热而加重发热；如误用攻下法，则可导致湿热内陷，发生淋病。

2. 暍病分阴阳论治 张仲景列举暍病伤暑热盛和伤暑湿盛一阳一阴两证，一治热，一治湿。第 26 条所论"太阳中热"，属于伤暑偏热盛气阴两虚，表现为身热、汗出、恶寒、口渴等，治疗用清热祛暑、益气生津之白虎加人参汤。后世李东垣的清暑益气汤以此为思路。第27条为伤暑偏湿盛者，"此以夏月伤冷水，水行皮中所致"，故见身热疼重，用一物瓜蒂汤治疗。虽然此方现代临床应用较少，但启发后世对伤暑偏湿盛的治疗思路。后世王孟英的清暑益气汤得益于此。由此可见，张仲景开创了辨治喝病分阴阳之先河。

【方药配伍特色与应用研究】

（一）清热祛暑，益气生津

白虎加人参汤　本方功能清热祛暑，益气生津，治疗暑病偏于热盛的证候。方中白虎汤清热祛暑，加人参益气生津。张锡纯《医学衷中参西录》用此方以山药代粳米，认为山药既能补脾阴，又能防石膏过寒而伤中气。此处人参当以生晒参为宜，如用西洋参益气养阴，清热生津，效果更佳。方中石膏配知母、石膏配人参、石膏配粳米都是颇具特色的药对。

因本方在《金匮》中还用于治疗消渴病，故现代医家常以之治疗糖尿病。此外，亦有较多用本方治疗发热的报道，如用于肿瘤性发热，不明原因的发热，因风湿热、肺结核、老年性肺炎、产后、伤寒、病毒性脑炎等导致的顽固性发热，介入栓塞术后发热，下呼吸道多重耐药菌感染导致的发热等。

有学者研究本方的解热作用发现，白虎汤中单用石膏退热作用虽快，但作用较弱而短暂；知母退热虽缓，但作用较强而持久。两药合用，退热效果更加显著。实验研究还发现，白虎加人参汤能明显减轻重度烧伤大鼠早期炎症反应。

（二）祛湿散水

一物瓜蒂汤　本方功能祛湿散水，治疗伤暑夹湿证。方中瓜蒂，《神农本草经》云："主大水，身面四肢浮肿。"本病证以身体疼重为主，疼重是由于水湿偏盛，故用瓜蒂逐散皮肤水气，水湿去则暑无所依，其病自解。

瓜蒂味苦，性升催吐，对痰涎宿食填塞上脘，胸中痞硬，烦躁不安等，用之得当，有立竿见影之效。据临床观察，久用瓜蒂散搐鼻，常引起鼻炎，用时当谨慎。

药理研究表明，瓜蒂所含的甜瓜素能刺激胃感觉神经，反射性地兴奋呕吐中枢而致吐；也反射性地引起胆道收缩，使中小胆管排胆汁能力加强，减轻胆汁淤积。瓜蒂中含有葫芦苦素 B、D、E 及异葫芦苦素 B、葫芦苦素 B-2-O-β-D- 吡喃葡萄糖苷等活性成分，多为氰苷类成分，口服后具有强烈催吐作用，过量服用易出现头晕眼花、呕吐、腹泻等症，严重者可因脱水造成电解质紊乱，致循环衰竭及呼吸中枢麻痹而死亡。

【病证研究与展望】

张仲景将暑邪引起的病证称为喝病，后世医家及西医学则将该病均称为伤暑。伤暑有轻重之分，轻者以发热、自汗、烦渴、尿赤、少气、脉虚为主要临床表现；重症伤暑，即指夏天由于劳累过度或长途跋涉，导致突然昏倒、不省人事、移时苏醒的病证，即中暑、暑厥。《杂疗方》篇称之为"凡中喝死，不可使得冷，得冷便死"。明代戴元礼在《证治要诀·中暑》始称之为伤暑和中暑。

张仲景之白虎加人参汤证与瓜蒂散证，类似于明代张景岳论暑证时所分之阳暑和阴暑。张景岳曰："阳暑者，乃因暑而受热者也，在仲景即谓之中喝。凡以盛暑烈日之时，或于长途或于田野，不辞劳苦，以致热毒伤阴，而病为头痛烦躁，肌体大热，大渴大汗脉浮，气喘，或无气以动等证，此以暑月受热，故名阳暑。"亦曰："阴暑者因暑而受寒者也，凡人之畏暑贪凉不避寒气，或于深堂大厦或于风地树阴，或以乍热乍寒之时不谨衣被，以致寒邪袭于肌表而病，为发热头痛、无汗恶寒、身形拘急、肢体酸痛等证，此以暑月受寒，故名阴暑。"清代雷少逸《时病论·夏伤于暑大意》进一步将暑病分为伤暑、冒暑、中暑和暑风、暑温、暑咳、暑瘵等。

　　暍病的治法方药，自张仲景以来也不断丰富和完善。金代李东垣对阴暑证立"清暑益气汤"方。另外《太平惠民和剂局方》中的香薷饮、藿香正气散，清代吴鞠通《温病条辨》中的新加香薷饮等，皆是治疗伤暑偏于寒湿者之名方。偏暑热者，清代王孟英在其《温热经纬》中亦制清暑益气汤，而以清解暑热、益气养阴为主。暑厥病人为暑热蒙蔽心窍，不省人事者，可用安宫牛黄丸、紫雪丹、玉枢丹等清心开窍。待神志清醒，再用清宫汤、清营汤清热凉营。还可配合针灸、刮痧等外治疗法。近年来加强了对剂型的研究，以便于急救，如清开灵注射液的应用推广，吸氧、输液、降温等措施加强，改善了暑厥的疗效。

第三章　百合狐惑阴阳毒病

第一节　百合病

百合病多由情志不遂，郁而化火，或热病伤阴，致心肺阴虚，百脉失和，是以精神恍惚不定，饮食、言行、感觉失调为主症，伴口苦、小便赤、脉微数为特点的神志失和类病变。由于其症状表现有神病多而形病少，兼有"身形如和"的特点，医者迷惑于症状捉摸不定，患者困惑于诊断难以明确，因而有"古有而今无"之说，但清代陈念祖明言："此病最多，而医者不识耳。"

西医学的感染性疾病后机体功能失调综合征、部分热病后遗症、神经衰弱、癔症、精神分裂症等可参照本病辨证论治。

【发病特点与辨治思路】

（一）发病特点

1. 情志郁热，形神失和　据《百合狐惑阴阳毒病》篇第 1 条 "其证或未病而预见"，后世医家认为本病发病与情志因素相关。例如，赵以德《金匮方论衍义》曰"病多从心生，或因情欲不遂，或因离绝菀结，或忧惶煎迫，致二火郁之所成"。曹家达也认为"此证大抵出于失志怀忧之人"，肯定了情志久郁，化火伤阴，思虑煎熬，耗血伤神，可诱发百合病。

2. 热伤阴津，百脉失和　有医家依据《百合狐惑阴阳毒病》篇第 1 条 "或病四五日而出，或病二十日，或一月微见者"，认为该病继发于伤寒热病后，将其列于热病门或伤寒门下，如东晋陈延之的《小品方》。隋代巢元方《诸病源候论·伤寒病诸候下·伤寒百合病》云"百合病者……多因伤寒虚劳，大病之后不平复，变成斯疾矣"。其后《千金要方》《太平圣惠方》《类证活人书》《伤寒六书》《伤寒论纲目》等，基本遵从此说。心主血脉，又主神明，热伤阴津，邪热扰神，血脉不利，百脉失和，发为百合病。

明清时期温病学家又提出百合病与温病时疫有关。王孟英《温热经纬·仲景疫病》云"百合病者，皆缘时疫新愈……凡温、暑、湿、热诸病皆有之"。蒋宝素则提出百合病伏邪说。这些看法与今人将百合病与感染性精神病、感染性疾病后机体功能失调综合征、热病后遗症等观点颇为相似。

情志郁热，耗血伤神，或热病伤阴，百脉失和，导致心神涣散，形神失和，是诱发百合病的两个主要因素，二者亦可相互影响，互为因果。

3. 病在百脉心肺　《百合狐惑阴阳毒病》篇第 1 条指出"百脉一宗，悉致其病也"，概括了本病的病位。"百脉"，一泛指周身血脉，言病变范围广泛；二言百合病症状分则散在百脉，复杂多样。"一宗"揭示百合病的本源所在，即百脉及其所宗属的或相关联的脏腑。脉为血府，心主血脉，心藏神，主神明，"主不明则十二官危"。肺朝百脉，主治节，藏魄。肝主藏血，藏魂，调畅情志。可见，百合病的"一宗"与心、肺、肝有关，尤与百脉、心、肺关系密切。如上所述，情志之气久郁可致病机演变遵循气不和→血不和→神不和→百脉失和→形神失和的渐进性、递增性发展，最终导致心神涣散，神不主形的百合病发生。

（二）辨识特点

1. 识典型证候 《百合狐惑阴阳毒病》篇第 1 条详述百合病百脉失和、心神涣散、神不主形的典型表现，包括心神失和的常默默，象如神灵；神魄失和的感觉障碍现象，如意欲食复不能食，饮食或有美时，或有不用闻食臭时，如寒无寒，如热无热；神魂不随的行动异常，欲卧不能卧，欲行不能行；以及心肺阴虚，邪热未尽的口苦，小便赤，脉微数。并以"如有神灵者，身形如和"高度概括本病以神病多、形病少为特点的特征。百脉失和→形神失和的渐进性、递增性发展，最终导致心神涣散，神不主形的百合病发生。

2. 辨误治证、变证 《百合狐惑阴阳毒病》篇涉及百合病共 9 条，除第 1、5 条是论典型证候及其治疗外，另有 6 条论百合病误治证与变证。可见，辨识百合病的误治证与变证是非常重要的。因百合病以神病多、形病少为特点，其症状变幻多端，极易误诊、误治或失治，导致病情变化。所以，张仲景分别列举了误汗、误下、误吐与变发热、辨口渴的救治方法，示范了百合病当如何"随证治之"。

（三）治疗思路

1. 见阴救阳，见阳救阴 此为百合病治疗总则，以形神合一，阴阳二气归于平衡为大法。阴阳属性具有相对性，表里、寒热、虚实、吐下、形神、气分、血分等皆可以阴阳划分。神病捉摸不定，其性偏阳，形病相对不变，其性偏阴。如患者"常默默"，少言无语，为阴性抑制，当治以兴奋刺激之阳法，即属"见阴救阳"；如见"口苦，小便赤，脉微数"，为热证属阳，当治以养阴生津之阴法，即属"见阳救阴"。如病见于阳，不予养阴以抑阳，复发其汗，使阴阳更伤；或病见于阴，不予扶阳以和阴，反攻其阳，使阴阳俱损，皆为逆。神病按形病治，也当为逆。

2. 用药轻缓，效不更方 百合病共用方 7 首，包括泉水每方用药仅 3～4 味，体现神病用药轻缓的特点。因百合病愈期有约 20 日、40 日、60 日之不同，故张仲景在正治法百合地黄汤方后强调"中病，勿更服"，明确百合病治疗效不更方。

3. 正治误治，辨证救治 徐大椿曰："此等证病后得之者甚多，医者不知，多方误治。"百合病症状起伏，捉摸不定，易致误诊和误治，故除正治法外，百合病还有"发汗后""下之后""吐之后"等误治后的救治法，以及"变成渴者""渴不差者""变发热"的变治法。提示医者在辨治过程中，既要辨百合病的基本病机，还要辨析导致误治的可能原因及误治后的病机变化。

4. 润养心肺，一以贯之 百合病本于心肺阴虚，邪热伤阴，日久不愈，又因"发汗后""吐之后""下之后"更伤阴津，或余热伤津而"变成渴者"，或肺津失布而"渴不差者"，故润养心肺贯穿始终。程门雪《金匮讲义》云："治专以滋润为主，故本方重百合滋阴清热，利小便为君，加以生地汁、鸡子黄津血并润也；知母、滑石清利湿热，惟赭石降气除邪，皆下而逐之也；变热则滑石，然皆滋润一法始终不除，故百合始终不废。"

【方药配伍特色与应用研究】

（一）清心润肺，调和神魄

百合病的病机主要是心肺阴虚，余热未尽，神魄失调，形神失和。治百合病诸方多以清心润肺，调和神魄为主，体现治疗神志病药少方小、见效守方的特点。

1. 百合地黄汤　本方是百合病的正治方。药用百合、生地黄汁，以泉水煎药。百合归心肺经，取其清心润肺、调和神魄之功。《日华子本草》谓其"安心，定胆，益智，养五脏"。地黄色黑入肾，补真阴，清血热。用利小便、下热气之泉水煎服，既可润肺，又能清心，安神定魄，收调和百脉之功。程门雪《金匮篇解》谓"百合清养肺阴，即见心之病，知心传肺，当先实肺之意"。

后世常将此方与甘麦大枣汤合用治疗各种神志失常或情志失常病证。以百合地黄汤为基础的加减方可治疗多种抑郁症、焦虑症、各种失眠症、老年皮肤瘙痒症、甲状腺功能亢进症、围绝经期综合征等。

实验研究发现，百合地黄汤具有如下作用：①对创伤后应激障碍大鼠具有较好的干预治疗作用，上调海马 5-HT 水平可能是机制之一。②对小鼠孤养加慢性温和不可预知应激抑郁模型有很好的抗抑郁作用，能显著增加其脑组织内单胺类神经递质 DA、5-HT 含量。

2. 百合知母汤　本方主治百合病误汗后。方用苦寒之知母易甘、苦寒之地黄，增润燥生津、清热除烦之功。百合配知母与百合配生地相比较，前者重在清热坚阴，后者重在清热凉血，或曰前者偏在清气分热，后者偏在清血分热。

医家将本方用于治疗消渴、喘证、盗汗、胃脘痛、乳腺病、脑疲劳、肝昏迷、阴茎异常勃起、高血压、经前期紧张综合征、低热等。有学者从失眠多梦和抗抑郁两方面对百合、知母及百合知母汤进行相关的药效文献汇总，发现二药配伍使用后能够提高皂苷类成分的吸收，从而增强二者抗抑郁和治疗失眠的功效，也进一步验证了百合知母汤抗抑郁和治疗失眠多梦的药效比百合、知母单独使用的药效作用更胜一筹。

3. 滑石代赭汤　本方救治误下证。方由百合、滑石、代赭石组成，以泉水煎药，其特点除继用百合润养心肺、调和百脉、安神定魄外，增滑石清热利湿，代赭石重镇降逆，兼有镇静安神之功。

4. 百合鸡子汤　误吐后则以百合鸡子汤救治。胃之大络通心，吐后胃气阴两伤，除继百合、泉水外，特增血肉有情之品鸡子黄滋养胃气，补益真阴，和胃安神，其机理功用与黄连阿胶汤使用鸡子黄相似。

（二）洗外达内，调畅神机

百合病属神志病，其病在里，然张仲景却配以外洗方从外治之，创神志病内外并治之法。

百合洗方　肺合皮毛，毛窍又名玄府、汗孔或鬼门，是《内经》"使道"——神气往来之道的组成部分。百合渍水洗身，洗其外可通其内，一可助清热养阴润肺，二可畅达神机往来，内外通达，形神协调合一，可助百合病痊愈。李彣《金匮要略广注》云"热伏脉中，久则消烁津液，故变成渴，煮百合洗之，则血脉充畅，津液流通，而渴止矣"。

（三）生津止渴，利尿除热

1. 栝楼牡蛎散　百合病属心肺阴虚内热之证，若其热源不解，日久伤津，变成渴者，治宜栝楼牡蛎散。栝楼根功善生津止渴。牡蛎咸寒，一可引热下行，不灼阴津，其治渴机理当与《消渴小便不利淋病》篇的"渴欲饮水不止者，文蛤散主之"相似；二可镇静安神。

2. 百合滑石散　情志久郁，气滞津停，变生湿热，熏蒸发热，治以百合滑石散。方中百合功用同前；滑石清利湿热，导热外出，但利湿有伤阴之虑，故方后强调"当微利者，止服"。

【病证研究与展望】

（一）百合病与现代疾病的关联性研究

乔富渠等认为，百合病与西医学的感染性疾病后机体功能失调综合征、部分热病后遗症、神经衰弱、癔症、精神分裂症等有相似之处，与慢性疲劳综合征相关。张维平等认为，西医学所称的"肝炎后综合征""感冒后综合征"等，似皆可类归于百合病范畴。陶汉华等提出百合病相当于西医学的散发性脑炎。

（二）百合病的文献系统评价

赵玉萍等对中医临床治疗百合病的文献进行系统评价，搜集 1960～2012 年公开发表在国内医学期刊的中医药治疗百合病的所有文献，从样本量大小、随机分组方法、是否双盲、疗效评价、退出与失访等方面对每篇文献进行分析，得出如下结果：1960～2012 年公开发表的中医药治疗百合病的临床研究文献共计 59 篇，Jadad 评分在 3 分以上的文献 0 篇，Delphi 分级均为 V 级，推荐级别均为 E 级。

《百合狐惑阴阳毒病》篇首创百合病名，开后世中医辨治神志病之先河，在精神、情感、心理疾病发病日渐增多的今天，其理法方药对临床辨治各种神志病仍有一定的理论意义和临床实用价值。

【疑难梳理】

为什么百合病的预后与溺时伴随症状关系密切？

第二节　狐惑病

狐惑病是由湿热腐化生虫，上下游移为患，以咽喉、前后二阴反复出现浅表性糜烂、目赤如鸠眼为特点的病证。其中咽喉被蚀名为惑，二阴被蚀名为狐。现代临床的复发性口腔溃疡、白塞病及部分性病可参照本病辨证治疗。

【发病特点与辨治思路】

（一）发病特点

1. 湿热瘀浊，腐化生虫　考仲景治狐惑病，用黄芩、黄连、半夏、苦参、雄黄清热燥湿，解毒杀虫，赤小豆、当归化瘀利湿，据此推测，本病成因多与湿热瘀浊，腐化生虫有关。因此，赵以德云"狐惑病，谓虫蚀上下也……盖因湿热久停，腐蒸气血而成瘀浊"。亦云"虫生于湿热败气瘀血之中，其来渐矣，遇极乃发"。

2. 以咽喉、二阴溃烂为主症　人体的咽喉、前后二阴均属滋润潮湿之处，与外直接相通，若调摄不当，外邪易侵，湿浊下注，可酿生湿热，腐化生虫，虫蚀上下，遂致咽喉及前后二阴蚀烂，成为本病特征性症状。

（二）辨识特点

1. 辨蚀烂部位　狐惑病咽喉蚀烂，伤及声门，声音嘶哑，名为惑；前后二阴蚀烂，名为狐；若狐惑病酿脓，眼目受损，甚者致盲，但较少见。

2. 辨湿热虫毒孰重　热邪偏盛，诸邪上犯，"蚀于上部则声喝"；湿热入血，"目赤如鸠眼"，甚者腐化生脓；湿邪偏盛，湿热下注，腐蚀前后二阴，虫毒较甚，糜烂较重。

3. 辨邪犯深浅 狐惑病初见浅表糜烂为湿热虫毒侵犯部位较浅,咽喉和前后二阴反复糜烂;或狐惑酿脓,血肉腐败,示湿热虫毒侵犯部位较深,不仅难以根治,且易反复发作。

（三）治疗思路

张仲景立狐惑病内外并治之法,制湿、热、瘀、毒、虫兼治四方。

1. 苦寒燥湿,解毒杀虫 不论是甘草泻心汤内服,还是苦参汤外洗和雄黄外熏,都以清热燥湿、解毒杀虫为主。

2. 内外并治,熏洗合用 蚀烂甚者,仅内服甘草泻心汤恐药力不够,故根据虫蚀的不同部位分别给予苦参汤洗前阴和雄黄熏后阴。

3. 凉血清热,排脓解毒 湿热入血,热毒瘀腐,狐惑酿脓,当清利血中湿热,解毒化瘀排脓。

【 方药配伍特色与应用研究 】

（一）清热解毒,燥湿杀虫

狐惑病源于湿热虫毒上下游移为患,清热解毒,燥湿杀虫是内外治疗大法。

1. 甘草泻心汤 本方主治狐惑病咽喉被蚀,伤及声门,声音嘶哑者。全方辛开苦降,寒热并用,清热燥湿,升清降浊,解毒杀虫。其中干姜配半夏辛温燥湿,黄连配干姜辛开苦降,黄芩配半夏苦寒燥湿,为狐惑病内治方之一。本方随证化裁,可治疗部分男女前后二阴病变,如滴虫性阴道炎、湿热带下、阴囊潮湿、外阴瘙痒及部分性病。另据《伤寒论》原文,本方也可用于急慢性胃炎、消化性溃疡、胃肠功能紊乱、过敏性肠炎等。

2. 苦参汤 由苦参一味组成,功专清热燥湿,解毒杀虫。后世以此方外洗治疗湿热浸淫引起的诸多皮肤病,如阴肿、阴痒、疥癣、风疹、疥疮、顽癣、麻风、蓝氏贾弟鞭毛虫病、急慢性湿疹、阴部湿疹、尖锐湿疣、肛门寻常疣、肛门湿疹、寻常型银屑病等,有肯定的止痒及抗过敏作用。

3. 雄黄 雄黄性辛温、味苦、有毒,是一种含砷的化合物,有解毒、杀虫、燥湿、祛痰、截疟等功效,现认为其有广泛的抗菌、抗病毒作用,直熏患处,可解毒杀虫,是狐惑"蚀于肛"的外治方。自20世纪50年代以来,国内医者将含雄黄的复方制剂或单方用于治疗血液系统疾病、恶性淋巴系统疾病,甚至实体瘤,取得了明显的效果。

（二）活血化瘀,清热利湿

赤小豆当归散 本方由赤小豆、当归两味药组成,并以浆水送服。主治狐惑病眼部酿脓。赤小豆解毒排脓,善清血分湿热;当归补血活血,去瘀生新;浆水清凉解毒。临床个案或小样本报道,本方加味后可用于治疗痔疮出血、瘾疹、复发性口腔溃疡、尿路感染、前列腺肥大等。

【 病证研究与展望 】

现代关于狐惑病的研究主要涉及以下几个方面。

1. 与白塞病的相关性研究 基于狐惑病的主症是咽喉、前后二阴和目损害,有学者认为狐惑病与白塞病相关。西医学认为,白塞病的病因目前仍不清楚,有感染说、滤过性病毒说、自体免疫性疾病说、人类巨细胞病毒参与说、基因改变说等,但均未最后确定。台湾学者孙安迪研究发现,白塞病在西方国家较少,在日本、韩国、中国及中东地区较常见。此病在1700多年前中医学就有记载,其传播途径似与古丝绸之路有关。孙氏通过对该类患者的基因研究发现，复发性口腔溃疡患者转变为白塞病者有其家族性特异性的基因组合，这种特异性的基因组合使白塞病患者的病损部位相继出现。国内报道有出生两个月即罹患此病者，说明该病确有一定的家族因素。但需要提醒的是，狐惑病"蚀于上部则声喝"是咽喉、声带受损，其部位与口腔溃疡有一定区别，临床不可一见口腔溃疡就诊断为狐惑病。

2. 关于狐惑病的发病研究　口、眼、前后二阴均为肝经所过之处，有观点认为狐惑病以肝经湿热为本，上炎则目赤作红，下注则阴部溃烂，横传犯胃则口舌生疮糜烂，现黄白色烂点。肝热脾湿相合是湿热虫毒循肝经上下为患之源，将狐惑病口、眼、二阴反复蚀烂与脏腑联系起来，反映了病机认识的深化。临床上本病常伴有神志不安、恍惚迷乱，或精神抑郁、多疑善虑等，且不良情绪可使该病症状加重。患者常见口苦、胁肋胀满等症，女子则每逢月经前后病情加重，也说明本病与肝相关。有研究认为，狐惑病的眼部损害主要表现为虹膜睫状体炎、前房积脓等，但较少见。有医家基于心为君火，开窍于舌，其脉下注小肠，上系于舌，舌与口腔、小肠与下窍关系密切，肾主前后二阴，其支达舌，其精注目，提出虚火与湿热相搏，循经腐蚀郁蒸，亦为该病形成的原因之一。

3. 临床治疗进展研究　狐惑病相对缓解期的治本治脏之法《金匮》未备，后世医家对此有一些补充。证属阴虚内热者，一贯煎加减；肝肾阴虚者，知柏地黄丸合二至丸加减；脾（肝）肾阳虚，暖肝煎加减；肝经湿热者，龙胆泻肝汤化裁；肝郁脾虚者，逍遥丸化裁等。值得强调的是，本病缓解期治本之脏首应重视健运脾气，清利中焦，中焦无湿，一则热、瘀、虫毒诸邪易去，二则无湿邪下注之虑，三则断绝湿热生虫之源，当属治本之大法。凡湿热下注之患，皆可宗此大法。

【疑难梳理】

1. 怎样看待狐惑病病名之争？

2. 狐惑病与现代哪些疾病相关？

第三节　阴阳毒病

阴阳毒病是疫毒直入血分，直中少阴所致的一种时气疫病，具有季节性、流行性、暴发性和传染性等特点，病情凶险，致死率高，预后较差。时气疫病或杂病中见有发斑和咽喉痛，且病机相似者，可参照本病治疗。

【发病特点与辨治思路】

（一）发病特点

1. 时气疫毒入血　时气疫毒是导致阴阳毒病发病的主要病因。时气是时气邪气的简称，疫毒是时气邪气中致病较为凶险的一种病邪。从原文症状描述看，阴阳毒病具有疫病的特点。其邪虽从外入，但并不循一般外感病传变，病发即危急深重。按照伤寒六经传变，此病直入少阴，症见"咽喉痛"；按照温病卫气营血传变，此病直入血分，症见"面赤斑斑"。

2. 病急老小皆染　由原文方后"老小再服取汗"可知，阴阳毒病老小皆染。吴又可《温疫论·原病》篇云"此气之来，无论老少强弱，触之者即病。邪自口鼻而入"。赵献可也根据方后有"老小再服"一语，断言"此阴阳二毒，是感天地疫病非常之气，沿家传染，所谓时疫

NOTE

证也"。

（二）辨识特点

1. 辨阴毒、阳毒及病位深浅　疫毒虽为外邪，但其致病凶险，非一般邪气可比，其传变规律既非如伤寒一日一经，也非如温病卫气营血渐次深入。根据《伤寒论》咽痛、咽中生疮为邪入少阴，以及叶天士"斑属血者恒多"判断，阴阳毒病的咽喉痛、发斑的主要病机应是疫毒直中少阴，直入血分，故疫毒入血是阴阳毒病的病机核心。病阳毒者，正气能与疫毒抗争，并有抑制疫毒扩散和祛邪外出之力，其病偏浅而较轻。病阴毒者，正气无力与疫毒抗争，无力拒邪扩散和驱邪外出，其病位偏里而深重。

2. 辨阴毒、阳毒异同点及病势　阴毒、阳毒是同一种病，因体质、年龄、性别等差异，感邪后邪正相争的部位及力量不同而有阴毒、阳毒之别。时气疫毒多"从口鼻而入"，故二者均以咽喉痛、发斑为主症。阳毒"面赤斑斑如锦纹，咽喉痛，唾脓血"，提示精气未夺，正气未衰，能抑制疫毒，不使扩散；阴毒"面目青，身痛如被杖，咽喉痛"，提示正不胜邪，疫毒扩散，营血瘀滞。阳毒"唾脓血"虽为血肉腐败，正邪俱损，然总属正气能驱邪外出之候，即叶天士所论"斑疹皆是邪气外露之象"。阴毒未见"唾脓血"，表面看比阳毒轻，实为正气无力抗邪，无力驱邪外出。其"身痛如被杖"更是疫毒扩散，气血瘀滞之象。《东医宝鉴·杂病》有"伤寒三阴病深必变为阴毒"，"伤寒三阳病深必变为阳毒"之说，可见古人已认识到阴阳毒病可能是外感病证的一个特殊病变阶段。

【方药配伍特色与应用研究】

（一）升提发散，清解疫毒

时气疫毒深入血分是阴阳毒病的病机关键，治疗当以清解时气疫毒为要，然必须依据患者体质阴阳及抗邪能力分别施治。

1. 升麻鳖甲汤　本方主治阳毒病"面赤斑斑如锦纹，咽喉痛，唾脓血"，其病势较阴毒相对表浅。方中升麻味辛微寒，升提阳气，透邪达表，善解时气疫毒，用作主药。《神农本草经》谓升麻"味甘、平，解百毒，杀百精老物殃鬼，辟温疫、瘴气、邪气、蛊毒"。《名医别录》载升麻"主中恶腹痛，时气毒疠，头痛寒热，风肿诸毒，喉痛，口疮"。清代何廉臣《感证宝筏·斑疹》云"凡温疫时感，每有内斑"。斑是邪气深入血分，故以鳖甲、当归载诸药走血入阴，活血化斑，托毒外出。蜀椒、雄黄辛温发散，一助升麻升提解毒，二顺病势，以阳从阳，驱散疫毒。虽疫毒凶险，然全方解毒不用苦寒，不损中气，不伤中阳，与今日解毒必用大剂苦寒之剂截然不同。《本草纲目·金石部》言雄黄可"杀百毒，辟百邪"。临床常用本方治疗与发斑相关的病证，如猩红热、红斑狼疮、血小板减少性紫癜、银屑病、白血病等，也有以本方灵活加减用于治疗血小板无力症、多发性肌炎、皮炎、系统性红斑狼疮。

临床应用本方时，应注意重用升麻。有学者指出，解毒时可重用升麻，一般为30g，多时曾用到45g。

2. 升麻鳖甲汤去雄黄、蜀椒　本方主治阴毒病"面目青，身痛如被杖，咽喉痛"。阴毒未见发斑及唾脓血，表明正气无力托毒外出，故斑发不出；正气无力与疫毒抗争，不能聚邪气于局部而无力驱邪外出，故不见唾脓血。升麻鳖甲汤去雄黄、蜀椒后，全方散邪力减弱，但扶正力增强，有利于防止疫毒进一步扩散而加重病情。

【病证研究与展望】

有学者结合现代疾病对阴阳毒病的病变本质进行诸多研究，有从发病形式、病程、临床表现、预后角度等认为本病极似现代克里米亚－刚果出血热。亦有观点认为，阴阳毒主症"面赤斑斑如锦纹""身痛如被杖"，与流行性出血热的面颊和上胸部充血、条索状出血点、"三痛症"及全身痛等特殊体征十分相合。有观点提出，阳毒相当于系统性红斑狼疮急性期，以热毒证为主；阴毒相当于系统性红斑狼疮慢性缓解期，以气阴两虚、血瘀证为主。有研究报道，升麻鳖甲汤具有抗炎、镇静、解热、增强机体免疫功能的作用，能促进红细胞和血红蛋白的恢复。

也有观点认为，阴阳毒的"面赤斑斑如锦纹……唾脓血""面目青，身痛如被杖"，加上巢元方补充的"面赤斑出，唇青面黑，四肢厥逆，呕吐，或便脓血，面目青而体冷"，与西医学的急性播散性血管内凝血的部分表现相似，如出血、紫斑、皮肤青紫、呕血、尿血、休克等。

【疑难梳理】

1. 原文指出的"五日可治，七日不可治"对认识本病有何启发？

2. 对于阳毒用雄黄、蜀椒，阴毒去之有哪些不同看法？

3. 阴阳毒病与现代哪些疾病相关？

NOTE

第四章 疟 病

疟病是一种因感受疟邪引起，以寒热往来、休作有时为主症的疾病。《疟病》篇根据寒热的多少，将疟病分为瘅疟、温疟、牝疟 3 种类型，同时指出疟病日久不愈，可形成疟母。该篇所论疟病，既有对《素问》相关论述的继承，又有新的发展。

【发病特点与辨治思路】

（一）发病特点

1. 病位与少阳有关　《疟病》篇第 1 条指出"疟脉自弦，弦数者多热；弦迟者多寒。弦小紧者下之差，弦迟者可温之，弦紧者可发汗、针灸也，浮大者可吐之，弦数者风发也，以饮食消息止之"。是以脉象阐发疟病的病机。疟病是感受疟邪引起的疾病，或兼感受风寒湿热等邪气。发作特点为寒热往来，休作有时。邪犯少阳，正邪交争，阴阳失调，故寒热往来；少阳为肝胆所主，弦为少阳主脉，故张仲景开篇就强调"疟脉自弦"。

2. 病性有寒热之别　由于疟邪伤人，往往兼夹不同的病邪，加之人的体质亦有差异，病性就有寒化或热化的不同。因此，本病证候表现各异，有寒多热少、热多寒少或但热不寒的区别。脉象也不单纯为弦脉，而有兼夹脉出现。数脉主热，故弦数之脉为热盛之象，临床表现兼见口干口苦、尿黄便干、舌红苔黄等；迟脉主寒，弦迟脉为里寒盛之象，兼见口不渴、尿清长、便稀溏、舌淡苔白等；紧脉主寒，亦主宿食，脉弦而小紧者，是兼宿食积滞的表现，脉紧弦，是兼风寒束表。浮脉主病在上焦，大而有力的脉象为热盛之象，故脉浮大者，为邪热在上；脉弦数为里热炽盛，热为阳邪，风亦为阳邪，故曰风发也。

3. 日久变疟母　《疟病》篇第 2 条云"病疟，以月一日发，当以十五日愈；设不瘥，当月尽解；如其不瘥，当云何？师曰：此结为癥瘕，名曰疟母，急治之，宜鳖甲煎丸"。张仲景本条理论源于《内经》，典型的疟病定期而作，休作有时，作时先寒战，后高热，而后汗出热退。《疟病》篇讨论非典型之疟病，有但寒不热的牝疟，热甚寒微之温疟，寒多热少之牝疟，以及各种疟病经久不愈，疟邪潜伏留舍于营分血脉之中。正气渐虚，痰凝血聚，肝藏血，脾统血，疟邪内伏血分，日久瘀血与痰浊凝聚于肝脾二经，致胁下疼痛而成癥块。由于癥块为疟邪所形成，故名曰"疟母"。

（二）辨识特点

1. 据寒热，分类型　张仲景论述疟病，根据寒热的多少将疟病分为瘅疟、温疟、牝疟。例如，《疟病》篇第 3 条论瘅疟为"阴气孤绝，阳气独发……但热不寒"，系平素阴气亏虚，阳气亢盛，疟邪侵袭之后，并于阳分，邪从火化，故但热不寒，表里内外皆热。第 4 条论温疟以"身无寒但热"为特点，属于既有疟邪并于阳明，又兼疟邪并于太阳的里热重表寒轻之证。第 5 条言"疟多寒者"，为牝疟，即寒疟，多由素体阳虚，痰饮内留，阻遏阳气，又感受疟邪，邪并于阴，阴分多而阳分少，阴盛则寒，阳气难于外达肌表，故发冷较多，发热时间短暂。

2. 审正气，辨转归　疟病的转归有向愈或形成疟母两条途径，其关键在于正气的盛衰。张仲景于本篇第 2 条论"病疟，以月一日发，当以十五日愈；设不瘥，当月尽解；如其不瘥，当云何？师曰：此结为癥瘕，名曰疟母"。古人以五日为一候，十五日为一节气。天人相应，人体正气的盛衰受气候的影响，正气旺盛之时能胜邪而病却，疟邪致病，亦休作有时。例如，疟病每月初一发作，十五日后节气变更，人体营卫气血随之旺盛，此时正胜邪却，应当好转；即或此时未愈，至月底再变更一个节气，又值正气当旺之时，疟病亦当痊愈。若届此时，病仍不愈，就可"结为癥瘕，名曰疟母"。可见，疟母的形成，与病久正衰，疟邪不解有关。由于疟病经久不愈，反复发作，导致正气渐虚；疟邪未去，与痰瘀互结，聚于胁下，形成癥块，即为疟母。

（三）治疗思路

1. 据脉论治　疟病虽均为疟邪侵犯人体，但因病者体质不同、感邪兼夹有差异，故其脉象不同，治法亦有分别。本篇第 1 条根据脉象所反映的寒热多少之异，以及病情偏表、偏里、在上、在下等不同，分别提出温、清、吐、汗、下与饮食调理等方法，并在第 4、5 条为温疟、牝疟立法处方，为后世治疟奠定基础。

2. 急消疟母　疟母乃疟邪与痰瘀互结而成，具有病程较久、正气益虚、邪结渐盛的特点，容易继发其他疾病，故需及时治疗。因此，本篇提出"急治之"，以阻止病势发展。

3. 病发前服药　张仲景在治疗牝疟用蜀漆散时，强调"未发前以浆水服半钱……临发时服一钱匕"，继承了《内经》治疟应先于发病时服药的理论。《素问·刺疟论》指同"凡治疟，先发，如食顷，乃可以治，过之，则失时也"。王冰认为"先其发时，真邪异居，波陇不起，故可治；过时则真邪相合，攻之则反伤正气，故曰失时"。

【方药配伍特色与应用研究】

（一）消癥化瘀祛痰

由于疟母是由疟邪与痰瘀互结而成，故治当以消癥化瘀祛痰为法，代表方为鳖甲煎丸。

鳖甲煎丸　本方主治疟母。方以鳖甲命名，且用量最大，为君药，能入肝软坚散结；因邪结于血分，故取桃仁、丹皮、芍药、紫葳、赤硝、大黄活血化瘀通滞；再加鼠妇、䗪虫、蜂窠、蜣螂化瘀消坚，灶下灰消癥化瘀，清酒通血脉，共奏软坚散结、活血化瘀之功。瘀阻易致痰滞水停，故选乌扇、半夏、厚朴、葶苈消痰调气，葶苈、石韦、瞿麦、鼠妇并能利尿行水；柴胡、黄芩、桂枝、干姜，入少阳，调寒热；人参、阿胶补益气血。诸药合用，共奏除痰行水、化瘀消癥、寒热并用、攻补兼施之效，且以攻为主。全方共用药 25 味，为丸服，意在峻药缓攻，成为治疗疟母之千古名方。

鳖甲煎丸血痰同治，是以消癥化瘀祛痰为主、扶正为辅的消剂，凡属痰瘀互结的癥瘕，无论病在何部位，正气不甚虚者皆可用之。若正气虚弱者，又当与补益药合用。本方临床可治疗各种原因引起的肝脾肿大、肝硬化、肝纤维化、肿瘤等属痰瘀互结者。

现代临床与实验研究均显示，鳖甲煎丸有明确的抗肝纤维化、肺纤维化、肾间质纤维化以及抗肿瘤、抗动脉粥样硬化等作用。对慢性肝炎、肝硬化、糖尿病、高脂血症、黄褐斑、血管性痴呆、心绞痛等疗效确切。近年来，该方在抗肿瘤研究领域已经成为一个极具研究潜质的方药，特别是在抗肝癌治疗的应用研究中已经呈现了广阔的发展空间。

（二）清热兼解表寒

白虎加桂枝汤 本方主治里热炽盛，外兼寒邪的温疟。方中石膏、知母清热除烦，甘草、粳米益气生津，配桂枝解表散寒、温经通络。诸药合用，可清热生津，温经散寒。白虎加桂枝汤适宜于里热炽盛，外兼寒邪，以发热重恶寒轻、骨节疼烦、脉弦数为主症者。临床常用于治疗温疟、痛风、类风湿关节炎、结节性红斑、风湿热等病属湿热兼风寒者。

实验研究证明，白虎加桂枝汤可抑制小鼠腹腔毛细血管通透性，有镇痛及抑制大鼠关节炎作用。

（三）祛痰截疟

牝疟的病机为痰涎壅盛，阻遏阳气，故以祛痰截疟、助阳镇逆为法，蜀漆散为代表方。

蜀漆散 方中蜀漆即常山苗，功能祛痰截疟；云母升发阳气以扶正；龙骨既可收敛浮阳亦可扶阳，镇静安神。诸药合用，使阳气盛，邪不能伏，痰消则阴阳和谐。

现代研究发现，蜀漆散的主要药物常山有抗疟与抗阿米巴原虫作用；对甲型流感病毒有抑制作用；还能抗肿瘤、消炎、促进伤口愈合等；并有致吐作用。

【病证研究与展望】

疟病是以寒战和高热交替出现、寒热往来、休作有时为特征的病证。本篇所论疟病，含义广泛，并非仅指感染疟原虫所导致的真性疟疾，也包括假性疟疾。

由于现代疟病国内发病率不高，且抗疟中药青蒿素的研究较成熟，故对本篇的研究不多见，研究主要集中于篇中两首方剂——即鳖甲煎丸和白虎加桂枝汤方药治疗其他疾病的临床和实验研究，以及常山单味药的药理机制研究。

其中以鳖甲煎丸研究相对较多，尤其在西医学对改善脏器纤维化方面进展不大的情况下，鳖甲煎丸的研究有较好的前景。

【疑难梳理】

如何理解疟属少阳?

第五章　中风历节病

中风病与历节病多是由外感风邪引起，都属于广义的风病范畴。中风病表现为突然半身不遂、口眼㖞斜，甚则昏仆等。历节病表现为全身多处关节疼痛，甚则不可屈伸。两者的发病还与正气亏虚密切相关。

《中风历节病》篇对中风病的认识继承了《内经》内虚邪中的病机特点，但在治疗中应用滋阴补肾的地黄及平肝息风的菊花、牡蛎、龙骨等药物，为后世中风病的发展奠定了基础。现代认为历节病属痹证范畴，多宗《内经》风寒湿三气之说。《金匮》治疗历节病除了用于寒湿历节的乌头汤外，还有治疗风湿历节郁而化热的桂枝芍药知母汤。同时对病机的认识更进一步。

第一节　中风病

【发病特点与辨治思路】

（一）发病特点

1. 强调与外风有关　《中风历节病》篇第 1 条指出"夫风之为病，当半身不遂"。《素问·生气通天论》云"汗出偏沮，使人偏枯"。《类经·针刺类·刺诸风》谓"偏枯者，半身不随，风之类也"。可见《内经》偏枯的临床表现与《金匮》中风病相似，而且《内经》明确指出偏枯是一种风邪引起的疾病。张仲景用提纲证的句式"之为病"，亦强调本病发病与风邪的关系。

2. 内虚为发病之本　《灵枢·九宫八风》云："此八风皆从其虚之乡来，乃能病人。三虚相搏，则为暴病卒死……故圣人避风，如避矢石焉。其有三虚而偏中于邪风，则为击仆偏枯矣。"圣人强调风邪的危害，如同矢石袭击。而发生偏枯，则还需同时具备"三虚"，即虚人、虚风、虚年，古人非常强调内外因的相互作用。《灵枢·刺节真邪》云："虚邪偏客于身半，其入深，内居荣卫，荣卫稍衰，则真气去，邪气独留，发为偏枯。"由此可见，偏枯是外感风邪乘荣卫之气衰所致。本篇中多以脉示证，如第 2 条"寸口脉浮而紧……浮者血虚，络脉空虚"；第 3 条"寸口脉迟而缓……缓则为虚，荣缓则为亡血，卫缓则为中风"，体现《金匮》对中风病的认识与《内经》是一脉相承的。可见，中风病的发生以正气内虚为本。

3. "正气引邪"致㖞僻　本篇第 2 条指出"邪气反缓，正气即急，正气引邪，㖞僻不遂"。解释了中风病"㖞僻不遂"特征产生的机理。尤怡注释云："邪气反缓，正气即急者，受邪之处，筋脉不用而缓，无邪之处，正气独治而急，缓者为正气所牵引，则口目为僻，而肢体不遂，是以左㖞者邪反在右，右㖞者邪反在左。"

（二）辨识特点

1. 辨病涉络、经、腑、脏 中风病因外邪入侵的深浅、导致经脉痹阻的部位不同，而表现出不同的临床证候。病变轻浅者，外感风寒之邪中于络脉，营气不能行于肌表，造成肌肤麻木不仁；病变较重者，外邪痹阻经脉，气血不能濡养筋脉，导致肢体沉重；病邪进一步深入于腑，升降失常，腑气不通，浊气上泛，蒙蔽清窍，导致神志模糊、昏不识人；若邪气入脏，诸脏皆连于舌，且心开窍于舌，心经系舌本，心神被扰则不能言语。

2. 辨中风病与痹证 本篇第1条云"夫风之为病，当半身不遂，或但臂不遂者，此为痹"，提示中风病当与痹证鉴别。正如李彣所注："《灵枢》云'病一臂不遂，时复又移一臂者，非风也，痹也。'此亦云风病当半身不遂。若但臂不遂者，痹也，非风也。盖风与痹似同而实异。"

（三）治疗思路

1. 祛风为主，兼顾气血 一般认为唐代以前，中风病病因多以"内虚邪中"立论，《金匮》论中风病也是正虚感受外风所致。因此，在治疗中祛风必不可少，如侯氏黑散中防风、桂枝、细辛发散风寒，菊花祛风热，川芎为血中之气药，祛血中之风。除了祛风药，还应用了大量重镇息风的药物，如牡蛎、龙骨、紫石英等，"诸风掉眩，皆属于肝"，诸药可平息内生之肝风。因此，张仲景在治疗中不仅祛外风，还注意平息内风；生地能养血祛风，即"治风先治血"，防己地黄汤中二斤生地黄汁，即针对血虚血热生风而治。

2. 滋阴降火，益气化痰 金元以后，许多医家对外风引起中风病的理论提出很多新的看法：刘河间提出"心火暴盛"；李东垣提出"正气自虚"；朱丹溪提出"东南湿土生痰，痰热生风，因而昏冒"；张景岳则提出"凡此病者，多以素不能慎，或七情内伤，或酒色过度，先伤五脏之真阴"；王清任指出"半身不遂，亏损元气是其本源"。王履在《医经溯洄集·中风辨》根据中风病的病因不同，将其分为真中风和类中风："殊不知因于风者，真中风也；因于火、因于气、因于湿者，类中风，而非中风也。"虽然张仲景在《金匮》中没有明确上述病因，但在治疗中除祛风散寒外，还广泛应用清热泻火、滋阴补肾、补气养血等治疗方法。例如，风引汤中用石膏、寒水石、大黄等清热泻火；防己地黄汤中用二斤地黄久蒸后绞汁滋阴养血；侯氏黑散中用人参、白术、茯苓等益气通络，桔梗涤痰通络，矾石化痰降逆。以上这些治法的应用，可能就是上述理论提出的基础。

【方药配伍特色与应用研究】

（一）清肝养血，祛风化痰

该类方剂主要着眼于肝，菊花、牡蛎清肝、平肝；人参、当归等益气养血以柔肝；防风、桂枝等祛外风，矾石、黄芩等化痰，以防内外之风及风痰相合内扰。

侯氏黑散 本方为治疗中风病的主方，有清肝养血、祛风化痰之功。方中菊花用量最大，清肝、平肝、疏风，《神农本草经》谓其"主诸风，头眩肿痛，目欲脱，泪出，皮肤肌死"；配牡蛎以重镇潜阳；人参、白术、茯苓、干姜、当归、川芎健脾益气养血；细辛、防风、桂枝祛风散寒通络；桔梗、矾石、黄芩化痰。本方主要用于治疗半身不遂、四肢烦重之中风。根据侯氏黑散的特点，一般治疗具有阳虚表现的中风急性期或气血亏虚、痰瘀阻络的中风恢复期患者。表现为半身不遂，口舌㖞斜，语言謇涩，偏身麻木，畏寒喜暖，多覆衣被，自汗尿频，安静喜卧，舌淡苔白或白腻，脉沉细。本方除了治疗脑血栓、缺血性脑中风外，还可用于原发性高血压、颈性高血压、重症肌无力、风湿性关节炎、血脂异常等。

有研究表明，侯氏黑散治疗中风病的主要机制为：①上调脑缺血损伤大鼠神经可塑性相关蛋白。②减轻脑缺血大鼠神经元变性程度，提高神经细胞尼氏体含量，改善血液流变学。③对缺血再灌注小鼠可以减轻损伤，抗自由基过氧化，提高神经生长因子的表达。

（二）清热息风

该类方剂以应用介石类药物为特点，寒水石、紫石英等清热息风重镇，龙骨、牡蛎等潜阳。由于介石类药物性凉质重碍胃，故常须反佐温中和胃的药物。

风引汤 本方为清热息风之剂，适用于阳热内盛，邪风内动，或外感风热，气血逆乱之证。风引汤由桂枝甘草龙骨牡蛎汤加6种石类药，佐以大黄、干姜组成，桂枝甘草龙骨牡蛎汤在《伤寒论》中治"火逆下之，因烧针烦躁者"，不仅可以温心阳、通血脉、敛神气，还有散火邪、交通阴阳的功效。风引汤经该方化裁而为清热息风、重镇安神之剂。方中滑石、石膏清金以伐其木，赤石脂、白石脂厚土以除其湿，寒水石助肾水之阴，紫石英补心神之虚。诸药共奏清肝息风、镇心安神、清热利湿之效。大黄泻血分实热，引热下行；干姜反佐，温中和胃，制诸石之寒。

风引汤适用于肝阳化风或热盛动风的中风、惊痫、抽搐等。临床医家选用风引汤主要是根据其肝风内动、心神不敛、内热亢盛的病机特点。主要表现为面红目赤，神昏气促，四肢瘫痪或抽搐，舌红苔黄，脉弦滑等。本方临床常用于治疗高血压、短暂性脑缺血发作、癫痫、帕金森病、多发性抽动症，以及以疹、痒、皮肤糜烂为主的皮肤病。

临床研究表明，风引汤具有以下功用：①减轻小儿癫痫发作的症状，延长发作间隔时间。②减轻肝风内动证多发性抽动症患儿的抽动症状。③改善椎 – 基底动脉供血不足性眩晕患者高切黏度、低切黏度、纤维蛋白原、血细胞比容等，从而减轻患者症状。

（三）凉血祛风

该类方剂以凉血与祛风药物配伍为特点。清热凉血养阴药物如生地，使风从内消；祛风药如防风、桂枝等，使风从外散。

防己地黄汤 本方为清热养血祛风之剂。方中重用生地黄汁为君，生地清心凉血，用于心热炽盛之狂躁等。前篇百合病中百合地黄汤亦用地黄汁，治疗心肺阴虚内热导致的各种神志症状。防己、防风、桂枝祛风通络，甘草清热和中。

防己地黄汤适用于风邪入心、风火相扇导致的神识不清、狂躁不宁之证，临床表现为沉默痴呆，语无伦次，多疑善虑，彻夜难寐，多动易怒，甚或躁扰不宁、狂躁打骂等。常用于治疗癔症、精神分裂症、狂躁型精神病、血管性痴呆、肺性脑病、银屑病等。

（四）祛风散寒，兼益气血

本类方剂以扶正与发表药物相配伍为特点，发表如麻黄配桂枝，宣降肺气如麻黄配杏仁、石膏，扶正则选择益气养血药物，如用人参、当归。

《古今录验》续命汤 本方主要治疗风痱证，《灵枢·热病》云"痱为病也，身无痛者，四肢不收，智乱不甚，其言微知，可治；甚则不能言，不可治也"。《古今录验》续命汤则针对"身体不能自收持，口不能言，冒昧不知痛处，或拘急不得转侧"的重证。方中麻黄、桂枝辛温发表，祛邪外出；石膏清热兼以制约麻黄的辛温，杏仁配麻黄以宣降肺气。《金匮要略心典》云"痱者，废也，精神不持，筋骨不用，非特邪气之扰也，亦真气之衰也"。因此，配

NOTE

以川芎、当归养血调营；人参、甘草补中益气；干姜和胃温中。全方扶正与祛邪兼备，配伍得当。

《古今录验》续命汤主要适用于风痱证的治疗。四川名医江尔逊认为风痱证以突然四肢瘫痪（或偏瘫或全瘫）为特征，而身体无疼痛，多无意识障碍（或仅有轻微意识障碍）。临床常用本方治疗急性脊髓炎、上行性麻痹、脑梗死、顿咳、妊娠子嗽、支气管哮喘、闭锁综合征、前列腺增生症等。

（五）外治法

头风摩散　本方是治疗头风的外用剂。《素问·风论》云"新沐中风，则为首风"，"首风之状，头面多汗恶风，当先风一日，则病甚，头痛不可以出内，至其风日，则病少愈"。《素问》只提出首风的病因和症状，张仲景则用头风摩散治疗。头风是因沐浴后中风所致，故治疗时先沐病处，使气血流通，再用大辛大热的附子，走而不守，祛经络中的风寒之邪；盐能引药入血分，协附子入经络、达血脉。

头风摩散适用于外感风寒所致的体表局部疼痛之证，表现为局部疼痛难忍或麻木，恶风，汗出，舌质淡，苔薄白，脉弦，多有感受风寒的诱因。临床常用本方治疗顽固性头痛、肌肤顽麻疼痛、股外侧神经炎，结合补阳还五汤还可治疗中风后遗症。

【病证研究与展望】

本篇是对中风病的首篇专论，对本病的病因病机、辨证论治都有较为详细的论述。现代对中风病的研究主要从以下几方面开展。

理论研究主要包括：①明确了"中风病"的病名及其定义。②对病因进一步的认识，如瘀血、痰饮、毒邪在中风病发病中的作用。

临床研究主要包括：①对中脏腑进一步分为闭证、脱证，闭证可分阴闭、阳闭，脱证可大补元气和回阳救逆。②舌象等对中风病情及预后的判断。③辨证更加规范，并且制定了急诊中医治疗和抢救方案。④治疗方药多样化，如研制和应用清开灵注射液治疗中风病。⑤对中风病的预防，中风先兆的诊断和治疗的研究。

有关方剂的实验研究，如侯氏黑散对缺血性中风大鼠模型的神经保护作用。

现有研究对中风病的病因病机、治则治法、证候、方药等做了较多工作，在中风病及其后遗症治疗方面也取得了较好的疗效。根据我国目前医疗卫生实际情况，并结合《金匮》的研究现状，中风病的防治工作可以从以下几方面开展：①加强对中风轻证中经络及中风预防的研究。②加强对中风急性期的中医治疗研究，因中风急性期与疾病的预后关系密切。③加强中药新药的研究，如侯氏黑散和风引汤与《金匮》中其他方剂相比药味较多，但其配伍独具特色，适用于中风等疑难重症，值得进一步深入研究。④加强中风病康复研究，以及中风后遗症的治疗，可以明显提高患者生活质量。⑤对外治法的研究还需进一步加强。

【疑难梳理】

1. 原文第 3 条的"寸口脉迟而缓"是如何揭示中风病病因的？

2. 原文第 3 条为何将中风与瘾疹对举？

第二节　历节病

【发病特点与辨治思路】

（一）发病特点

1. 肝肾不足，气血亏虚为本　张仲景多以脉论证，历节病论述其病机的条文也都是从脉论理。《中风历节病》篇第 4 条"寸口脉沉而弱"，即肝肾不足。肾主骨，肝主筋，历节病病在筋骨，肝肾亏虚则筋骨弱，易受外邪；第 6 条"少阴脉浮而弱"，即阴血亏虚。血虚则易感风邪。第 7 条"盛人脉涩小"，即形盛气衰。正气不足，邪气易凑。以上 3 条均反映历节发病之本在肝肾气血不足。

2. 湿邪为主因，多兼风、寒、热　除强调肝肾亏虚为历节病内因外，《中风历节病》篇还列举汗出入水、饮酒汗出当风、血虚受邪、谷气实汗出、过食酸咸等发病因素，虽各不相同，但提示历节病所感之邪总以湿为主，或夹风、夹寒，或兼内热，或郁久化热。

（二）辨识特点

1. 辨风寒湿偏盛　历节病初期多由外感湿邪引起，《说文解字》云"痹，湿病也"，历节病亦属于痹证范畴，但需辨风湿、寒湿。风湿历节表现为四肢关节疼痛、身体瘦弱，风湿日久化热，尤其是下焦湿热，向上冲逆，可表现为头眩、短气、欲吐。寒湿历节表现为关节疼痛、不可屈伸。

2. 辨体质之偏　历节病除了外感风寒湿邪外，内因对发病也起着重要的作用，如第 4 条"（寸口脉）沉即为肾，弱即为肝"，第 5 条"（趺阳脉）滑则谷气实"，第 6 条"（少阴脉）弱则血不足"，第 7 条"盛人脉涩小"。这些患者具有肝肾亏虚、胃有蕴热、阴血不足、形盛气衰等异常。辨患者内在体质之偏，不仅有利于外邪的祛除，还可预防外邪的再次入侵。

（三）治疗思路

历节病的发生多由内外因素共同作用而致，虽有外感风、寒、湿、热不正之气，在内必有正气不足之虚，内外相合，同气相求。然而不同的历节病也有自身的特点。

1. 益气温阳，散寒化湿　阳气虚者易感受寒湿，寒湿又易伤阳气。"盛人脉涩小，短气自汗出，历节疼，不可屈伸"，可见寒湿历节之人多伴有气虚。因此，在寒湿历节的治疗中，温阳益气非常重要。乌头汤中的乌头、黄芪就较好地体现了这一点。

2. 养血活血，祛风散寒　"少阴脉浮而弱，弱则血不足，浮则为风，风血相搏，即疼痛如掣"。可见血虚易招致风邪。风热易于伤阴，阴亏更易招致风邪。通过活血、养血、凉血等方法，有利于外风的祛除。桂枝芍药知母汤中的芍药、知母就具有养血益阴之效，而桂枝、防风、麻黄、附子、生姜则祛风散寒除湿，桂枝兼能温通经脉。

3. 补益肝肾，清热利湿　"寸口脉沉而弱……沉即为肾，弱即为肝。汗出入水中，如水伤心，历节黄汗出"。肝主疏泄，与脾胃升清降浊、水液代谢密切相关；肾主水，水液的蒸腾气化与肾气的功能关系密切。内湿易与外湿相合，湿性黏滞，久蕴化热，而成湿热为患。本篇虽未专立补益肝肾、清利湿热之方，然上述原文所蕴含的历节病肝肾不足、湿郁化热病机已然昭示，补益肝肾、清利湿热亦为历节病常用治法。

NOTE

【方药配伍特色与应用研究】

（一）祛风除湿

该类方剂通过温阳、祛风、除湿药物的应用，达到祛除外邪的目的。常用的配伍结构为，附子配白术，以温阳除湿；附子配麻黄、桂枝，以祛风散寒；附子配芍药、知母，以制约药物的温热之性及兼清里热。代表方为桂枝芍药知母汤。

桂枝芍药知母汤　本方是治疗风湿历节的主要方剂。方中附子温养散寒除湿，能通经络止痹痛；白术健脾燥湿，与附子相合能逐经络中的湿邪；麻黄、桂枝、防风、生姜发表，能祛在表之风，与附子、白术配合能祛内外之湿；白芍、知母清热养阴，能制约附子之燥热，而且白芍合桂枝调和营卫，白芍合甘草舒筋缓急。

桂枝芍药知母汤适用于风湿历节，日久化热伤阴之证，主要表现为全身多关节疼痛，局部红肿，身体瘦弱，舌质偏红，苔薄黄，脉濡数。临床常用于治疗类风湿关节炎、股骨头坏死、痛风性关节炎、梨状肌综合征、肩关节周围炎、膝关节骨关节炎、坐骨神经痛、湿疹等。

实验研究表明，桂枝芍药知母汤具有以下作用：①降低Ⅱ型胶原诱导的关节炎大鼠的TNF-α及IL-1β，下调IFN-γ、IL-4，下调滑膜Bcl-2、p53的表达，升高Fas的表达。②抑制完全弗氏佐剂诱导的大鼠关节炎模型TNF-α及RANKL的表达。③抑制HLA-DR4转基因小鼠Ⅱ型胶原诱导的关节炎模型的T淋巴细胞增殖。④抑制急性痛风性关节炎大鼠IL-1；促进IL-4的表达，以抑制炎症。另外，桂枝芍药知母汤还可以抑制急性痛风患者血浆IL-1、IL-6、TNF-α。

（二）温经散寒

该类方剂以大剂温经散寒的乌头为主，急治其标，并根据病机配伍发表、固表、缓急止痛的药物。代表方为乌头汤。

乌头汤　本方是治疗寒湿历节的主要方剂。方中乌头为君药，温经散寒、祛湿止痛。除了《腹满寒疝宿食病》篇中的大乌头煎中仅用乌头大者五枚，散寒破结治疗阴寒内结的寒疝外，乌头汤中乌头的用量也较大，用至五枚，可见本方重在温经散寒，祛湿止痛。由于用量较大，故煎法也要注意，用蜜二升先煎成一升，去乌头后用煎出的蜜再煎其他药，达到用蜜及久煎减毒的效果。麻黄发表透邪以祛寒湿，佐以黄芪益气固表，防止麻黄发散太过。芍药、甘草合用舒筋缓急止痛。诸药合用，能温经祛湿，散寒止痛。

寒湿历节主要表现为关节剧烈疼痛，得寒则剧，关节屈伸不利，舌质淡，苔白，脉沉细。临床常用于治疗类风湿关节炎、骨关节炎、强直性脊柱炎、坐骨神经痛、风湿性多肌痛、腰椎间盘突出症、肩周炎、癌症疼痛、三叉神经痛。

实验研究表明，乌头汤对佐剂性关节炎大鼠可以降低外周血CD_4^+T细胞，升高CD_8^+T细胞；抑制血清IL-1β、TNF-α；降低血液黏度、红细胞聚集指数、血浆黏度等血液流变学指标；提高小鼠对热刺激的痛阈，减低醋酸导致的小鼠扭体反应，抑制二甲苯导致的小鼠耳肿胀，抑制蛋清导致的大鼠足趾肿胀，抑制棉球导致的大鼠肉芽肿。

以上研究可以发现，乌头汤具有较好的止痛作用，不仅针对关节、肌肉疼痛，对于神经痛、癌症疼痛等也有一定的疗效。而且乌头汤对于多种原因引起的炎症反应都有抑制作用。

（三）外用方

矾石汤　本方是治疗脚气冲心的方剂，只有一味矾石，外洗。矾石味酸、涩，性寒，外用具有解毒杀虫、燥湿止痒的功效。《金匮要略心典》云："矾石味酸涩性燥，能却水收湿解毒，毒解湿收，上冲自止。"脚气病多因外感湿邪风毒，或饮食厚味所伤，积湿生热，流注腿脚而成。主要表现为腿脚麻木，酸痛，软弱无力，或挛急，肿胀，痿废，发热。严重者可表现为脚气冲心，是脚气的危证，可见心悸，气喘，呕吐，甚至神志恍惚，语言错乱。从症状上分析，矾石汤可以治疗一般的脚气病，而严重的脚气冲心可能力所不逮。

【病证研究与展望】

历节病是以"诸肢节疼痛"为主要临床表现的一种疾病。《素问》提出痹证，而张仲景在《金匮》中提出历节病。从历节病的症状分析，其属于痹证范畴；从其临床表现分析，诸肢节疼痛、不可屈伸、脚肿如脱、头眩短气等，都与现代的类风湿关节炎相似。现代对历节病的研究主要从以下两个方面进行。

理论研究：主要包括：①历节的概念研究，如历节的源流，历节与痛风、痹证的异同。②历节的发病特点研究，如正邪关系在历节病发病中的作用。③历节病的用药特点研究，如急则治其标以止痛，缓则治其本以扶正；五味理论在历节病中的应用，历节与痛风、行痹的方剂组方规律的异同，发现历节病治疗注重补虚。

临床应用研究：包括应用《金匮》治疗历节病的理论和方剂治疗类风湿关节炎、痛风性关节炎、高尿酸血症等。

根据临床表现，历节病与类风湿关节炎、痛风性关节炎等疾病相似，这些疾病以关节肌肉疼痛为主要症状，严重影响生活质量，而且病程较长，反复发作，缠绵难愈，晚期出现关节变形，丧失工作能力，生活难以自理。乌头汤、桂枝芍药知母汤是临床常用方剂。方中的主药乌头、附子具有较好的温经散寒止痛的作用。现代对乌头有效成分，如各种生物碱的研究广泛开展，明确了其有效成分及毒性成分；还有对乌头与其他药物如甘草、干姜、白芍的配伍减毒的研究，为临床应用乌头提供参考。但现代临床对乌头汤等方药治疗类风湿关节炎研究多从短期止痛消肿着眼，研究时间较短，对长期的影像学改变、关节变形等的长期疗效评价较少。乌头汤、桂枝芍药知母汤为攻补兼施、标本兼治方剂，除了乌头、附子、麻黄、桂枝等温经散寒、祛风通络药外，还有黄芪、白术、芍药等益气养阴药物与之配伍。因此，对于长期应用能否改善类风湿关节炎的预后具有较强的研究价值。

【疑难梳理】

1. 如何理解"风血相搏，即疼痛如掣"？

2. 对"脚肿如脱"有哪些不同看法？

第六章　血痹虚劳病

　　《血痹虚劳病》篇论述血痹病与虚劳病的因机证治。"血痹"一词始见于《内经》。《灵枢·九针》云"邪入于阴则为血痹"。"血痹"作为完整的病名概念出自《金匮》，内容涉及血痹的病因、脉证、治疗。血痹是因气血不足，感受风邪，阳气痹阻，血行涩滞，肌肤失荣所致，以肢体局部麻木为主症，严重者可见肢体轻微疼痛。血痹与痹证有所不同，后者以肢体筋骨疼痛为主症，是由风寒湿三气杂感所致，二者应加以区别。

　　虚劳是由过度劳伤所致的慢性衰弱性疾患的总称，其范围广泛，《血痹虚劳病》篇包括气虚、血虚、气血两虚、阴虚、阳虚、阴阳两虚，以及虚劳兼风和虚劳夹瘀等证型，重点是阴阳两虚；治法虽有补气、益血、温阳、滋阴之别，而重点在调补脾肾。

　　《血痹虚劳病》篇对虚劳、虚损及感受邪气所引起病证进行全面的论述，为后世艾滋病、抑郁症的治疗，亚健康调理及大病瘥后的调护等，提供借鉴。

第一节　血痹病

【发病特点与辨治思路】

（一）发病特点

1. 重视体质发病因素　血痹成因有二，一为体质，一为外邪。《伤寒杂病论》虽未记载"体质"二字，但多处强调"男子""妇人"，提出"平人""强人""盛人""羸人""亡血家""湿家""中寒家""尊荣人"等病理体质的特点，以此作为某些致病因素易感性、群体性的标志，为后世体质学说奠定基础。血痹病的发病即表现为"尊荣人"这样的群体性，"尊荣人"属于养尊处优、好逸恶劳者，肌肤虽丰盛，实则筋骨柔弱，腠理不固，因而抵抗病邪的能力薄弱，类似现代所说的自身免疫力低下人群。如稍事劳动，即疲劳汗出；或无事多思，因而在卧后辗转反侧，难以入眠，易生微风，易感外邪。

2. 感邪轻微，病位浅表　血痹病感邪为"微风"，即微小邪气，轻微邪风。"微风"是就疾病发生过程中，正邪力量的相对而言，主要是正气虚为主要因素，这也是血痹病与虚劳病合为一篇的主要原因。《医宗金鉴》云："此言膏粱之人，外盛内虚，虽微小风邪，易为病也。"《诸病源候论》亦记载"血痹者，由体虚邪入于阴经故也，血为阴，邪入于血而痹，故为血痹也"。总之，血痹病是由于营卫虚弱，腠理不固，外受邪气，闭阻肌肤血络，使血行涩滞，肌肤失荣而发病。

（二）辨识特点

1. 以脉辨病之轻重　以脉论病是张仲景辨证论治的一大特色。借脉象可辨识血痹病之轻重。血痹轻证"脉自微涩在寸口，关上小紧"，此"脉微"为卫阳不足，"涩"为血行涩滞，"紧"为外受风寒，小紧且在寸口、关上出现，说明受邪轻浅；血痹重证则"寸口关上微，尺中小紧"，微在寸口、关上，小紧在尺中出现，是受邪深而病情重。同为脉"微，小紧"之象，其显现部位有别，反映血痹病轻重不同的病情，亦体现张仲景以脉辨病识证的特色。

2. 辨血痹与风痹 血痹病由于气血不足，感受外邪，表现为肢体局部肌肤不仁，甚则酸痛，病轻则脉自微涩在寸口，关上小紧，病重则寸口关上微，尺中小紧。此外，重证血痹，尚可见"如风痹状"的表现，说明其症状与风痹有类似之处，即除麻木不仁外，可兼肢体疼痛或酸痛，当注意鉴别。血痹者以营卫气血不足为主，外受邪气为次，属于正虚邪少，症状多局限于肢体局部，多为麻木不仁兼疼痛感；风痹者多以感受风邪为主，症状以全身不固定疼痛为常见。

（三）治疗思路

1. 针引阳气 血痹病是因正气不足，外感风寒，使阳气痹阻，血行涩滞，肌肤失于荣养而发病。治疗可用针法引动阳气，使阳气行则邪气去，邪气去则脉和而不紧，如此则血痹可愈。此处"针引阳气，令脉和紧去则愈"是针对血痹轻证，可选用针刺、艾灸、梅花针等方法引导阳气，使阳气通畅，卫阳振奋，达到脉和而愈。

2. 通阳行痹 对于血痹重证，单纯选用针法导引阳气则面临病重而治轻的情况。因此，对于血痹重证则用温阳行痹的黄芪桂枝五物汤治疗。其治疗思路与"针引阳气"相同，只是治疗方法不同。诚如尤怡所言："寸口关上微，尺中小紧，即阳不足而阴为痹之象。不仁者，肢体顽痹、痛痒不觉，如风痹，而实非风也，黄芪桂枝五物汤和营之滞，助卫之行，亦针引阳气之意。"

【方药配伍特色与应用研究】

通阳行痹

如前所述，阳气痹阻，血行涩滞为血痹病的病机关键，故通阳行痹为血痹病治疗大法。轻则针刺，重则用药，目的均为令阳气通，血自畅。代表方为黄芪桂枝五物汤。

黄芪桂枝五物汤 方中以黄芪益气行血，为主药，合桂枝汤去甘草之甘缓恋邪，倍生姜以协助桂枝散邪。诸药合用，共奏益气温阳行痹之功。方中冠黄芪于方名，旨在强调气行则血行，此实为后世补阳还五汤之雏形。

本方临床应用极为广泛，涉及内科、外科、儿科、妇科等，临床对末梢循环障碍、雷诺病、中风后遗症、产后身痛、类风湿关节病、糖尿病周围血管病变等属体虚受邪，导致身痛、身痹者，常选用本方治疗。

实验研究发现，黄芪桂枝五物汤具有以下功用：①对气虚冻伤大鼠的益气活血治疗作用，可能是通过影响血循环而实现的。②有良好的抗炎、镇痛、抗氧化作用。③能够显著减轻 DM（糖尿病）大鼠周围神经结构和功能的损伤，降低 DM 大鼠血清丙二醛水平，提高血清谷胱甘肽水平，改善神经周围组织的氧化应激状态，提高神经生长因子含量等，并对心脏具有治疗作用。④能明显对抗垂体后叶素引起的心电图变化，降低血清 LDH、CPK 的活性和 TXB_2 的含量，提高 6-Keto-$PGF1\alpha$ 含量。

临床研究显示，黄芪桂枝五物汤能够改善糖尿病周围神经病变患者的临床症状。

NOTE

【病证研究与展望】

对于血痹病的研究，主要涉及以下3个方面：①对血痹病因病机源流的认识与考证：这类研究或是学习心得，或是为了深入研究血痹病的现代含义。②基于血痹病的病因病机、主要特征，展开血痹病与西医学相关疾病的研究，包括理论探讨与临床研究，其目的在于运用中医血痹病学说，指导临床对相关疾病的研究，提高疗效，如血痹病与雷诺病、周围神经病变、周围神经损伤、心脑血管疾病、化疗药物引发的神经毒性反应、肌皮神经炎、末梢神经炎等疾病的相关性探讨。③血痹病主治方黄芪桂枝五物汤的临床研究与应用经验：这方面的内容非常丰富。在上述研究中，尤其值得关注的是第二个方面，有学者基于中医学传统理论与临床实践，对血痹病的内涵和外延进行了有益的探索，必将有利于血痹病相关理法方药对临床杂病的指导作用。

第二节　虚劳病

【发病特点与辨治思路】

（一）发病特点

1. 多因致虚，积虚成损，积损成劳　关于虚劳病的成因，《血痹虚劳病》篇第18条指出"五劳虚极羸瘦……食伤、忧伤、饮伤、房室伤、饥伤、劳伤、经络营卫气伤"。文中的"五劳"，魏荔彤注曰"过劳伤五脏"，黄坤载亦谓"五劳，五脏之劳病也。《素问·宣明五气篇》曰'久视伤血，久卧伤气，久坐伤肉，久立伤骨，久行伤筋'是谓五劳所伤"。《千金要方·补肾第八》则指出"五劳者，一曰志劳，二曰思劳，三曰忧劳，四曰心劳，五曰疲劳"。原文中的7个"伤"字，前六伤似都属致虚劳之"因"，最后一个"伤"，则为前面诸伤之"果"。《脏腑经络先后病》篇第13条亦有"五劳""七伤""六极"之谓。对于"六极"，莫文泉云"风寒暑湿及一切病之久而不去，甚虚其气，皆极也"。尤怡则概括为"至于五劳、七伤、六极，则起居、饮食、情志之所生也"。由此可见，日常生活中，凡起居不节、劳倦太过、七情失度或久病不去，均可劳伤正气，致使脏腑虚损。《医宗金鉴·杂病心法要诀·虚劳总括》总结为"虚者，阴阳、气血、营卫、精神、骨髓、津液不足是也。损者，外而皮、脉、肉、筋、骨；内而肺、心、脾、肝、肾消损是也。成劳者，谓虚损日久，留连不愈而成五劳、七伤、六极也"。

2. 五脏虚损，脾肾为要　《血痹虚劳病》篇首先提出"虚劳"病名，所论虚劳证候包括心、肝、肺、脾、肾五脏气血阴阳的亏损，如第8条的心肾阴阳两虚，第13、14条的脾胃气血阴阳俱虚，第15条的肾气虚，第17条的心肝阴血虚，第4条的心肾阴血虚，第5条的肝脾血虚、肾阳虚，第6条的肾阴虚阳浮，第9条的肾阴阳俱虚，第10条的肾精虚，第11条的脾肾阳虚，第12条的肾精亏阳浮等，其中尤以脾肾虚损证候列举为多。此外，第3、4、5、7、9条原文句首皆冠以"男子"二字，亦体现了张仲景论五脏虚损，强调肾脏亏损的思想。至于第3条更是借脉突出虚劳病中脾肾亏损为其重点，正如陈念祖所言："此以大虚二脉提出虚劳之大纲，意者色欲过度肾精损，则真水不能配火，故脉大；饥饱劳役过度，脾气损，则谷气不能内充，故脉虚。"肾为先天之本，是真阴真阳所寄之处；脾为后天之本，乃气血营卫化生之源，若脾肾不足，则虚损难复。所以，在五脏虚损中，脾肾为关键，不仅决定着虚劳病情的进展，也与虚劳病预后有关。

3. 气血不足，阴阳两虚　虚劳是因劳伤导致虚损，涉及气血阴阳不足，脏腑功能衰退。与一般的虚证不同，虚劳病之正气虚损并非局限于某脏或某种精微物质，随着病情进展，虚劳病常表现为多个脏腑、多种精微物质的亏损，如第4、5条之气血两虚证，第12条之精血虚损，第8、13、14条之阴阳两虚等。

4. 久虚易受邪，因虚可致瘀　久病体虚，御邪能力减弱，则易感外邪，故第16条指出"虚劳诸不足，风气百疾，薯蓣丸主之"，体现虚劳日久，易受外邪侵袭的发病特点。再者，虚劳日久，气血不足，气虚血滞，血少不充，或脏腑功能失调，常引起营卫气血运行不畅，又可导致血瘀。篇中大黄䗪虫丸证，即属于因虚致瘀。

5. 见症多端　虚劳病属于慢性衰弱性疾病，基本病机是五脏气血阴阳不足，是为《金匮》杂病中单一疾病症状最多者。例如，阳虚有手足逆冷、腹中痛、面色白、小便不利等症；阴虚可见盗汗、虚烦、不得眠、手足烦热、咽干口燥、梦失精等症；阴阳两虚可见四肢酸痛、衄血、目瞑、悸、面色薄、目眩、发落等；气血不足可见面白无华、头目昏眩、衄血。从脏腑虚损角度看，肾气虚可见腰痛、少腹拘急、小便不利、短气；肾阳虚可见面色白、阴头寒、精气清冷、无子；心脾气血不足可见心悸、衄血、四肢酸痛；心肝阴血不足可见虚烦、不得眠；心肾阴阳两虚可见少腹弦急、发落、男子失精、女子梦交；脾肾阳虚可见手足逆寒、疾行则气喘、腹满、肠鸣、溏泄、食不消化；脾胃阴阳两虚则里急、腹中痛、手足烦热、咽干口燥；精血亏虚可见男子失精、妇女半产、漏下、目眩等；内有瘀血可见腹满、肌肤甲错、两目黯黑等。

（二）辨识特点

对虚劳病的辨识，《金匮》主要从脉、症两个方面进行。

1. 辨脉求病因病机　本篇所论之脉，内容非常丰富，既有单一脉象，亦有复合脉象，分别反映虚劳病不同的病因病机。例如，第3条"夫男子平人，脉大为劳，极虚亦为劳"。原文以"大"与"极虚"脉作为虚劳病的脉象总纲，反映虚劳病脾肾虚损的病机。诚如周扬俊所言："大则固为劳力饥饱，而极虚者则不免于房劳矣。"而第8条则以"极虚芤迟""芤动微紧"昭示失精证阴阳两虚的病机。余如第5条气血亏虚的"脉虚沉弦"，第6条阴虚阳浮的"脉浮大"，第7条真阳不足的"浮弱而涩"，第9条阴阳俱虚的"脉虚弱细微"，第11条脾肾阳虚之"脉沉小迟"，既反映不同虚劳证的脉象特点，又揭示各证的病因病机。

2. 抓主症察虚损之脏　由于虚劳病是诸虚不足，或气血阴阳皆不足；或数脏俱虚，故其临床表现复杂，不像其他杂病表现出特有的主症，而是呈现一种诸虚不足的综合性状态，这就给疾病的诊断带来一定的困难。但是从本篇来看，虚劳病的诊断还是有一定规律可循的。例如，第13条为脾胃虚弱，导致气血阴阳俱虚，故见"里急，悸，衄，腹中痛，梦失精，四肢酸疼，手足烦热，咽干口燥"。然该条主方小建中汤，重在甘温建中，缓急止痛，调和阴阳，故原文在论述本证时，便将"里急"一症放在第一位，突出小建中汤证虚损之脏主在脾胃，尤以阳虚不能温养为重的病机特点。余如肾气不足以"腰痛"为主症，心肝血虚以"不得眠"为主症，心肾不交、阴阳两虚以"男子失精、女子梦交"为主症等，均提示在虚劳病的辨识中，要善抓主症，以便准确判断何脏何腑之虚损。

3. 别主次，定先后之治　由于虚劳病常表现为多个脏腑亏虚或多种精微物质的虚损，且具有病势缠绵、久虚难复的特点；有时又虚实兼夹，混淆不清。因此，在治疗虚劳病时，往往很难面面俱到。这就需要辨识该病时分清病情的主次，以备治疗时拟定先后治法。本篇中最有代表性的别主次体现在以下两方面。

（1）察阴阳虚之主次　例如，第8条所论心肾阴阳两虚证，既有阳虚的失精（多为滑精）、阴头寒、少腹弦急、脉极虚或微紧；又有阴虚的失精（多为梦失精）、目眩、发落、脉芤；但从原文对主症的表述顺序看，是将"少腹弦急，阴头寒"紧接在失精一症之后，显然，桂枝加龙骨牡蛎汤证是以阳虚为主。第13条也属脾胃阴阳气血俱虚，但从原文表述可知，小建中汤证当以脾胃阳虚为主。

（2）审虚实证之主次　例如，第16条论"虚劳诸虚不足，风气百疾"证，原文将"诸虚不足"置于句首，显然意在凸显该证以气血阴阳诸虚为主，故薯蓣丸的组方用药也与之吻合。而第18条则与此有别，属于以实为主，虽然原文在表述时将"五劳虚极羸瘦"放在句首。但仅此一句是言虚象，其后的原文都在突出本证"邪实"的内容，从追寻其成因，由于食伤、忧伤、饮伤、房室伤、饥伤、劳伤，引起的"经络营卫气伤"；到概括其主症与特征，腹满不能饮食，内有干血，肌肤甲错，两目黯黑；及至突出目前的治法为缓中补虚，字里行间莫不反映大黄䗪虫丸证虚实夹杂、以实为主的特点。

（三）治疗思路

1. 补益五脏，脾肾为重　虚劳病是以五脏气血虚损的发病机理为立论依据，五脏以脾肾为主。《金匮》中治疗虚劳病的8首方剂中涉及脾肾方证的有6首。因脾胃为后天之本，营卫气血生化之源，五脏六腑皆赖以养；生机旺，化源足，则五脏皆安，故补益脾胃在治疗虚劳中至关重要，如第13条"虚劳里急，悸，腹中痛，梦失精，四肢酸痛，咽干口燥，小建中汤主之"。肾为先天之本，主藏精，是其他脏腑功能活动的原动力。虚劳后期，五脏虚劳，穷必极肾，故张仲景在治法中注重补肾，如第15条"虚劳腰痛，少腹拘急，小便不利者，八味肾气丸主之"。后世医家汪绮石在此基础上有所发展，于《理虚元鉴》中提出"治虚有三本，肺、脾、肾是也。肺为五脏之天，脾为百骸之母，肾为性命之根，治肺、治脾、治肾，治虚之道毕矣"。可见，对虚劳病的治疗从脏腑立论，以脾肾为本，抓住了虚劳的关键。

2. 性味调补，甘温为主　本篇论虚劳是以五脏气血虚损的发病机制为立论依据，根据《内经》"劳者温之""损者温之"，以及"形不足者，温之以气，精不足者，补之以味"的原则，张仲景用药突出甘温。治疗虚劳病的8首方剂中，甘温者居6首，如肾气丸、桂枝加龙骨牡蛎汤、小建中汤、黄芪建中汤、天雄散、薯蓣丸，常用的药物有人参、当归、黄芪、山药、大枣、饴糖、地黄等，均为甘温之品。

3. 攻补兼施，分清主次　久病多虚，体虚则易感外邪；久病多瘀，瘀血不去，又妨碍新血的生成。对此类虚实错杂、正虚邪实者，《金匮》在扶正与祛邪同施时，注意区分主次。若以正虚为主，扶正兼以祛邪，使邪去而正安，如第16条"虚劳诸不足，风气百疾，薯蓣丸主之"。若因虚致瘀，虚瘀并存，以邪实为主者，则祛邪兼以扶正，如第18条"五劳虚极羸瘦，腹满不能饮食……肌肤甲错，两目黯黑，缓中补虚，大黄䗪虫丸主之"。总之，临证当区分虚实孰轻孰重，重者治为主，轻者治为次。

【方药配伍特色与应用研究】

虚劳病载方8首，附方2首。根据各方功效的侧重点不同，可分为调补阴阳、养阴安神、温补肾气、补虚祛邪。兹就各方的配伍特色与临床应用、现代研究论述如下。

（一）调补阴阳

虚劳病以阴阳立论者多，在辨证上尤以阴阳两虚证多见，故治疗上以调补阴阳为主。方以桂枝汤为基本方进行加减，既体现桂枝汤的酸甘化阴、辛甘化阳的作用，也体现了仲景的辨证用药。常用的配伍结构有桂枝配芍药调和阴阳，重用芍药缓急止痛，配伍黄芪益气补中，配伍龙骨、牡蛎重镇摄纳。代表方有调补阴阳的小建中汤，重在益气补中的黄芪建中汤，交通心肾、潜镇摄纳的桂枝加龙骨牡蛎汤。

1. 小建中汤　小建中汤是治疗中气虚寒，阴阳两虚的常用方，其配伍特点表现在：一是调补阴阳，偏于扶阳。正如《金匮要略心典》谓"欲求阴阳之和者，必于中气，求中气之立者，必以建中也"。建立中气，建立中阳，是小建中汤的立方要旨。二是药用辛甘酸甘，注重甘调。《灵枢·终始》有言"阴阳俱不足，补阳则阴竭，泻阴则阳脱，如是者可将以甘药"。方中饴糖既是甘调，又是甘缓。三是重用芍药，缓急止痛。与《伤寒论》芍药甘草汤义同，也有学者认为是平肝止痛兼清少阳。临床以脘腹痛、脘腹部挛急不舒，或伴心悸、衄血、四肢酸疼、舌淡苔白润、脉细弱或虚缓为主症。常用于治疗腹痛、便血、眩晕、胃痛、虚黄、产后身痛等证属脾胃阳虚或阴阳两虚偏阳虚者。

现代研究主要集中在本方对消化系统疾病如胃溃疡、胃脘痛等的疗效观察，对胃衰老的实验研究及免疫指标的影响。而文献学研究则表明，小建中汤主要用于治疗消化系统疾病，临床症状主要为腹部自觉症状，加减药物主要为补气药。

2. 黄芪建中汤　本方由小建中汤加黄芪组成，主治阴阳两虚、以气虚突出的虚劳病。除具备小建中汤证的主症外，还常见少气、自汗、恶风、倦怠、身重等。

本方临床应用广泛，除对胃及十二指肠溃疡病属脾胃虚寒者有很好疗效外，还可用于治疗中气虚衰所致的多种疾患，如萎缩性胃炎、胃窦炎、习惯性便秘、过敏性鼻炎、顽固性口腔溃疡、慢性中耳炎、白细胞减少症、血小板减少性紫癜、营养不良性贫血、恶性肿瘤化疗后毒副反应、妇女盆腔炎、原发性痛经、子宫内膜异位症、冷风性荨麻疹及心悸、水肿等多系统疾病。实验研究发现，本方具有抗溃疡、镇静和解痉、抑制胃液和胃酸分泌、促进溃疡愈合、调节胃黏膜组织代谢、调节免疫功能等作用。

3. 桂枝加龙骨牡蛎汤　本方主治阴阳两虚的遗精证。方中桂枝汤辛甘化阳、酸甘化阴，调补阴阳，加龙骨、牡蛎潜镇摄纳。本方证主症为男子初起遗精，渐至滑精，少腹拘急不适，前阴冷，目眩，脱发，女子可见梦交，舌淡红或稍淡白，苔薄白润，脉芤动或微紧。其病机为阴阳两虚，阳不摄阴，心肾不交。

本方温阳摄阴，临床常用于治疗失精、梦交、自汗、盗汗、遗尿、早泄、阳痿、脱发、神经官能症、妇女带下、失眠、小儿夜啼等属阴阳俱虚，不能阳固阴守者。辨证多抓住病程长、体质弱，有汗而热不解、汗性黏凉、舌质淡嫩、脉细无力等。

（二）养阴安神

此法是为虚劳病阴血不足导致的失眠证而设，故以酸枣仁养阴安神为主。代表方为酸枣仁汤。

　　酸枣仁汤　本方主治心肝血虚、心神失养的失眠，临床症见失眠、头痛、五心烦热、舌红、脉细数等。治以养阴清热，宁心安神。方中以酸枣仁为君，以养肝阴，与甘草合用，酸甘合化，以增养阴之力。知母清虚热，川芎理血疏肝，茯苓宁心安神，共奏养阴清热，宁心安神之效。是治疗失眠的经典方剂，多与百合地黄汤、柴胡加龙骨牡蛎汤加减合用。临床多用于肝阴不足，虚热内扰的失眠、盗汗、神经性心悸、眩晕、惊悸、神经衰弱、神经官能症等。有研究发现，给正常人服用酸枣仁汤后，服药者的入睡度、熟睡度、觉醒时的爽快感较好。实验研究还发现，本方具有镇静催眠、抗惊厥、抗抑郁、抗焦虑、降血脂、调节心脑血管系统的功能、改善记忆等作用，同时对肝细胞损伤具有保护作用和治疗作用。

（三）温补肾气（肾阳）

　　该法是为虚劳病肾气不足或肾阳虚弱证而设，其补肾之法或脾肾兼扶，或缓缓生气，常用之药为炮附子与桂枝。代表方有肾气丸、天雄散。

　　1. 肾气丸　本方在《金匮》中出现频次最多，是辨证论治中异病同治的典型体现。本方证主要表现为腰酸痛或腰膝酸软，劳则加重，畏寒肢冷，小便不利，或夜间尿频，面色㿠白，舌淡胖、边有齿痕，苔白润，脉沉迟或弱，因肾气虚弱，阳不化气所致。本方在大量滋阴药（干地黄、山茱萸）中加入少许的附子、肉桂，"意不在补火，而在微生火，即生肾气也。故不曰温肾，而名肾气"（《伤寒来苏集》），旨在缓缓恢复肾气。今人将肾气丸广泛用于治疗属肾气虚弱的多系统多种疾病：①心血管系统疾病，如心绞痛、缓慢性心律失常、冠心病窦性心动过缓、高血压病、脑血管病伴偏瘫、静脉血栓形成。②呼吸系统疾病，如慢性支气管炎。③消化系统疾病，如泄泻、便秘。④泌尿系统疾病，如肾病综合征、慢性肾功能不全、肾积水、淋证、前列腺病、先天性疝。⑤内分泌系统疾病，如糖尿病、甲状腺功能低下症、肾上腺皮质功能低下症。⑥生殖系统疾病，如性功能障碍、不育症。⑦骨骼系统疾病，如骨质疏松症、腰椎间盘突出症。

　　本方的药理研究主要集中在抗衰老、提高免疫、提高生殖机能、抗肿瘤等。后世的衍生方也较多，一是肾气丸加味，如严用和的加味肾气丸、十补丸；一是减味，如钱乙的六味地黄丸；一是加减方，如朱丹溪的滋阴大补丸及张景岳的左归丸（饮）、右归丸（饮）、七味都气丸、济生肾气丸等。

　　2. 天雄散　本方由附子、桂枝、白术、龙骨组成，主治肾阳不足的失精证。本方的用药特点体现在用桂枝、炮附子温助肾阳的同时，兼以温补脾土，寓有培补后天以助益先天之意。本方证为早泄滑精、精液清冷，或阳痿不举，伴腰膝酸软、畏寒怯冷、手足不温，舌淡白苔薄润、脉沉无力等。临床医家用本方治疗因肾阳不足引起的失精、腰痛、头痛、阳痿、不育症、阴汗、阴冷、更年期综合征等。

（四）补虚祛邪

1. 补虚散风，侧重健脾

　　薯蓣丸　本方用薯蓣专理脾胃，人参、白术、茯苓、干姜、豆黄卷、大枣、甘草、神曲益气调中，当归、川芎、芍药、地黄、麦冬、阿胶养血滋阴，柴胡、桂枝、防风祛风散邪，杏仁、桔梗、白蔹理气开郁。全方以健脾扶正为主，兼顾祛邪，补中寓散，是体虚易感外邪的首选方。主治人体气血阴阳诸不足，容易受外邪侵袭而形成虚损兼外邪之证。本方证临床见症不一，总以气血阴阳俱不足之症为主，兼容易感受外邪侵袭而引发旧疾为特点。

医家除将本方用于治疗慢性脾胃虚弱，气血不足，易感外邪引起的头晕、目眩、腰痛、背痛、肢冷麻木以外，还用于治疗周期性麻痹、重症肌无力早期等。实践证明，本方对产后受风、产后风湿、虚人外感、老年体虚等有较好疗效。亦有医家将薯蓣丸用于慢性心脏病心功能减退的恢复治疗，收效良好。临床上多以本方制成膏方以提高机体免疫力。

2. 祛瘀补虚，润养阴血　此法是针对虚劳干血证而设，于消瘀之中兼滋养阴血。其用药特点是以数味虫类药攻瘀为主，并制为丸剂，体现用峻药缓攻的精神。代表方为大黄䗪虫丸。

大黄䗪虫丸　方中用大黄、䗪虫、桃仁、虻虫、水蛭、蛴螬、干漆活血化瘀；芍药、地黄养血补虚；杏仁理气；黄芩清热；甘草、白蜜益气和中。诸药合用制成丸剂，意在峻药缓用，使祛瘀而不伤正，扶正而不留瘀，达到攻补兼施的目的。

大黄䗪虫丸不同于一般的活血化瘀方剂，是活血药与补肾、养阴等扶正药同用之方，虽破血散结力猛，但攻瘀而不伤正，特别适用于久病正虚，干血瘀结，而形成肿块的干血证。

临床常用本方治疗良性肿瘤、肝脾肿大、肝硬化、子宫肌瘤、结核性腹膜炎、脂肪肝、脉管炎等有瘀血征象者，长期服用有改善症状作用。对本方的研究多集中在抗肿瘤、抗肝纤维化、降低血液黏稠度等方面。

【病证研究与展望】

虚劳病属于虚损类病证，症状复杂，病程缓慢，涉及多个系统，与多种危及人类健康的疾病相关，如慢性疲劳综合征、抑郁症、艾滋病等，亦与亚健康状态有密切关系。

慢性疲劳综合征是一组以长期持续疲劳为突出表现，同时伴有低热、头痛、咽喉痛、肌肉关节痛及一些身心不适应感觉等的多种症状，在临床前期可表现为以注意力不集中、记忆力下降、睡眠障碍和抑郁等非特异性表现为主的一组症候群，体格检查和常规检查一般无明显异常。根据其表现，与虚劳病有诸多相似之处。

亚健康是20世纪80年代中期，由苏联学者N·布赫曼提出。世界卫生组织对其定义为"亚健康是一种既没有疾病，又不健康的状态，是介于健康与疾病之间的一种状态"。在其种种纷繁复杂又极不稳定的不良感觉中，表现最为集中的是记忆力减退、失眠多梦、神疲乏力等心神失养症状，故可归属于中医的虚劳范畴。抑郁症是以显著而持久的情绪低落、活动能力减退、思维与认知功能迟缓为主要临床特征的情感性精神障碍。因其发病缓慢，病程较长，缠绵难愈，临床多见形神衰惫，心悸气短，面容憔悴，自汗盗汗，五心烦热，或畏寒肢冷，身体羸瘦，甚则大肉尽脱，不思饮食，脉虚无力等，故有学者认为，抑郁症和虚劳病的发病特点具有相似性，临床亦有用桂枝加龙骨牡蛎汤治疗本病的报道，且未见不良反应，远期疗效亦好。

艾滋病在患病一段时间后，常表现为进行性消瘦、乏力、纳少、腹泻、自汗盗汗等，至疾病中晚期，乃呈现极度消瘦乏力等一派元气亏损、精气不足或衰竭的临床表现，故有研究者认为，该病也可归为虚劳范畴。临床实践也证明，用《金匮》诸方治疗该病皆有疗效，如表现为脾虚感邪，可从脾论治，用薯蓣丸理脾散邪；若乏力、纳呆、腹痛、泄泻等以气虚为主者，可投小建中汤、黄芪建中汤培土生金以调理脾肺；若瘀血阻滞者，可用桂枝汤合大黄䗪虫丸加减治疗。

【疑难梳理】

1. "干血"与瘀血含义是否相同？

2. 历代医家对与虚劳病相关的"五劳、七伤、六极"有哪些不同看法？

3. 如何理解黄芪建中汤方后注"补气加半夏"？

第七章　肺痿肺痈咳嗽上气病

　　《肺痿肺痈咳嗽上气病》篇论述肺痿、肺痈、咳嗽上气等肺系常见病证的辨证论治。肺痿即肺气痿弱不用，以多唾浊沫、短气为主症，为肺之虚劳，属于慢性虚弱性疾病。肺痈是肺脏发生痈脓，以咳嗽、胸痛、吐腥臭脓痰甚或脓血为主症，其病变多为邪实，乃由风热毒邪犯肺，热壅血瘀酿成痈脓所致。咳嗽上气，则是以咳嗽、气喘为主症的疾病，虚者多由肺肾两虚，气失所主而不纳所致；实者常因内外合邪，肺气壅滞而成。

　　《肺痿肺痈咳嗽上气病》篇所论病证及方治，为后世肺系病证的辨病与辨证论治奠定重要基础。

第一节　肺痿病

　　肺痿病名为张仲景首创，《肺痿肺痈咳嗽上气病》篇不仅论述肺痿的成因、病机、主症，且与肺痈进行鉴别诊断。肺痿可分为阴虚和阳虚两类，阴虚肺热，气烁而痿，则为虚热肺痿；虚热肺痿迁延日久，阴损及阳，或素体阳虚，肺中虚冷，病从寒化，则成虚寒肺痿。创制麦门冬汤、甘草干姜汤等有效经方，开后世诊治肺痿之先河。

【发病特点与辨治思路】

（一）发病特点

1. 肺气痿弱为发病关键　①"重亡津液"是形成肺痿的病理基础。《肺痿肺痈咳嗽上气病》篇第1条指出肺痿之病"或从汗出，或从呕吐，或从消渴，小便利数，或从便难，又被快药下利，重亡津液，故得之"。可见肺痿多发于他病或误治之后，津液大亏，以致阴虚。②"热在上焦"是肺痿形成的中间环节。阴虚渐生内热，熏灼于肺，肺失清肃，遂气逆作咳。③"因咳为肺痿"，即久"咳"可致肺之气阴两伤，痿弱不振，而成虚热肺痿。诚如《医宗金鉴》所言："热在上焦，不咳，不病肺痿也，因热病咳，则为肺痿。"

2. 肺气虚冷为虚寒肺痿之病机要点　第5条中有"所以然者，以上虚不能制下故也。此为肺中冷"，提示虚寒肺痿的病机要点为肺气虚冷。究其形成之因，一可由虚热肺痿治疗失当，或经久不愈转归而成；二与体质有关，如患者素体阳虚，邪易从寒而化，终成肺中冷的虚寒肺痿。

　　肺痿无论虚热证或虚寒证，其肺气痿弱不用病机则一，正如尤怡所言："肺为娇脏，热则气烁，故不用而痿，冷则气沮，故亦不用而痿也。"其实质总属阴阳两虚之慢性虚弱性疾病。

（二）辨识特点

1. 抓住主症，辨肺痿寒热之性　结合本篇原文，肺痿有虚寒、虚热证之别，临床虚热证为多见，其辨识当抓住主症：①虚寒肺痿症见"吐涎沫""多涎唾"，是肺中虚冷，阳气不布，津液不化，停蓄于肺，上泛于口，遂频吐涎沫，其性状稀薄清冷；这与虚热肺痿因热在上焦，煎熬津液而见"口中反有浊唾涎沫"者不同。②虚寒肺痿"不咳"，是上焦阳虚，肺气微弱，而肺气上逆的机能反应性减弱；此与虚热肺痿"咽喉不利"稠痰难出而咳显著者不同。③"不渴"也是虚寒肺痿的主症之一，因肺气虚冷，上焦无热，故口不渴；而虚热肺痿是"热在上焦"，且始于"重亡津液"，故当口渴。④虚寒肺痿尚有"必遗尿，小便数""必眩"等症，皆由肺冷气沮，上虚不能制下，清阳不升，头失温煦而成；而虚热肺痿则不具。

2. 脉症合参，识肺痿、肺痈之别 肺痿与肺痈均有咳嗽、吐痰、脉数的表现，然其病性一虚一实，不可混淆：①肺痿以"口中反有浊唾涎沫""息张口短气"为主症，不仅与肺阴虚的通常干咳少痰或无痰不同，更与肺痈痰热内壅，血瘀肉腐，见"口中辟辟燥，咳即胸中隐痛……咳唾脓血"者有异。②临床辨识还当脉症合参，本篇第1条第3段指出"脉数虚者为肺痿，数实者为肺痈"，正是揭示了虚热肺痿与肺痈的不同病性，依据脉象可以鉴别病证。肺痿乃虚热熏灼，肺气痿弱，故其脉数虚，或细数而无力，为虚热证；肺痈脉数实，如见"脉反滑数"是数而有力，为痰热内壅，乃实热之征。

（三）治疗思路

1. 补气为要 肺痿是肺气痿弱不振，其病性总属虚证，临床可包括肺部的多种慢性虚损性疾病。因此，其治当重视顾护正气，以不离补气为要。虚寒肺痿治用甘草干姜汤，要点在辛甘升阳；虚热肺痿治用麦门冬汤，亦含补气之人参、大枣、甘草。

2. 培土生金 肺痿总属虚证，其虚热证为"重亡津液"、虚火上炎，久咳终致气阴两虚，故其治不离滋阴降火，益气补虚；虚寒肺痿为上焦阳虚，肺气虚冷，其治疗关键在于温肺复气。然肺痿虽病在肺，但攸关于脾，因脾土为肺金之母，脾胃为气血津液生化之源，虚则补其母，故"培土生金"成为肺病虚证千古治疗名法。无论虚寒证的甘草干姜汤，亦或虚热证的麦门冬汤，皆从中焦入手，以达"培土生金"，气阴两旺之效，不可不察。

【方药配伍特色与应用研究】

本篇治疗肺痿主要载方2首，其功效各有侧重，体现虚寒、虚热两类肺痿的主要治法，即温肺复气与滋阴降火、益气补虚。

1. 甘草干姜汤 本方治疗虚寒肺痿，具有温阳散寒、温肺复气之功。方中药物仅有2味，其配伍之妙，一在于甘草炙用且倍于干姜，取其甘温可补益肺脾之气，治疗阴不足，必以大量炙甘草为君，即温病学家所谓"甘守津还"；二是干姜炮用，可减其辛散之性，扶阳而不伤阴，守而不走，以固津气。

虚寒肺痿的辨证要点为多唾涎沫，口淡不渴，小便频数或遗尿，无热恶寒，舌淡苔白，脉迟。

本方除治疗虚寒肺痿外，临床还可用于治疗多种疾病，如咳喘、冷哮、过敏性鼻炎、重症肺炎、胃脘胀痛、眩晕、遗尿等，也有治疗肺癌咯血者。选用本方的主要依据是辨证属中、上二焦虚寒，通常根据不同症状进行加味使用者较多。

实验研究方发现，甘草干姜汤有以下作用：①改善变应性鼻炎大鼠的症状，对鼻黏膜有一定修复作用，其机制可能与调节外周血中 γ- 干扰素、白细胞介素 -4 水平有关。②能减轻博来霉素导致的大鼠肺纤维化程度，并通过增加抗氧化防御系统，调控 SIRT1 和 TGF-β_1 发挥作用。

2. 麦门冬汤 原文提出本方主治"火逆上气"证，多数医家根据《肘后备急方》用本方"治肺痿咳唾涎沫不止，咽喉燥而渴"，认为其可主治虚热肺痿，或虚火咳喘证。全方共有 6 味药，其配伍之妙有二：一在于大量滋阴药中配以少量温燥药，麦门冬与半夏的比例为 7∶1，重用麦门冬为君，润肺养胃，并清虚火；半夏为佐，辛燥既降气化痰，又可防麦冬之滋腻，非此不足以祛除浊痰；二于滋阴清热降火之中辅以益气生津药，人参、甘草、大枣、粳米为臣，养胃气而生津，津充则虚火自敛，寓"培土生金"之意。诸药合用，有清养肺胃，降逆下气之功。

临床把握本方的病机为肺胃津伤，阴虚内热，虚火上逆，或兼脾胃虚弱。其辨证要点除见咳唾浊痰外，尚有咽喉干燥不利、咯痰不爽、口干喜得凉润、舌红少苔、脉虚数等。麦门冬汤可治疗肺痿虚热型及虚火咳喘证，诸如慢性咽炎、慢性咳嗽、慢性支气管炎、干咳、变异性哮喘、感染后咳嗽、肺结核、矽肺等证属肺阴亏虚、虚火上炎者，均可用之；还可用于慢性胃炎、胃及十二指肠溃疡属胃阴亏虚者。此外，对妊娠咳逆、糖尿病、肺不张、特发性肺间质纤维化及鼻咽癌、食管癌术后出现口干、咽干，舌红少津等毒副反应，符合本方证病机者，均可使用本方。

总结麦门冬汤的临床应用规律，主要体现在 3 个方面：一是从"上气"扩展应用于呼吸系统疾病；二是从"咽喉不利"扩展应用于五官科疾病；三是根据药物配伍特点应用于消化系统、内分泌系统疾病及肿瘤等。

目前运用麦门冬汤方的临床报道以个案为主，尚缺乏大样本的临床研究。实验研究显示，该方具有以下作用：①对肺纤维化模型有促进自由基清除、改善抗氧化功能、减轻脂质过氧化反应的作用。②有减轻纤维化早期阶段肺部病理损害的作用，抑制 TNF-α 过度表达可能是其作用机制。③可下调肺组织 NF-κB 及 IL-1 蛋白表达，具有较好的防治放射性肺损伤作用。④合苇茎汤可延长荷瘤小鼠的生存期，有一定的抵制肿瘤增长和增强免疫能力的作用。

此外，结合麦门冬汤临床运用文献研究表明，该方能改善慢性萎缩性胃炎病理状态，明显加速胃排空，改善胃肠功能紊乱；有抗炎、改善呼吸道过敏、气道清除和抑制其分泌作用；对肿瘤化疗药物能明显的增效和降低其副作用。

【病证研究与展望】

综合当代医家对本篇肺痿的研究，主要集中在病因病机、临床表现、治疗方药及中西病名对应 4 个方面。

病因病机：①主要认为阴亏、虚热、气耗乃肺痿之病理基础。而因形寒饮冷伤肺及阴病及阳所造成的虚寒肺痿乃是肺痿的一个变证。②认为肺痿无论虚寒、虚热或寒热错杂，其病久必有瘀血，久病致瘀的病机包括因虚成瘀、因寒成瘀、津涸成瘀等多个方面。

临床表现：①认为肺痿除有吐浊唾涎沫、短气、脉虚数等症以外，尚应有骨蒸盗汗、五心烦热、痰中带血、干枯消瘦或声哑喉痹等症。②认为虚热肺痿症状有咳吐泡沫样痰涎，质较黏稠，或咳痰带血，咳声不扬，甚则音嘎，气急喘促，喉间哮鸣，口渴咽燥，饮多，或口涩口苦，午后潮热；亦有自汗，形体消瘦，皮毛枯焦，胸肌瘦缩，腹肌弛张，纳少便干，溲黄，舌红质干，舌下瘀血瘀络，苔微黄，脉虚数。而虚寒肺痿则可见咳轻气弱，咯吐白色涎沫、清稀量多，口淡不渴，胸平不满、肌痿、蜷卧，腹肌紧张，气短不足以息，头眩，睛青白，面白无华或浮肿，神疲乏力，形寒肢冷，纳少，大便色淡或溏薄，溲频色白或尿后遗沥等，舌质淡或舌面滑润，苔白濡，舌下瘀络，脉虚弱等症。③认为肺痿病临床可见久咳，痰稠浊或稀，色白，量大或很少，口干舌燥津少（舌质不一定很红），咽部不适，脉细弱，或数或稍弦。并强调患者同时在舌面左右两侧，有两条平行且由极黏稠"细碎"唾液形成的带状"白线"，则基本可肯定诊断为"肺痿"。④也有认为肺痿咳喘虽甚，总以无痰为主，常见口燥咽干，重者才吐白沫，其痰的特点为：第一不带痰块，第二胶黏难出，第三必伴口燥咽干，第四白沫之泡小于粟粒，轻如飞絮，结如棉球，有时黏在唇边，吐不下来。此与一般水湿所生的泡沫痰不可比拟。⑤更有学者对汉代以降28位医家论肺痿文献进行统计，共计出现各种症状130余条次，涉及症状10余种。其中最为集中的是咳嗽（52.08%）、唾涎沫（52.08%）、喘息（47.92%）。

治疗用药：除使用《金匮》麦门冬汤、甘草干姜汤治疗肺痿外，亦有用喻昌清燥救肺汤加减、王海藏紫菀散加减，或自拟肺痿方加减者。

中西病名对应：有学者提出，肺痿是肺叶萎弱不用，临床以咳吐浊唾涎沫为特征，可包括肺部的多种慢性虚损性疾病。痿义同萎，如草木枯萎不荣曰萎，引申到肺脏，一般认为有两重意义：一指肺叶失润，不能发挥正常功能；二指肺脏实体性的改变。可包含西医的慢性支气管炎、支气管扩张、特发性肺间质纤维化、肺脓疡、矽肺、肺组织萎陷、肺体积缩小所致的肺不张等。

上述研究皆源自于《金匮》，又有所发展，一方面充实了《金匮》"肺痿"的辨治内容，另一方面也为后世的深入研究奠定了基础。值得强调的是，在辨治肺痿时，中医辨证应与西医辨病相结合，传统的中医学理论当与西医学相结合，方能事半功倍，药到病除。

【疑难梳理】

后世医家对"若服汤已渴者，属消渴"有哪些不同看法？你认为哪一种观点更符合张仲景原意？

第二节　肺痈病

《肺痿肺痈咳嗽上气病》篇论述肺痈的病因病机、脉证及预后，其中有关肺痈不同病理阶段之论，实已具备卫、气、营、血辨证的雏形，为后世温病学家创立卫气营血辨证奠定重要基础。

【发病特点与辨治思路】

（一）发病特点

1. 外感风邪，内舍于肺　本篇第2条始论"寸口脉微而数，微则为风，数则为热"，是借脉象提示肺痈之初常因感受风热病邪所致。"风中于卫""风伤皮毛"，或言风寒之邪由表而入，风为阳邪，入里易于化热，此时邪气尚浅；继则"风舍于肺，其人则咳，口干喘满，咽燥不渴，多唾浊沫，时时振寒"。第1条有论"脉反滑数，此为肺痈"，提示风邪已由卫表深入肺之气分，壅滞肺气，病势加重。可见，外感风热、内有痰浊、内外合邪，乃形成肺痈的重要一步。

2. 热过于营，因瘀致痈　"热过于营，吸而不出"，"热伤血脉"，"热之所过，血为之凝滞，蓄结痈脓，吐如米粥"，提示风热痰浊由气到营，由营及血，致热壅血瘀，肉腐血败，终结成肺痈。

（二）辨识特点

1. 详审主症，明辨病期　本篇第 2 条将肺痈的病理演变过程，分为表证期、酿脓期、溃脓期 3 个不同阶段。表证期为"风伤皮毛"，即风热犯表，多见发热恶寒、有汗、咽喉干燥、咳嗽、脉浮数等表证；酿脓期即"风舍于肺"，肺气不利，气不布津，停而为痰，多见咳喘胸满、胸痛、口干咽燥、多唾浊沫、时时振寒、脉滑数等，继而"热过于营""热伤血脉"，瘀热成痈；溃脓期"热之所过，血为之凝滞，蓄结痈脓"，血败肉腐，故见咳唾脓血，形如米粥。明辨肺痈不同阶段的病理发展规律，不仅为其治疗提供重要依据，也为温病学的卫气营血辨证奠定重要基础。

2. 振寒、脉数，病势推进　"时时振寒"与"脉数"并见，是肺痈酿脓而病势深入推进的特点。一般风热表证发热恶风并见，脉多浮数，治以疏风解表发汗可解。肺痈酿脓期是"风舍于肺""热过于营"，营中有热，其脉必数或滑数有力；"时时振寒"多为痈疡酿脓现象，乃风热毒邪已由卫表深入于肺，累及营分，肺气壅遏，热毒已盛，邪正相争，故而时时振寒。可见，振寒、脉数乃肺痈病变的重要征象，不但说明肺在酿脓，也是病势发展的标志。

（三）治疗思路

1. 始萌早治　"始萌可救，脓成则死"，提示肺痈初起，邪盛而正未虚，病邪较浅易祛，故宜早治；脓成之后，正已虚而邪未去，故治难收功。强调本病应注重早期诊断、早期治疗，以免病情加重蔓延。

2. 泻肺开闭　肺痈为邪气犯肺，总属实证，祛邪利肺成为总则。表证期宜宣肺解表；若表证已罢，肺气壅闭，治当及时泻肺开闭，清热散结，以防成痈。

3. 祛瘀排脓　肺痈热壅血瘀，蓄结成脓，则务以祛瘀排脓、清肺解毒为要，此时还当勿损正气。

【方药配伍特色与应用研究】

本篇肺痈治方主要有 2 首，葶苈大枣泻肺汤与桔梗汤，分别用于肺痈的不同阶段，其治法体现了开泻肺气与解毒排脓的不同。兹就各方药的配伍与临床应用、现代研究论述如下。

1. 葶苈大枣泻肺汤　临床选用本方的难点在于要把握葶苈大枣泻肺汤的适应证。对此，注家有不同观点：①喻昌《医门法律》认为本方适用于肺痈表证入里而脓未成时。②张璐《张氏医通》认为本方适用于肺痈脓已成时。其实，不论肺痈初起、未成脓或已成脓，只要属于"邪实气闭"的实证，皆可用本方开泄肺气，消痰平喘。本方可治疗肺胀、支饮、悬饮等属邪实气闭于肺之证，并常用于治疗多种原因引起的胸腔积液（包括结核性、恶性肿瘤等）、慢性充血性心力衰竭、痰瘀阻肺型肺癌、肺心病等。临床多随证加味或与他方合用。

临床研究表明，葶苈大枣泻肺汤辅助治疗慢性心力衰竭具有良好的临床疗效，可显著改善心衰患者的心功能，降低患者的 CRP 和 IL-6 水平，并降患者微量尿白蛋白水平，安全性良好。

实验研究发现，随着病情的发展，肺癌小鼠模型的胸腔积液量和壁层胸膜间皮细胞 AQP1 的表达水平逐渐增加。而用葶苈大枣泻肺汤干预后，模型小鼠的壁层胸膜间皮细胞 AQP1 及其 mRNA 表达水平显著降低，胸水亦减少。

2. 桔梗汤　本方主要用于肺痈脓已成之证。以"时出浊唾腥臭，久久吐脓如米粥"为主要指征。方中药物仅两味，桔梗辛苦而平，辛则散，苦则降，善开提肺气，祛痰排脓以治标；甘草甘平，生用泻火解毒，润肺祛痰以治本。二药伍用，标本兼顾，共奏祛痰排脓、清热解毒之功。

临床用本方治疗肺痈病当把握时机：①见吐腥臭如米粥状脓浊物者，即脓已成者。②病情有转虚趋势时。本方因药少力弱，常与苇茎汤配合使用，如再加清热解毒排脓药物，则疗效更好。

以桔梗汤加味而成的衍生方，广泛记载于内、外、儿各科医著中。例如，《外台秘要》以桔梗、甘草加地黄、当归、白术、败酱草、桑白皮、薏苡仁，亦名桔梗汤。《御药院方》以桔梗、杏仁、甘草，主治胸中结气，咽喉不利。《万氏家抄方》以桔梗、甘草、防风、牛蒡子、玄参、升麻、射干，主治咽喉肿痛。《幼科类萃》以人参、桔梗、甘草，主治小儿感冒风热，火气熏逼，痘疹蕴毒上攻而见咽喉肿胀，咳嗽失音。

桔梗汤临床除用于治疗肺痈外，尚可用于风热咽痛、风寒咽痛、虚火咽痛及失音，成为治疗咽喉疾病的基础方剂。本方加味还可治疗急慢性咽喉炎、咽喉源性咳嗽、急性支气管炎、支气管扩张、变应性鼻炎、老年肺炎、放射性食管炎、胃食管反流性咽炎等。

现代研究发现，桔梗汤在中医儿科使用频率较高，有学者分析 38736 张中医儿科临床处方后发现，甘草、桔梗的使用频次位列所有中药的前 2 位，分别为 55.6%、32.6%。实验研究发现：①当桔梗汤中桔梗和甘草的用量比例为 1:1 时，使脓液稀释而易于排出的作用尤为显著。②桔梗汤的宣肺止咳、利咽解毒、祛痰排脓之功与抗炎、祛痰等作用有关，其主要活性成分为桔梗皂苷和甘草皂苷。③清热解毒中药配伍桔梗汤后，其疗效优于单用清热解毒中药，提示桔梗汤对清热解毒中药治疗内毒素感染所致肺部炎症反应有明显增效作用。④加味桔梗汤（桔梗、甘草加金银花、连翘等）治疗实验性肺纤维化，结果表明，给药组动物最终生存数量明显多于模型组，提示加味桔梗汤可能具有治疗肺纤维化的作用。推测其作用靶点可能与促进 BMP7 蛋白表达有关。

从目前研究看，尚未见有关桔梗汤化学成分分析的报道，这可能是受制于桔梗中皂苷类成分的结构复杂多样，性质不稳定，且处于末端吸收等原因。桔梗汤的物质基础需进一步深入研究，近年来，其中一些辅助成分或"无效"成分的作用正逐渐受到重视。此外，桔梗汤的配伍机制研究也相对较少，今后可从以下方面展开深入研究，如配伍后共煎过程中是否产生化学成分或溶出变化，配伍是否改变相关成分的体内过程等。

【病证研究与展望】

综合当代学者对肺痈的研究，主要涉及两个方面：①病因研究：认为本篇肺痈条文虽然不多，但较全面地概括了风邪、痰、饮均是肺痈的致病因素。其中风热、痰热作为肺痈发生的因素已为广大医家所认同。水饮、风寒犯肺所致肺痈还有待进一步观察研究。②预后研究：有医者对肺痈"吐之则死"提出不同的观点，认为咳吐脓血不可轻率断定为预后不良甚至濒临死亡，从"当有脓血，吐之则死"的行文看，"吐之"更像是治疗肺痈的方法，而非咳吐脓血的症状表现，即采用咳吐的方法，使蕴结肺中之脓血随咳吐而排出体外。

《金匮》对肺痈的病因病机、演变规律的论述十分精辟，后世医家在此基础上补充了表证期及恢复期的治疗，丰富了肺痈的分证论治。就目前研究来看，临床运用本篇方剂加味治疗的体会报道较多，今后还应在肺痈的诊断、疗效标准，以及各期的高效方药方面加强研究。

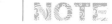

【疑难梳理】

1. 如何理解本篇原文第 1 条肺痈"口中辟辟燥"一症？

2. 后世对本篇原文第 2 条"脉微而数"有哪几种看法？何者更接近张仲景原意？

3. 对原文第 2 条中"吐之则死"宜做何解？

4. 葶苈大枣泻肺汤究竟适宜于肺痈病何期？

5. "咳唾脓血"是否只见于肺痈一病？

第三节　咳嗽上气病

【发病特点与辨治思路】

（一）发病特点

1. 内外合邪，壅滞肺气　《肺痿肺痈咳嗽上气病》篇所论咳嗽上气实证者，多为内有停饮，风邪外袭，以致肺气胀满，邪实气闭，肺失宣降而成。例如，第 13 条即为外感风热，或风寒郁而化热，与内在水饮相合，饮热交阻，壅滞于肺而成。第 14 条则是素有水饮内伏，复感外寒而诱发肺胀，故见喘咳上气、胸胁胀满。

2. 痰浊壅盛，郁闭肺窍　亦有因痰浊壅盛，咳喘急发者，如第 7 条，因其痰黏浊，难以咳吐，壅滞于肺，阻塞气道，呼吸困难，故病急势危。

（二）辨识特点

1. 证分虚实，位在肺肾　气逆而喘可分虚实：①虚者如第 3 条，因正虚气脱，多见于久病肾虚不纳，其脉按之浮大无根而无力，并可伴气逆作喘，呼多吸少，声低气怯等症。或有肺胃阴伤，虚火上炎者，如第 10 条，其证可见咽喉干燥不利、咯痰不爽、口干喜得凉润、舌红少苔、脉虚数等。②本篇属实者最为多见，如第 4 条"上气喘而躁者，属肺胀，欲作风水，发汗则愈"。"肺胀"既为病名，也是病机概括，即是指咳嗽而喘，其喘声高息粗，伴烦躁不宁、脉实有力。病机多为外邪束表、水饮内停，内外合邪，肺气胀满，邪实气闭。

2. 同为实证，寒热有别　第 6 条云"咳而上气，喉中水鸡声，射干麻黄汤主之"。以方药测知，是寒饮郁肺，上入喉间，呼吸气激，气触其痰，故而咳逆上气，其痰多清稀，易于咳出。第 13 条云"咳而上气，此为肺胀，其人喘，目如脱状，脉浮大者，越婢加半夏汤主之"。是饮热迫肺而致咳嗽上气，以其人喘甚、目如脱状、脉浮大为脉证辨识要点，伴有咯痰不利、口舌干燥。

3. 诊脉浮沉，指导治疗　诊脉在辨识病证中起着重要作用。例如，第 8 条云"咳而脉浮者，厚朴麻黄汤主之"。第 9 条云"脉沉者，泽漆汤主之"。这两条皆以咳为主症，但其脉浮沉有别，厚朴麻黄汤之脉浮者揭示病位偏上而近于表，故可见咳喘胸满、烦躁、脉浮、苔滑等主症，治宜宣肺降逆；泽漆汤之脉沉者说明病位偏里而结于胸胁，除见咳喘外，还可见水肿、小便不利、脉沉等，主以逐水消饮。两者自当详辨。

（三）治疗思路

1. 急则治标，重视祛邪　本篇咳嗽上气内容，详论实证而略论虚证，所载治方 7 首（射干麻黄汤、皂荚丸、越婢加半夏汤、厚朴麻黄汤、泽漆汤、小青龙加石膏汤、麦门冬汤），除麦门冬汤外，均以宣降肺气为主，足见对本病的治疗急则治标，重视祛邪。

2. 表里兼顾，多用辛散　本篇所论咳嗽上气之肺胀，多为外感邪气、内停水饮，内外合邪，故其治体现表里兼顾，用药多以辛散。据其寒热，辛散或配温化，如射干麻黄汤；或伍清热，如越婢加半夏汤。

【方药配伍特色与应用研究】

本篇咳嗽上气治方共 7 首，据其方治特点可分 3 类。各方药的配伍与临床应用、现代研究略述如下。

（一）宣降肺气，表里兼治

方如射干麻黄汤、越婢加半夏汤、小青龙加石膏汤等，均可治疗肺胀，药物均用麻黄。

1. 射干麻黄汤　本方主治寒饮郁肺证。方中包含 3 组特色药对：一是射干与麻黄，二是生姜、细辛、半夏配五味子，三是紫菀配冬花。射干麻黄汤是治疗寒性哮喘的常用有效方剂，以喉中痰鸣如水鸡声为其辨证要点，并可见咳痰色白、胸膈满闷、不能平卧、舌苔白滑、脉浮紧等。临床可用于治疗多种疾病，如支气管炎、肺炎、肺源性心脏病等。

本方的实验研究主要涉及以下几方面：①对实验性哮喘豚鼠嗜酸性粒细胞凋亡的影响：可有效促进嗜酸性粒细胞凋亡，从而达到治疗哮喘的目的。②对哮喘大鼠气道炎症及外周血 Th1/Th2 平衡的影响：可减轻哮喘大鼠气道炎症，调节哮喘 Th1/Th2 失衡，降低气道高反应性，起到治疗哮喘的作用，这可能是该方治疗支气管哮喘的作用机制之一。③对慢性哮喘大鼠缺氧诱导因子 -1α（HIF-1α）、血管内皮生长因子（VEGF）表达及气道重塑的影响：可抑制哮喘大鼠气道重塑的发生，其机制可能与下调 HIF-1α 及 VEGF 的表达有关，且其抑制哮喘气道重塑的程度与射干麻黄汤的剂量呈正相关。

2. 越婢加半夏汤　本方主治饮热迫肺证，其配伍特点体现在重用麻黄配石膏。临床可用于多种疾病，如支气管炎、慢性阻塞性肺病、肺心病、肺炎等。

本方的临床观察研究报道较多，涉及百日咳、喘息性支气管炎、哮喘、慢性阻塞性肺病急性加重期等。实验研究发现，越婢加半夏汤可降低 COPD 模型大鼠体内细胞因子 IL-8 和 TNF-α 的水平，有效缓解该模型大鼠的肺部炎症，并呈现一定的量效关系。

3. 小青龙加石膏汤　本方主治外寒里饮夹热证，以上气咳喘、烦躁、脉浮为主症。本方的配伍特点体现于 4 组药对，即麻黄配桂枝，桂枝配芍药，干姜、细辛、半夏配五味子，麻黄配石膏。本方临床可治疗多种疾病，如咳嗽、支气管炎、哮喘、急性呼吸窘迫综合征、肺心病等。

本方的临床应用报道涉及急性支气管炎、喘息型支气管炎、小儿毛细支气管肺炎、支气管哮喘急性发作期、咳嗽变异性哮喘、急性呼吸窘迫综合征、肺心病急性发作期等疾病。

4. 厚朴麻黄汤　本方主治寒饮夹热证中病近于表而又邪盛于上者，其主症为咳喘、胸满、倚息不能平卧、但头汗出、烦躁、脉浮苔滑。本方的配伍特点体现于方中 3 个药组，即麻黄配厚朴、杏仁，麻黄配石膏，半夏、干姜、细辛配五味子。本方常用于治疗急性支气管炎、支气管哮喘、上呼吸道感染等引起的咳喘。

5. 泽漆汤　本方主治寒饮夹热证之饮结胸胁、病位偏里者，其主症有咳喘、胸胁引痛、身肿、小便不利、脉沉等。泽漆汤的配伍用药特点为：①以泽漆、紫参逐水祛饮。②白前、半夏、生姜配黄芩，化饮降逆兼清郁热。③人参配桂枝、甘草健脾益气。该方多用于治疗肺气肿、肺心病、细菌性胸膜炎、结核性胸膜炎、胸腔积液及肺部癌肿等。

（二）宣壅导滞，利窍涤痰

皂荚丸　本方适用于痰浊壅盛、肺气壅闭较急之证，以咳喘痰多、稠黏如胶、但坐不能平卧为辨证要点，伴苔多垢腻、脉滑。方中重用皂荚一味，取其辛咸，能宣壅导滞，涤痰开窍。由于该药性烈、力猛、有小毒，为开肺利气之峻剂，用之总以形气俱实者为宜。若气虚体弱者，虽痰浊壅肺，亦不宜轻试。

皂荚丸临床主要用于治疗呼吸系统疾病，如慢性阻塞性肺病，还可治疗肺泡蛋白沉着症等。临床应用表明，选用本方的主要依据是辨证属痰浊壅肺、气机不利者。

（三）滋阴清热，清降肺气

麦门冬汤　本方功能清养肺胃、止逆下气。据《金匮》原文，本方适用于阴虚火逆之咳嗽上气证，以咽喉不利、咳痰不爽为辨证要点。本方配伍特点与临床应用详见肺痿病。

【病证研究与展望】

本篇所论咳嗽上气，实则包括现代的咳嗽、喘证、哮病等。综合当代学者对本病的研究，主要体现以下 4 个特点。

1. 与相关病证结合研究　有学者将《肺痿肺痈咳嗽上气病》篇与《痰饮咳嗽病》篇结合研究，把两篇中与肺相关的咳喘证总结为虚实两端；亦有学者将《伤寒论》《金匮》论肺病机概括为 8 种。

2. 治法特色研究　有学者将本篇的治法特色总结为 4 点：①表里同治，治里为主。②寒温并进，以温为重。③邪正兼顾，祛邪为急。④宣收相间，宣通为上。

另有学者则将《金匮》咳喘证治总结为 10 法，即散饮降逆法，散寒宣肺、降逆化痰法，逐水通阳、止逆平喘法，滋阴润肺、降逆化痰法，宣壅导滞、利窍涤痰法，清热泄肺法，排脓解毒法，宣肺泄热、降逆平喘法，解表化饮法，峻下逐饮法。

3. 用药规律研究　有学者总结本篇治疗咳嗽上气病方的用药规律：①寒饮伤肺，治以辛温：常选的药物有麻黄、桂枝、石膏、杏仁、射干、皂荚、五味子、半夏、细辛、干姜、紫菀、款冬花、白前、生姜等。②紧扣病机，灵活配伍：常选麻黄为主药，与其他药物联合使用。③寒温并用，相得益彰：对寒饮郁肺久而化热者，均以寒热并用为法，常择麻黄、石膏配伍应用。④宣中有降，寓收于散：即把开宣肺气之药与敛降肺气之品合用以治咳嗽上气。⑤顾护正气，峻药缓投：如皂荚丸用酥炙、蜜丸、枣膏调服，以缓其性，并兼顾脾胃；葶苈大枣泻肺汤、射干麻黄汤中用大枣，厚朴麻黄汤中用小麦、五味子，麦门冬汤用粳米、大枣、人参、甘草等，意皆顾护正气。⑥针对主症，君药重投：如麦门冬汤中麦冬用量 7 倍于半夏。

还有学者研究《伤寒论》《金匮》肺病诸方 17 首，总结其用药特点如下：①病机重寒饮，用药多辛温。②根据脏腑理论，脏病治腑。③宣中有降，寓收于散。④饮郁化热，必以石膏。⑤紧切病机，君药重投。⑥顾护正气，峻药缓投。⑦视病缓急，"甚者独行"。

4. 综合整理研究　有学者对《金匮》肺系病证的辨治思路及特点进行全面分析，将其概括为 4 个要点：①证辨虚实寒热，以肺气壅滞属实者为多。②治分标本缓急，以祛邪治标为先。③方随证情而立，善用小青龙汤化裁进退。④药以辛温为主，喜择麻黄、石膏相伍组方。

对咳嗽上气病的研究报道已有很多，今后还应着重系统研究治疗咳嗽上气诸方的适应证及作用机理，特别在药物配比、合理剂型及不良反应等方面，更有待于深入研究。

【疑难梳理】

1. 何为肺胀?《金匮》与后世中医内科学所论肺胀有何不同?

2. 如何把握泽漆汤中泽漆、紫参的用药指征?

第八章　奔豚气病

奔豚气病是以发作时，病者自觉有气从少腹上冲至胸或咽，发作时痛苦难忍，发作后冲气渐平，其痛苦亦解为特点的一种疾病。本病因情志不遂，或误汗伤阳，阴寒、水气上逆，引动冲脉之经气上冲所致。

《金匮》奔豚之名源于《灵枢》《难经》，但名同而实异，张仲景所论以气的病变为主，与肝、心、肾、冲脉关系较为密切。后世治疗奔豚气病常以张仲景三方化裁用药。

【发病特点与辨治思路】

（一）发病特点

1. 情志刺激诱发　《奔豚气病》篇第 1 条云"师曰：病有奔豚，有吐脓，有惊怖，有火邪，此四部病，皆从惊发得之"，提示惊恐为奔豚气病发生的重要诱因。《诸病源候论·奔豚气候》云"夫奔豚气者，肾之积气，起于惊恐，忧思所生。若惊恐则伤神，心藏神也；忧思则伤志，肾藏志也，神志伤，动气积于肾，而气上下游走，如豚之奔，故曰奔豚"。《金匮要略释义》认为"奔豚从惊恐得之者，以肾气凌心，则心伤而无所倚，心无所倚，为惊。而恐亦为心肾之疾，肝火上逆属于火邪。治惊责之肝胆，气冲究治肾气。且气上冲胸，心气必伤，故凡奔豚病皆从惊恐得之"。可见，原文所言惊恐实泛指七情太过。显然，奔豚气病的发生与情志刺激有关。惊恐只是奔豚气病发作的诱因之一。

2. 感寒、误汗诱发　本篇第 3 条云"发汗后，烧针令其汗，针处被寒，核起而赤者，必发奔豚"。第 4 条云"发汗后，脐下悸者，欲作奔豚"。这两条原文论述过汗感寒诱发奔豚；误汗伤阳，导致下焦阴寒或水饮上逆，故有气从少腹上冲心胸，发作奔豚。

3. 病位与冲脉有关　奔豚气病病机与冲脉经气上冲有关，涉及肝、心、肾三脏。冲脉起于胞中，下出会阴，经气街与足少阴肾经相并，夹脐上行，布散胸中，再上行，经咽喉，环口唇，至目眶下。可见冲脉与肝、肾经循行路线密切相关。冲脉上至头下至足，贯穿全身，为气血之要冲。体内阴阳失衡，脏腑功能失调，可影响冲脉，致冲脉经气不利而上冲。如突然情志刺激，伤及心肾，或情志不遂，肝郁化火，气火上逆，或误汗伤阳，致下焦阴寒水饮上逆，均可引动冲脉经气上逆而发生奔豚。

（二）辨识特点

《奔豚气病》篇将奔豚气病分为两种证型辨证施治，即情志不遂所致的肝郁气逆型与误汗伤阳导致的阳虚寒逆型。

1. 辨肝郁气逆　肝气奔豚由于血虚肝郁，加以情志不遂，气郁化火夹冲气上逆而成，会出现除奔豚气主症之外的寒热往来、口苦咽干、恶心欲呕、胸闷心烦、舌红苔薄黄、脉弦数等症状。

2. 辨阳虚寒逆　阳虚寒逆奔豚是由素体阳虚，加以误汗伤阳，下焦阴寒水饮夹冲气上逆所致，包括奔豚气将发和已发两种情况。将发奔豚者脐下跳动不适，此外还会出现畏寒、肢冷、大便溏、小便清长、舌淡苔白、脉迟弱等表现。两者一虚一实、一寒一热，当明辨。

（三）治疗思路

1. 平冲降逆 奔豚气病的基本病机是冲气上逆，故治疗以平冲降逆为基本原则。由于证型较少，肝郁气逆者，治以奔豚汤养血调肝、泄热降逆；阳虚寒逆者，外用灸法温经散寒，内服桂枝加桂汤温阳散寒、平冲降逆；欲作奔豚者，治以茯苓桂枝甘草大枣汤利水通阳、平冲降逆。

2. 重视脾胃 张仲景在治疗奔豚气病时，时时刻刻注重调补脾胃。如奔豚汤中除了平冲降逆药物，另用半夏、生姜和胃降逆，甘草健补脾胃；桂枝加桂汤中，也有生姜、甘草、大枣健脾和胃；茯苓桂枝甘草大枣汤也用大枣、甘草培土制水。由此看出，张仲景治疗奔豚气病重视调补脾胃。因为脾胃为后天之本、气机升降的枢纽，脾胃健运，则气机升降正常，可以制约上逆的冲气。

【方药配伍特色与应用研究】

（一）养血调肝，泄热降逆

此类方剂是为肝郁化热，引发冲气上逆的奔豚气病而设，方中以性寒的甘李根白皮清肝降逆。代表方为奔豚汤。

奔豚汤 本方具有养血调肝、泄热降逆之功。方中甘李根白皮即李树根去掉表皮后的第二层白色根皮，味苦咸，性大寒，入足厥阴肝经，下肝气之奔冲，清风木之郁热；黄芩为佐，清肝胆之热；当归、白芍、川芎养血调肝；白芍配甘草柔肝缓急止痛，葛根伍黄芩清肝热，生姜、半夏和胃降逆。主治以血虚肝郁为本，情志刺激为诱因，导致肝气上逆，引动冲脉之气上冲胸咽而发作奔豚气病者。除奔豚气病特征外，尚可见脘腹或少腹疼痛、往来寒热、心烦、口苦、欲呕、咽干、舌边尖红苔薄黄、脉弦数等症。

现代常用本方治疗更年期综合征、抑郁症、神经官能症、癔症等属肝郁有热者，使用本方，如确无李根白皮，可以桑根皮、陈皮、川楝子等代之。

现代研究发现，奔豚汤对心脏植物神经功能有调节作用。

（二）温助心阳，平冲降逆

此类方剂是针对心阳虚兼寒（包括里寒或寒饮），冲气上逆之奔豚气病，方中皆用性温的桂枝温助心阳、平冲降逆。代表方包括桂枝加桂汤、茯苓桂枝甘草大枣汤。

1. 桂枝加桂汤 本方能解肌散寒、振奋阳气、平冲降逆。方中桂枝汤解肌散寒，再加桂枝振奋阳气，平冲降逆，主治阳虚感寒，寒气上逆导致的奔豚气病。

临床医家用此方治疗围绝经期综合征、植物神经性癫痫、糖尿病胃轻瘫、顽固性呃逆、顽固性头痛等证属阳虚气逆者。

2. 茯苓桂枝甘草大枣汤 本方主治阳虚饮动，欲引发冲气上逆之奔豚气病。因该证是下焦素有水饮内停，故方中重用茯苓利水消饮，配桂枝通阳化气、平冲降逆，桂枝配甘草温通心阳，助君火以制寒水；甘草、大枣相配，可助茯苓培土制水。诸药同用，共奏利水通阳、平冲降逆之功。本方的主症有脐下悸动、小便不利、舌淡苔白滑、脉沉或弦等。

临床医家用本方治疗奔豚气、脐下悸、慢性盆腔炎、躯体形式障碍等。

实验研究发现，茯苓桂枝甘草大枣汤有类似速尿样的利尿作用，但发挥利尿作用的时间

NOTE

较速尿晚，而持续时间较速尿为长。这可能与其能抑制肾小管和集合管的重吸收作用有密切关系。

本篇运用两种皆能平冲降逆的特效中药：一是甘李根白皮，性寒味苦，擅降肝热诱发之冲气上逆，可能由于奔豚气非临床常见病，加之药材来源不足，故后世未见深入研究。二是桂枝性味辛温，擅降阴寒水饮上逆之冲气，仲师以后，一直是降奔豚冲逆的重要药物。《本草发挥》载其"能泄奔豚"，《本草思辨录》亦云"惟辛温能止其冲，桂枝乃下冲妙药，仲圣屡用之"。

【病证研究与展望】

奔豚气病之名源于《内经》《难经》，而病实不同。从临床报道来看，西医学对奔豚气病多以神经症论治，中医学治疗奔豚气病仍是在本篇治奔豚三方基础上加减。由于本病发病率不高，临床不常见，故现代研究不多，少数几篇文献研究奔豚气病的发病机理，多数研究集中在临床运用《奔豚气病》篇中方药治疗相关疾病，如更年期综合征、抑郁症、神经官能症、癔症等神经精神类疾病。还有少量实验研究篇中方剂的药效与作用机制等。

有学者研究认为，奔豚气病类似西医学神经症之焦虑大发作，其发作源于潜在的负性自动想法，变现为大发作时的濒死感，造成病人高度紧张、惊恐万分。有学者认为，由于腹腔神经丛的机能紊乱出现复杂的内部感觉形成的惰性兴奋灶持久存在，造成皮层及皮层下植物神经中枢及其支配等功能发生一系列改变，可能为该病产生的病理生理基础。还有学者认为，该病与脑血管栓塞及脑功能障碍密切相关，因气冲上逆时腹腔血管神经丛的病理兴奋和内脏反射所致。有研究认为，该病的西医诊断首先考虑植物神经功能紊乱，其次为原发性癫痫不能排除。还有研究认为，该病可能与间隙性腹主动脉异常搏动有关。日本研究者认为，腹腔内空腔脏器内压亢进是诱发奔豚气病的一个重要因素，血中儿茶酚胺升高应激反应增强亦与之有关。

本篇中的 3 首方剂临床用途广泛，较多集中于治疗一些精神疾患，由于目前中医药治疗精神疾病优势不明显，故深入研究应有一定意义。

【疑难梳理】

原文第 1 条将奔豚与吐脓、惊怖、火邪并称"四部病"，认为"皆从惊发得之"。这对于临床类病鉴别有何启发意义？

第九章　胸痹心痛短气病

《胸痹心痛短气病》篇对胸痹、心痛的病机、证治等做了较为系统的论述，认为胸痹、心痛以阳虚阴盛为主要病机，胸痹以喘息咳唾、胸背痛、短气为主症，所论心痛后世多认为是指心窝部疼痛；短气指呼吸迫促的表现，可出现于许多疾病过程中，本篇中短气只是胸痹的一个伴发症状。

第一节　胸痹病

【发病特点与辨治思路】

（一）发病特点

1. 阴邪上乘，胸阳痹阻　《灵枢·本脏》云"肺大则多饮，善病胸痹"，说明肺病与饮邪是胸痹发病的重要因素。《金匮》以"阳虚知在上焦……所以胸痹、心痛者，以其阴弦故也"，说明胸痹的病机是上焦阳虚，中焦或下焦阴邪上乘，胸中阳气痹阻而成。

2. 阳虚阴盛，本虚标实　《素问·评热病论》云："邪之所凑，其气必虚。"《金匮》以"太过不及""阳微阴弦"说明胸痹心痛的病机是邪盛正虚、阳虚阴盛。"所以然者，责其极虚也"，强调阳气虚为本的一面；"所以胸痹心痛者，以其阴弦故也"，强调阴邪盛标实的一面；"平人无寒热，短气不足以息者，实也"，提示胸痹、心痛在其发作时病机多以标实为主。《金匮》指出阳虚阴盛是形成胸痹心痛的主要病机，本虚标实则是其病机特点。从本篇用药来看，阴盛主要指寒、痰、湿、饮等邪。

3. 病关多脏，范围广泛　胸痹以病位、病机命名，胸为病位，痹言病机。《灵枢·本脏》指出胸痹与肺病有关，本篇指出胸痹主症为"喘息咳唾，胸背痛，短气"，并可见不得卧、心中痞、胸满、胁下逆抢心、胸中气塞等症，且可与心痛彻背并见。根据《金匮》所论胸痹的临床表现，结合中医学对脏腑经络生理病理的认识，《金匮》所论胸痹是指胸阳痹阻之病证，涉及肺、心、脾胃等多脏病变，范围广泛。

（二）辨识特点

1. 辨邪正盛衰与轻重缓急　胸痹的主要病机是阳虚阴盛，胸阳痹阻，本虚标实是其特点。"阳微"与"阴弦"是胸痹病机的两个方面，两种因素往往同时存在，但有虚实之侧重。"极虚"是正虚之意，而非虚衰至极；阴盛痹阻胸阳亦有程度差异。胸背疼痛的轻重可反映邪气痹阻之微甚，临床既可见不得卧、心痛彻背的胸痹急重病证，也有仅见气塞、短气的胸痹轻证；既有阴邪盛为主的实证，也有阳气虚为主的虚证；诊治应根据病人表现辨别邪正盛衰，权衡轻重缓急。

2. 辨病变脏腑　胸痹涉及肺、心、脾胃等脏病变，临床根据病人表现辨别病变脏腑。心肺居膈上胸中，胸满或胸背痛，喘息咳唾，短气，甚者不得卧，考虑心肺病变；脾胃居于膈下，与心胸相邻，心中痞、胁下气逆，考虑脾胃病变。

（三）治疗思路

1. 祛除阴邪以通痹阻之阳　胸痹以阴邪痹阻为主，当治以宣痹通阳。对于痰、湿、饮等阴邪，相应治法为豁痰、除湿、化饮等，药用栝楼、半夏、薏苡仁、茯苓等；因痰、湿、饮等易遏阻气机，故《金匮》治疗胸痹还注重调理气机，药用枳实、厚朴、杏仁等。寒邪痹阻胸阳，治当温阳散寒宣痹，药用薤白、白酒等，寒盛则用附子；对于阴盛痹阻胸阳之急证，备有散剂成药以应急。

2. 温补阳气培补正气之本　胸痹病机为阳虚阴盛，本虚标实，证有虚实之侧重。阳气虚无力温运为矛盾主要方面，治当温补阳气以培正气之本，代表方为人参、白术、甘草、干姜组成的人参汤。

3. 调治多脏体现整体调节　《金匮》治疗胸痹不仅注意宣通上焦，还注重调治多脏进行整体调节，如调理脾胃即是本篇治疗胸痹心痛的重要特点。脾胃与胸部位置相邻，与心肺经络相通，关系密切，发生病变易互相影响。脾胃是气机升降的枢纽，胃失和降，气机壅滞，可影响上焦气机；脾为生痰之源，肺为贮痰之器，脾胃运化失常，可致水湿内停，化生痰浊，影响心肺气血运行；脾胃为气血生化之源，脾胃虚弱，气血生化乏源，可致胸中气血因虚而痹，运行不畅。因此，调理中焦气机、健脾燥湿去饮、温中益气等，在胸痹治疗中占有重要地位。枳实薤白桂枝汤、橘枳姜汤、茯苓杏仁甘草汤、人参汤等，均体现注重调理脾胃这一特点。

【方药配伍特色与应用研究】

本篇载方9首，明确治疗胸痹的有7首，根据各方功效的侧重点不同，可分为祛痰通阳宣痹、温补阳气、温阳散寒止痛、宣肺化饮、温阳理气和胃5类。兹就各方药配伍特色与临床应用、现代研究加以论述。

（一）祛痰通阳宣痹

该类方剂通过祛痰散结以通痹阻之阳，常用配伍结构是栝楼、薤白，代表方有瓜蒌薤白白酒汤、栝楼薤白半夏汤、枳实薤白桂枝汤。

1. 栝楼薤白白酒汤　本方是治胸痹的基本方。方中栝楼祛痰散结、宽胸宣痹；薤白通阳行气散结，《灵枢·五味》认为心病者宜食薤；白酒温通血脉，以行药势。三药同用，相辅相成，共成通阳宣痹、祛痰下气之功，用于治疗胸痹症见喘息咳唾、胸背痛、短气、舌质淡苔白滑或白腻、脉沉弦或紧或迟或数者。

本方证病机是上焦阳气不足，痰饮痹阻胸阳。栝楼宽胸化痰，为治疗胸痹要药，但其性寒与本证不宜，然与薤白、白酒辛温之品配伍，且薤白、白酒用量大于栝楼，有宣痹祛痰之效而无伤阳之弊。此外，栝楼实尚有润肠通便作用。脾胃是气机升降的枢纽，若胃肠腑气壅滞，气不下行，可影响上焦气机，导致或加重胸中气血运行不畅，故保持大便通畅对于治疗胸痹具有重要意义。西医学在治疗心血管疾病时也很重视大便的通畅与否，认为大便困难可致腹压上升、膈肌上移，心脏负担随之加重，易诱发心绞痛、心肌梗死及心律失常等病证，故也应强调患者注意保持大便通畅。

栝楼薤白白酒汤药味虽少，但配伍精当，疗效显著，成为治疗胸痹的经典方剂。陈念祖认为"瓜蒌开胸结，薤白宣心阳，尤妙在白酒散痹通阳，引气血环转周身，使前后之气贯通无碍，则胸中旷若太空，有何胸痹之患哉"？张仲景以此方为基础，根据病情变化衍生栝楼薤白半夏汤、枳实薤白桂枝汤等。后世医家亦以此方为基础衍生众多治疗胸痹的方药，如《千金要方》即用本方加半夏、生姜，名瓜蒌汤，治疗本方证伴有痰多呕逆、胸满较剧的胸痹。现代临床报告栝楼薤白白酒汤用于治疗冠心病、心绞痛、心律失常、陈旧性胸内伤、急性胆囊炎、食管炎、十二指肠溃疡和食道损伤等，有良效。

有研究报告表明，栝楼薤白白酒汤对皮肤癌的抑制率为 54.7%，肺癌的抑制率为 69.8%。栝楼薤白白酒汤对大鼠心肌缺血再灌注损伤有保护作用。栝楼薤白汤复方及单味药均有不同程度降低红细胞压积和高、低切血液黏度的作用，大剂量尤为明显。栝楼、薤白均能显著增加正常小鼠对常压缺氧、组织缺氧的耐受力，不同程度抑制血小板聚集，对垂体后叶素引起急性心肌缺血大鼠均有显著保护作用，并能显著降低高脂血症大鼠血清总胆固醇和甘油三酯含量。栝楼薤白汤能减轻平阳霉素所致大鼠肺泡炎及纤维化程度，可能有防治肺纤维化的作用。

2. 栝楼薤白半夏汤　本方是在栝楼薤白白酒汤基础上加半夏而成，《本经疏证》认为"半夏味辛气平，体滑性燥，故其为用，辛取其开结，平取其止逆，滑取其入阴，燥取其助阳"。《医学衷中参西录》认为半夏能引肺中、胃中湿痰下行，纳气定喘。本方加半夏主要取其滑利通降、散结祛痰之功，用于胸痹痰浊壅盛，气机痹阻较甚，从喘息咳唾短气发展至不得卧，从胸背痛发展至心痛彻背。正如尤怡《金匮要略心典》所说："胸痹不得卧，是肺气上而不下也，心痛彻背，是心气塞而不和也，其痹为尤甚矣，所以然者，有痰饮以为之援也，故于胸痹药中加半夏以逐痰饮。"此外，本方增加白酒用量，服法也从日两次增加至日 3 次，以加强宣痹之力，解除胸阳痹阻重证。本篇第 4 条"不得卧"一症主要因阴寒痰饮痹阻胸阳、肺气不降所致，应注意与痰浊壅肺的皂荚丸证、肺气壅闭的葶苈大枣泻肺汤证和外寒内饮闭肺的小青龙汤证等相鉴别。胸痹不得卧必有胸背痛或心痛彻背，否则，胸痹诊断不能成立。

本方临床主要用于治疗冠心病、心绞痛、心律失常、慢性阻塞性肺病、支气管哮喘、慢性胃炎、胃痛、慢性胆囊炎、神经官能症等。

药理研究发现，栝楼薤白半夏汤制剂能明显提高肺动脉高压大鼠的过氧化氢酶、谷胱甘肽过氧物酶的活性和降低血清过氧化脂质的含量，降低肺动脉高压、右心室压和逆转右心室肥大，抑制 IL-8、TNF-α 的生成与释放，具有血管内皮保护作用。栝楼薤白半夏汤具有舒张血管作用，且为内皮依赖性舒张，可减轻动脉粥样硬化病变。

3. 枳实薤白桂枝汤　本方是栝楼薤白白酒汤去白酒加枳实、厚朴、桂枝而成，用于既有喘息咳唾、胸背痛、短气等胸痹主症，又有心中痞、胁下气逆上冲心胸等症，并多兼见腹胀、大便不畅、舌苔厚腻、脉弦紧等。病机责之中上二焦阳气不足，痰阻气滞气逆，是为胸胃同病，并可影响大肠传导而见腹部症状。因"胁下逆抢心"，白酒虽可行气通阳，但酒性轻扬上升，不利于气逆，故去之；加桂枝助薤白温通心阳以散结；加枳实、厚朴行气除胀以疗气滞气逆。全方共奏通阳散结、泄满降逆之功。

栝楼薤白白酒汤是治胸痹主方，栝楼薤白半夏汤、枳实薤白桂枝汤均在此基础上加减而成，体现张仲景根据病情灵活用药的特点。正如《金匮要略浅注补正》所说："用药之法，全凭乎证，添一证则添一药，易一证亦易一药。观仲景此节用药，便知义例严密，不得含糊也……故但解胸痛，则用栝楼薤白白酒；下节添出不得卧，是添出水饮上冲也，则添用半夏一味以降水饮；再下一节又添出胸痞满，则加枳实以泄胸中之气；胁下之气亦逆抢心，则加厚朴以泄胁下之气。仲景凡胸满均加枳实，凡腹满均加厚朴，此条有胸满、胁下逆抢心证，故加此二味，与上两方又不同矣。"

临床此方多用于治疗冠心病、心绞痛、慢性阻塞性肺病合并冠心病、支气管哮喘、结核性胸膜炎、风湿性心脏病等。近年来有研究发现：在规范化治疗的基础上加用枳实薤白桂枝汤可进一步改善不稳定型心绞痛患者 MMP-9、TIMP-1 基因表达，促进粥样斑块的稳定性。枳实薤白桂枝汤活性成分具有抗心肌细胞损伤作用。并有研究报告枳实薤白桂枝汤对皮肤癌的抑制率为 12.8%，肺癌的抑制率为 56%。

（二）温补阳气

人参汤 本方补中助阳，用于阳气虚弱，寒邪上犯，胸阳痹阻偏于正虚者，临床除喘息咳唾、胸背痛、短气、心中痞、胸满等症外，并见四肢不温、倦怠少气、大便溏泄、舌质淡苔白润、脉弱等。方中人参、甘草补气，白术健脾燥湿，干姜温中助阳。诸药同用，阳气振奋、阴寒自消，正如尤怡《金匮要略心典》所说："养阳之虚，即以逐阴。"

一般胸痹发作时多偏于邪实，治疗重在祛邪，张仲景用人参汤治疗胸痹症见胸满、心中痞气、胁下逆抢心等，为后世用补益法治疗胸痹奠定基础。也说明胸痹发作时亦有以正虚为主者，临床应根据病情辨证施治。脾胃为气血生化之源，脾胃虚弱，气血生化乏源，可致胸中气血因虚而痹，运行不畅，治当补脾胃以助胸中气血运行。人参汤补脾益气、温中祛寒，用于治疗中焦虚寒而致胸痹者，后世据此将补脾作为治疗胸痹心痛的重要方法。《医宗金鉴·订正仲景全书金匮要略注》云"虚者用人参汤主之（即理中汤），是以温中补气为主也。由此可知痛有补法，塞因塞用之义也"。

方中人参大补元气，补脾益肺，白术重在补脾胃之气，二药配伍补气健脾之功更强，是健脾补中的常用药对；脾阳不足，失于温运，易生湿邪，干姜偏温中而去寒，白术益气健脾而燥湿，二药配伍，益气健脾、温中燥湿之力显著；甘草益气补脾，能增进人参、白术益气健脾的作用，并能和缓白术之燥性，且有缓急止痛作用。诸药配伍，温中益气、健脾燥湿，成为治疗脾胃虚寒的代表方剂。

《伤寒论》理中丸与本方药物组成相同，用以治疗中焦虚寒见自利不渴、呕吐腹痛等；《金匮》用汤剂药量多于丸剂，以加强温阳补虚之力，治疗胸痹偏于阳气虚者。《和剂局方》用本方加附子名附子理中汤，用于治疗阳虚较甚见下利不止、手足不温、脉微等；加枳实、茯苓名枳实理中汤，用于治疗素体脾胃虚寒，痰饮并结于胸而见胸膈满闷。《类证治裁》用本方加乌梅、川椒，名理中安蛔汤，用于治疗胃寒蛔动之脘腹疼痛。

临床本方用于治疗冠心病、心绞痛、缺血性心脏病、慢性肾炎、慢性腹泻、鼻炎等，获良效。

药理研究发现，人参汤能有效改善模型大鼠脾阳虚证的诸多证候，调节体内物质代谢水平，增加营养物质的吸收，提高机体功能状态，恢复血管内皮功能，这可能是人参汤治疗冠心病心绞痛的机制之一。从治疗结果来看，人参汤大剂量疗效良好，小剂量疗效则不理想，说明人参汤治疗本病存在一定的量效关系。人参汤能抗氧化、抑制脂质过氧化反应，从而有保护细胞免受损伤的作用。人参汤提取物对血管内皮细胞损伤具有保护作用，粗提液对气虚血瘀证大鼠缺血心肌有明显的改善作用。

（三）温阳散寒止痛

薏苡附子散　本方除湿宣痹、温阳止痛，用于胸痹责之寒湿痹阻胸阳症见喘息咳唾、胸背痛、短气或心痛彻背等，并见四肢厥逆、筋脉挛急、舌质淡、苔白而滑、脉沉迟等。方中重用炮附子温阳散寒止痛；薏苡仁除湿宣痹，更能缓解筋脉拘急。两药合用，使寒湿去、阳气通，则疼痛自解。因为痛甚病急，故备散剂成药以应急。

本方临床主要用于治疗胸痹、哮喘、心肌炎、寒湿性疼痛、寒痹、心包炎、神经血管性头痛、肺癌胸痛等。

（四）宣肺化饮

茯苓杏仁甘草汤　本方宣肺利水化饮，用于饮邪内停上乘，壅滞胸中气机而见胸闷短气、咳逆痰多、小便不利等症。方中杏仁宣肺理气，茯苓利水渗湿健脾，甘草益气和中。三药合用，饮去气行，诸症则愈；且甘草、茯苓益气健脾，可防饮邪再生。

作为胸痹主症的喘息咳唾，虽是肺病常见症状，但与脾胃关系密切。脾主运化水湿，脾失健运，易生痰湿饮邪，痰饮上渍于肺，则见喘息咳唾，故有"脾为生痰之源，肺为贮痰之器"之说。茯苓杏仁甘草汤体现了胸痹饮停气滞证肺脾同治的特点。

本方临床报告用于治疗咳喘、水肿、胸痹、肺气肿、阻塞性肺病发作期、肺胀喘悸、哮证、心痹、冠心病伴急性支气管炎、风湿性心脏病、肺心病、梅核气、吞咽困难、肾病综合征、皮肤瘙痒症、三叉神经痛、吮吸动作与嗅觉障碍等。

（五）温阳理气和胃

橘枳姜汤　本方理气化饮，用于中上二焦气滞或兼饮邪而见胸闷短气，兼有心下痞满、呕逆等症。方中橘皮理气和胃，枳实宽胸下气，生姜和胃降逆，并能温化水饮。三药合用，使气机行而痹塞通。

中焦脾胃与胸中心肺关系非常密切。脾胃是气机升降的枢纽，胃失和降，气机壅滞，可影响上焦气机，以致胸中气血运行不畅，甚则痹阻而见胸闷、胸痛等。如饱餐是冠心病患者发生心绞痛甚或心肌梗死的常见诱发因素，此外临床还可见餐后规律性发生心律失常等情况，治疗此类病证均应注意调和胃气，宣畅中上二焦气机。橘枳姜汤与枳实薤白桂枝汤治疗胸痹均体现了《金匮》从脾胃论治胸痹的特点。

临床本方可用于治疗胸痹、喘证、慢性支气管炎、心律失常、房性早搏、妊娠恶阻等。

【病证研究与展望】

胸痹病名最早见于《内经》，《灵枢·本脏》云"肺大则多饮，善病胸痹"，说明胸痹与肺病有关。《金匮》所述胸痹以喘息咳唾、胸背痛、短气为主症，并可见不得卧、心中痞、胸满、胁下气逆上冲心胸、胸中气塞等，且可与心痛彻背并见，临床症状较为复杂。结合《内经》《肘后备急方》《诸病源候论》《千金要方》《太平圣惠方》等有关胸痹论述内容可知，古代所论胸痹范围较广，包括心、肺、胸膈、脾胃、胸壁、咽喉、食管等疾病。后世医家多继承上述学术观点，也有一些中医著作将胸痹主要归于胃病。

西医学传入我国后，一些医者开始将胸痹与冠心病联系起来，而且渐成主流。《中医内科学》教材认为胸痹与冠心病有密切联系。国家中医药管理局医政司胸痹急症协作组制定的"诊疗规范"将胸痹分为胸痹心痛（冠心病心绞痛）、胸痹心厥（冠心病心肌梗死）、胸痹心衰（冠心病心力衰竭）、胸痹心悸（冠心病心律失常），并提出他因、他证、他病均不属本规范范围，明确将胸痹等同于冠心病。《中华人民共和国国家标准·中医临床诊疗术语　疾病部分》指出：胸痹（心痛）指因胸阳不振，阴寒、痰浊留踞胸廓，或心气不足，鼓动乏力，使气血痹阻，心失血养所致，以胸闷及发作性心胸疼痛为主要表现的内科痹病类疾病。全国科学技术名词审定委员会公布的中医药学名词中，胸痹是"以胸闷或发作性心胸疼为主要表现的疾病"。与《金匮》所论胸痹主症相较，去掉喘息咳唾、短气，范围已明显缩小。

近代中医类辞典解释胸痹则多承袭《金匮》，并未将胸痹限于冠心病。一些医家仍认为胸痹主要指消化道疾患；也有医家认为胸痹所涉及的范畴很广，包括心、肺、胃肠道、食道、肝胆、胸壁等脏腑器官。胸痹即是这些脏器病变在某一阶段的病理表现，特点是邪气痹阻，胸阳失展，主要症状为胸背部窒塞疼痛，而非专指某一脏某一腑的某一种病证，也非与西医学冠心病心绞痛等同的一种疾病。

在今后的研究中，首先应明确胸痹范围。据《灵枢·经脉》所论，人体十二经脉除足太阳膀胱经外，循行皆过胸部；足太阳膀胱经虽行于背部，其经别则散布于心；胸腔外有皮肤、肌肉、骨骼，内除有心、肺两脏外，食管过胸下连于胃，气管由喉下通于肺；胸下界为膈肌与腹腔相连。因此，许多脏腑组织器官的病变均可致胸部气血痹阻而出现胸闷或痛，或喘息咳唾，或短气等症，如《中华人民共和国国家标准》所列心痹、肺痹、肺胀、胃痹、食管痹、支饮、悬饮、肝着、结胸、胃疡等许多疾病皆可出现胸痹症状。

而西医诊断的胸壁疾病（包括胸部皮肤及皮下组织、神经系统、肌肉、骨骼疾病等）、呼吸系统疾病（包括胸膜、气管及支气管、肺部疾病等）、消化系统疾病（包括食管、胃、肝、胆、胰腺疾病等）、心血管系统疾病（包括冠心病、心肌与心瓣膜疾病、心包炎、肺动脉及胸主动脉疾病、心脏神经官能症等），以及其他如纵隔疾病、颈椎病、肩关节及周围组织疾病等，均可出现胸闷或痛，或喘息咳唾，或短气等胸痹的症状。可见胸痹包括疾病繁多而非单指心病，应注意区别其中的不同病种。

本篇瓜蒌薤白白酒汤、瓜蒌薤白半夏汤、枳实薤白桂枝汤、人参汤等均是临床常用效方，对其作用机制、配伍规律、特效药对筛选、量效关系、剂型等进行研究，具有较好的应用前景。

【疑难梳理】

历代医家对"寸口脉沉而迟，关上小紧数"的脉象有哪些不同看法？

第二节　心痛病

【发病特点与辨治思路】

（一）发病特点

本篇指出心痛可见心中痞、诸逆心悬痛、心痛彻背、背痛彻心等症，并可与胸痹并见。《五脏风寒积聚》篇云"心中风者……心中饥，食欲呕吐。心中寒者，其人苦病心如啖蒜状，剧者心痛彻背，背痛彻心，譬如蛊注。其脉浮者，自吐乃愈"。《趺蹶手指臂肿转筋阴狐疝蛔虫病》篇云"蛔虫之为病，令人吐涎，心痛发作有时"。与上述两篇论述结合来看，《金匮》所述心痛之"心"似包括心、胃等，心痛既包括西医诊断的心绞痛，也包括胃、胆等疾病导致的胃脘、腹部疼痛等。其病机与胸痹合论，皆为阳虚阴盛，本虚标实，但相对于胸痹阴盛包括寒、痰浊、水饮、湿邪等而言，在心痛的病机中，阴寒邪盛更为突出，临床以疼痛为主症，甚则心痛彻背、背痛彻心。

（二）辨识特点

1. 辨病之轻重 本篇列心痛证治两条，其中第8条云"心中痞""心悬痛"；第9条云"心痛彻背""背痛彻心"，二者虽都以心中牵扯作痛为主症，但第9条病情重于第8条：①从疼痛部位看：第8条主要为心胸，第9条为心胸背，较8条广泛。②从疼痛程度看：第8条"痞"提示胀痛，"悬痛"提示阵发性牵引作痛；第9条"彻痛"不仅示疼痛程度剧烈，还寓持续作痛的特点。

2. 辨气滞寒凝 心痛病机虽以阴寒为要，但第8条之"痞""逆""悬"提示阳气郁遏导致气机闭遏，治当温通行气为主；第9条为阳虚阴寒痼结，寒凝为重，治以温散寒邪为要。

（三）治疗思路

1. 散寒止痛为要 心痛的病机主要责之阴寒邪盛，临床以疼痛为主症。寒邪凝滞主痛，故治疗重在散寒止痛，再根据寒之轻重选用相应方药。

2. 峻逐阴寒需固摄心阳 第9条乌头赤石脂丸针对阳气虚衰、阴寒极甚之心痛重证，其治疗除乌头、附子同用以峻逐阴寒兼助阳气外，还考虑心阳虚衰易致心阳暴脱，若纯用温阳逐寒之品，恐过于辛散反加重心阳外脱，故配赤石脂以固护心阳，并冠入方名，强调心痛重证峻逐阴寒时须固摄心阳。

【方药配伍特色与应用研究】

本篇记载治疗心痛的方剂2首，根据其功效侧重点不同，可分为温阳散寒、峻逐阴邪。其配伍特色与临床应用、现代研究如下。

（一）温阳散寒，理气止痛

桂枝生姜枳实汤 本方适用于中上二焦阳气不足，寒邪痹阻，气机壅滞或上逆者，临床症见胸闷短气，心窝部向上牵引疼痛，兼见心下痞满、呕逆、畏寒、舌质淡苔白等。方中桂枝温阳散寒止痛，大量又能平冲降逆；生姜散寒温中，降逆止呕；枳实消痞散结，行气除满。三药合用，则散寒止痛，理气降逆。

枳实薤白桂枝汤证也可出现"心中痞"，但是其以胸痹为主，症见喘息咳唾、胸背痛、短气，并见心中痞、胸满、胁下逆抢心等，病变部位广，寒邪痰饮结聚较甚，乃胸胃同病，治疗既用栝楼、薤白宽胸宣痹，祛痰通阳；又用枳实、厚朴、桂枝行气散结，消痞除满，通阳降逆。桂枝生姜枳实汤证病机主要为寒邪停于心下而上逆，主症为心悬痛，故用桂枝、生姜、枳实通阳散寒，以平冲逆。

桂枝生姜枳实汤与治疗胸中气塞、短气的橘枳姜汤只一味之差，后者用橘皮配生姜、枳实，长于理气散结；本方桂枝配生姜、枳实，以桂枝易橘皮，可加强通阳散寒降逆之功。由此可知，橘枳姜汤证胸中气塞较重，本方证气逆心痛为甚。

从用药来看，本方证病位似主要在胃或胃病及心，如陆彭年《金匮要略今释》曰："此条用生姜枳实，故知病在胃也。"临床此方多用于治疗慢性浅表性胃炎、功能性消化不良等。

（二）峻逐阴邪，止痛救逆

乌头赤石脂丸 本方用于阳气衰微，阴寒痼结，寒气前后攻冲所致心窝部与背部相互牵引作痛，痛势剧烈而无休止，并见四肢厥冷、冷汗自出、舌淡苔白、脉沉紧等症，病情急重，类于"真心痛"，非一般的温通散寒之品所能胜任，故用散寒止痛重剂乌头赤石脂丸峻逐阴邪，温阳散寒，以缓疼痛。方中乌头、附子、干姜、蜀椒大辛大热，温阳散寒止痛；因心痛病机与胸痹皆为阳虚阴盛、本虚标实，阴寒邪盛，易伤阳气，且乌、附、姜、椒一派大辛大热亦易耗散阳气，故配赤石脂、白蜜甘温养心，调中缓急，收敛阳气，取散收相伍，以防辛散太过，耗伤正气。此外，赤石脂填塞胃肠，镇纳中气，使大剂量辛温药液留恋胃中，散中上焦之寒而不伤正气。诸药合用，温阳散寒、峻逐阴邪而固护正气。饭前服者，取其速效也。使用丸剂，一是阴盛寒凝、痛剧病急，丸剂成药便于应急；二是方中药物性多峻烈、有毒，以蜜为丸可缓解毒性；三是蜜丸停留胃中时间较长，有利于延长药效时间。本方药性峻烈，使用时应从小量开始，若病情需要，可逐渐加量，但不宜久服。

本方是张仲景乌头与附子同用之例。乌头与附子虽属同类，但其功用略有不同：乌头长于起沉寒痼冷，并使在经的风寒得以疏散；附子长于治在脏的寒湿，使其得以温化；由于本证阴寒邪盛病及心背脏腑经络，故张仲景将乌头、附子同用，以达到振奋阳气、驱散寒邪之目的。乌头、附子均属有毒药物，故张仲景运用时往往配伍白蜜以缓解其毒性。现代研究表明，蜜确可减轻乌头、附子的毒副作用。附子配干姜是张仲景温阳散寒、回阳救逆的经典药对。《医学衷中参西录》云"附子味辛，性大热，为补助元阳之主药，其力能升能降，能内达能外散，凡凝寒固冷之结于脏腑、着于筋骨、痹于经络血脉者，皆能开之通之"。附子止痛力强，走而不守，通彻内外上下；干姜守而不走，温中散寒回阳，既助附子逐阴回阳，又取走守动静相和。二药配伍，散寒止痛、温中回阳作用大增。

乌头赤石脂丸证与瓜蒌薤白半夏汤证均有心痛彻背一症，但前者责之阴寒痼结，寒气攻冲所致，症见心痛彻背，背痛彻心，其疼痛剧烈，且伴四肢厥冷、脉沉紧等寒盛之征，故用乌头、附子、蜀椒等大辛大热之品温助阳气，峻逐阴寒，以止疼痛，正如《医宗金鉴·订正仲景全书金匮要略注》所说："此条心痛彻背，背痛彻心，是连连痛而不休，则为阴寒邪甚，浸浸乎阳光欲息，非薤白白酒之所能治也，故以乌头赤石脂丸主之。方中乌、附、椒、姜，一派大辛大热，别无他顾，峻逐阴邪而已。"后者偏于寒邪痰浊痹阻胸阳，症见心痛彻背，兼有喘息咳唾、不得卧、短气，疼痛多为闷痛，并见舌苔滑腻等，治用瓜蒌、薤白、半夏通阳散结，豁痰降逆。

本方临床报告用于治疗胸痹心痛、心绞痛、慢性荨麻疹、坐骨神经痛、甲状腺癌转移性肺癌、动脉栓塞、甲状腺功能减退之肌肉疼痛、顽固性头痛、肩周炎、冠心病、胃溃疡出血、风湿性关节炎、前列腺炎等。

药理研究表明，乌头赤石脂丸能减轻寒凝胸痹大鼠的缺血心肌损伤，抑制血小板的黏附聚集，从而降低血液黏滞度，改善血流动力学，对缺血心肌有保护作用。本方水煎液小剂量对离体蛙心有轻微的兴奋作用，能使收缩幅度增加；大剂量对心肌有抑制作用，使其处于停跳状态；静脉给药能使犬的血压明显下降。有研究报告乌头赤石脂丸中乌头、附子合用可增强止痛效果，且使乌头毒性降低，提示毒药合用并非皆使毒性增强，乌头、附子合用可能减毒增效，值得进一步研究。

【病证研究与展望】

心痛以病位、主症命名，现多指位于胸部心前区的疼痛，属于心病范围。但古代所论心痛范围较广，马王堆古汉墓出土的《足臂十一脉灸经》指出少阴脉病可见心痛；在《内经》众多有关心痛的论述中，有些是心病心痛，如《灵枢·五邪》云"邪在心，则病心痛"，《灵枢·厥病》将其分为真心痛、厥心痛等，"真心痛，手足青至节，心痛甚，旦发夕死，夕发旦死"。类似于现在的心绞痛、心肌梗死，病情危重。《灵枢·厥病》还论述肾心痛、胃心痛、脾心痛、肝心痛、肺心痛等多种厥心痛，是其他脏腑病变导致的心胸疼痛，如《难经·六十难》云"其五脏气相干，名厥心痛"。此外，《内经》所论心痛有些可能包括或就是指胃痛，如《素问·至真要大论》云"热客于胃，烦心心痛，目赤欲呕，呕酸善饥"；"心痛支满，两胁里急，饮食不下，膈咽不通，食则吐，腹胀善噫，得后与气，则快然如衰"。文中之"心"病有些实应为食管、胃或心胃同病。《金匮》所述之"心"似包括心、胃等，心痛既包括西医诊断的心绞痛，也包括胃、胆等病导致的胃脘、腹部疼痛等。

古人虽心、胃疼痛混称，但早已发现同为"心痛"，病情、预后不同，故又有真心痛、厥心痛、九种心痛等多种有关心痛的病名。西医学认为中上腹部的疼痛除常见于胃痛外，还见于急性心肌梗死、心包炎、胆囊病变等。由于心、胃疼痛混称不利于临床诊治，后逐渐将心痛与胃脘痛等区分开，有的将心病之痛作为一个症状与胸痹合并，有的单列心痛之病。《中华人民共和国国家标准·中医临床诊疗术语 疾病部分》即将心痛定义为"膻中部位以及左胸内疼痛的症状"。全国科学技术名词审定委员会公布的《中医药学名词》中则将心痛作为病名，并对其做了进一步分类：卒心痛指突然发作心胸剧痛为主要表现的疾病；真心痛指以心胸剧痛，持续不解，伴有汗出肢冷、面白唇青、手足青至节、脉微欲绝为主要表现的疾病；厥心痛指一种较真心痛为轻的心系疾病，以心痛发作时伴四肢厥冷为主要临床特征。

今后在对心痛的研究中，首先应对心痛是症状还是病名进行确定，对《内经》所论肾心痛、胃心痛、脾心痛、肝心痛、肺心痛等多种厥心痛的概念也应进一步研究。

【疑难梳理】

1. 诸逆的含义是什么？

2. 心悬痛的特点是什么？

第十章　腹满寒疝宿食病

　　腹满、寒疝、宿食，在临床上多见腹部胀满或疼痛等症，其病机上有共同之处，相关方药亦可通用。三者合篇讨论，有利于从整体上把握这些疾病的辨证论治，对提高临床的辨治能力有一定裨益。

第一节　腹满病

【发病特点与辨治思路】

　　腹满病是以腹部胀满为主，并常伴有腹部疼痛的一种疾病。腹满亦是诸多疾病过程中的一个症状。其临床表现看似单一，而其实病机驳杂。现就发病特点与辨治思路分析如下。

　　（一）发病特点

　　1. 阳道实，阴道虚　腹满发病与腹内脏与腑的阴阳属性有关。《素问·脉要精微论》云："胃脉实则胀。"《素问·异法方宜论》云"脏寒生满病"，故证属虚寒的多为脾，而属于实热则偏重于胃肠。又腹中所居脏腑甚多，腹满病不单由脾胃肠所生，与肾、肝、胆亦有关，相关脏腑功能障碍影响气机运行即可致腹满。总之，腹满病机复杂，但可执虚实两端驭之，正如《素问·太阴阳明论》所谓："阳道实，阴道虚。"

　　2. 腹满多伴"痛"与"闭"　腹满于临床中虽可单见，但因多由气机郁滞为患，故多伴见有腹痛或便闭。《素问·举痛论》云"热气留于小肠，肠中痛，瘅热焦渴，则坚干不得出，故痛而闭不通矣"。《灵枢·邪气脏腑病形》亦道"胃病者，腹膜胀，胃脘当心而痛"。《灵枢·杂病》则说"腹满食不化，腹响响然不大便，取足太阴"。本篇第11、12条"痛而闭""按之心下满痛"等论述，均说明腹满与腹痛、便闭常并见于临床。

　　（二）辨识特点

　　1. 明辨虚实尤重腹诊　辨识腹满之病证属性，固然要望闻问切四诊合参，如望其人的第4条"病者痿黄"；第6条"夫中寒家，喜欠，其人清涕出"；第8条"夫瘦人绕脐痛"；第14条"出见有头足"。闻其声，如第10条"雷鸣切痛"。问症状变化以测知病之性，如第3条"腹满时减，复如故"；第13条"腹满不减，减不足言"。但其中切诊无疑最关键，如第1条"趺阳脉微弦，法当腹满"，第2条"病者腹满，按之痛者为实，不痛为虚"，故腹部切诊对确定腹满病性尤为重要。

　　2. 详辨"气"滞与"积"滞　腹满实证中有以气滞为主者，亦有因肠中积滞而成者。尽管两者在临床上多相伴而见，但其病邪属性仍有差异。例如，第11条"痛而闭者"的"闭"多提示胀重于积；而第13条的"腹满不减，减不足言"，又说明胀满之甚，积滞在内亦甚。如是详辨，立法处方方能有的放矢。

3. 腹满辨析兼察表　腹满病本为里证，在里者，论治当以治里为主。但临床上亦可见里病而兼表病者，如第 9 条"脉浮而数"，即里实腹满兼太阳表证，此即表里同病，并可见恶寒、头痛等。因表与里其治截然不同，故腹满的辨证，要注意从四诊中辨析表里不同的症状。

（三）治疗思路

1. 虚寒腹满主以温法　宗《内经》"寒者温之"之旨，张仲景论治虚寒腹满即明确治法为"温"，在本篇原文第 1 条"此虚寒从下上也，以温药服之"；第 3 条"此为寒，当与温药"，即知之。

2. 气滞积滞治法有别　腹满实证有气滞或积滞之异，二者论治不同。如第 11 条"痛而闭者"的胀重于积，治以行气除满的厚朴三物汤，且厚朴八两为君药；而第 13 条"腹满不减，减不足言"，以实邪积滞为主的则用大承气汤，其方中有软坚散结的芒硝。《金匮要略正义》云："减不足言四字，极见痞满燥实坚兼至之象，以见即用小承气减之不足言减也，不得不用芒硝之咸润，助将军以成功耳。"

3. 表里同治有所侧重　表里同治法作为论治表里同病的方法之一，临床实施要注意两点：其一，表里同治不是治表治里药物的简单堆砌，而是在同一法中仍要体现治表治里的侧重；其二，本篇所论腹满为里，故证虽为表里同病，治以表里同治，但仍要抓住主要矛盾，以治里为主，如厚朴七物汤。

4. 攻下里实当分寒温　腹满证由积滞所致者，则治以攻下。攻下方药性多苦寒，如承气类，若证属实热则固为所宜，但积滞属寒则非其治也。本篇第 15 条的大黄附子汤证，即为寒积，所治之法非得用温下之剂，其方开后世温下的先河。

【方药配伍特色与应用研究】

《腹满寒疝宿食病》篇治腹满病载方 8 首，根据各方功效的侧重点不同，可分为表里同治、和解攻下、攻下通腑、温阳散寒、温下寒结等。兹就各方药配伍特色与临床应用、现代研究加以论述。

（一）表里同治

该类方剂的组成特点是在同一首方剂中既有解表药又有治里药，使之同时具有表里同治的功效。一般来讲，表里同病的治疗原则是先表后里，但是某一类证候通过辨证后，其治表与治里并不相悖，且还有一定相互的促进作用，那么就应该实施表里同治之法。其方剂配伍结构是：治表多用质地轻清、疏理表气的桂枝、柴胡等，攻里则用大黄、枳实、厚朴类行气导滞。代表方剂有厚朴七物汤。

厚朴七物汤　本方主治里实腹满兼太阳表证，其有两解表里、行气除满的功效。该方为厚朴三物汤与桂枝汤去芍药的合方。方中厚朴行气除满、枳实消积导滞、大黄泻下荡实，三药合用，以去里实、消腹满；合桂枝汤去芍药，以调和营卫而解散表邪。去芍药是因其有腹满而不痛，且防其酸敛碍邪。若见呕吐，需加半夏和胃降逆止呕；下利则去大黄之苦寒攻伐，以顾护脾阳；寒多则重用生姜温胃散寒。若是湿滞腹满之证，虽无表证，方中的桂枝、生姜亦可不减去，因其并非解表，而是协同厚朴芳香温通化湿。

通过学习本方，有两点启示：①表里同治时，并不平均分配治表治里的药力。②表里药力的侧重也不是根据药味的多少来决定的。

临床医家选用本方的常见依据有：①属于里实腹满兼表证。②与该方证里有实积外有表邪的病机吻合。③以腹满为主症，但腹痛不甚。

临床上，常选用本方治疗功能性消化不良、急性胰腺炎和腹部手术炎性肠梗阻等病证。

桂枝去芍药汤、厚朴三物汤及其合方在促进肠推进方面的实验研究表明，桂枝去芍药汤对厚朴三物汤产生了"相使"作用；在胃排空方面，厚朴三物汤和桂枝去芍药汤相合后出现"相恶"作用。

（二）和解攻下

本法是和解法与攻下法的合法，该类方剂多由小柴胡汤化裁而来，所治病证以少阳阳明合病为主。这是张仲景下法体系中颇具特色的一类方剂，代表方为大柴胡汤。

大柴胡汤　本方主治里实兼少阳腹满证，方由小柴胡汤去人参、甘草，增加生姜之量，又加芍药、大黄、枳实而成。方中以柴胡透解少阳之郁，黄芩苦寒清胸腹蕴热，半夏降逆，与生姜合用可调理中焦脾胃、斡旋气机、降逆止呕，大黄、枳实以泻下阳明热结，芍药敛阴缓急止腹痛，生姜又配大枣并调和营卫。如此内外兼顾，以解少阳阳明之实邪。《医宗金鉴》对本方的阐述甚为扼要："柴胡证在，又复有里，故立少阳两解法也。以小柴胡汤加枳实、芍药者，仍解其外以和其内也。去参、草者，以里不虚，少加大黄，以泻结热，倍生姜者，因呕不止也。斯方也，柴胡得生姜之倍，解半表之功捷，枳、芍得大黄之少，攻半里之效徐，虽云下之，亦下中之和剂也。"

通过学习本方，有两点启示：①少阳病本不用下，但大柴胡汤所治，则说明少阳病涉及腑实证时不避用下，即有是证用是药。②从本法的合成，可知张仲景针对复杂病证能适时调燮治法以达求本之治。

临床医家选用本方的常见依据有：①证属里实腹满兼少阳证，除见往来寒热、胸胁苦满等外，当有心下满痛、呕吐、便秘、苔黄、脉弦数有力等。②本方证以心下满痛为主症。③本方为治疗少阳阳明合病的代表方，临床单纯少阳证或阳明证非本方所宜。

临床上，常选用本方治疗肝胆结石、慢性胆囊炎、脂肪肝、急性胰腺炎、粘连性肠梗阻、支气管哮喘、阻塞性睡眠呼吸暂停低通气综合征、2型糖尿病早期、妇科腹腔镜术后并发盆腔血肿及盆腔积液、小儿高烧不退。

国内外有关大柴胡汤方的临床研究与实验研究均显示该方治疗胰腺炎与胰腺水通道蛋白有关，对实验性动脉粥样硬化家兔C反应蛋白有影响等，为该方的临床应用及拓展提供依据。

（三）攻下通腑

该类方剂以攻下通腑、祛除胃肠有形热实为特点。常用方剂的配伍结构是，大黄配芒硝、厚朴和枳实，根据胀和积的偏重程度调整方中药物剂量。胀偏重者，以厚朴为君行气导滞除满；积偏重者，以大黄为君攻下热结。代表方为厚朴三物汤、大承气汤。

1. 厚朴三物汤　本方主治里实腹满胀重于积，方中以八两厚朴为君，配伍五枚枳实重在行气除满，又用四两大黄协同二药，以攻下通便，畅通腑气。该方的配伍特点，周扬俊在《金匮玉函经二注》中云："此又言痛之实证也。闭者，气已滞也，塞也。经曰：通因塞用，此之谓也。于是以小承气通之，乃易其名为三物汤者，盖小承气君大黄以一倍，三物汤君厚朴以一倍者，知承气之行，行在中下也；三物之行，因其闭在中上也。绎此可启悟于无穷矣。"

通过学习本方，有两点启示：①攻下剂并非是一味泻下积滞，亦有行气通腑。②为体现本方主要功效，其君药剂量远超其他药。

临床医家选用上方的依据有：①属于里实腹满以胀为主。②该方证可有腹痛及便秘。临床多选用本方治疗不完全性肠梗阻、消化道术后腹胀、胃石症、胃扭转、反流性食管炎、妇科术后肠功能恢复、输卵管结扎术后腹部胀痛等。

已报道的实验研究，多侧重分析厚朴三物汤的有效成分厚朴酚、蒽醌类含量，以及金属含量等。另有研究发现：①厚朴、大黄、枳实三味药配伍合煎，增加各指标成分的溶出率，显然也增加药效。②剂量配伍对溶出率有明显影响。③小承气汤合煎方各成分含量较厚朴三物汤、厚朴大黄汤低。这是因为小承气汤中的大黄是酒洗大黄。④小承气汤、厚朴三物汤、厚朴大黄汤水煎液比较，蒽醌类化合物溶出率变化顺序为：厚朴三物汤＞厚朴大黄汤＞小承气汤。

2. 大承气汤　本方是攻下通腑的代表方，以荡涤肠腑积滞著称，主治里实积胀俱重证。方中大黄苦寒，泄热去实，荡涤肠胃，尤其是配以芒硝咸寒，软坚润燥，使大黄之推荡力更捷；再以枳实配厚朴行气除满，通利气机，腑行畅达，胀积俱除。《医宗金鉴》云："诸积热结于里而成满痞燥实者，均以大承气汤下之也。满者，腹胁满急膜胀，故用厚朴以消气壅；痞者，心下痞塞硬坚，故用枳实以破气结；燥者，肠中燥屎干结，故用芒硝润燥软坚；实者，腹痛大便不通，故用大黄攻积泄热。然必审四证之轻重，四药之多少适其宜，始可与也。"由是四药相合，相辅相成，主治实热内积，气机壅滞，胀满亦甚之证。

通过学习本方，有两点启示：①所治腹满固然以"满"为主，但其"痞""燥""实"，辨证亦不可忽略。②攻下积滞之力的大小并非以大黄剂量而定，该方硝、枳、朴与大黄的协同作用不容小觑。

选用本方的主要依据有：①属于里实腹满积胀俱重者。②该方叙症简略，当与《伤寒论》所述"腹满而喘，有潮热"，"手足濈然汗出者，此大便已硬也"，"绕脐痛，烦躁，发作有时"，可相互参考。

临床上常用本方治疗术后肠麻痹，现代临床的应用研究扩大了该方的应用范围，亦可用于急性呼吸窘迫综合征、急性中毒抢救、急性肠梗阻、青光眼、预防危重病应激性溃疡等，还可加减灌肠治疗缺血中风昏迷病人，或灌肠联合有创机械通气治疗慢性阻塞性肺病呼吸衰竭及合补益之品治疗高龄老人之便秘。

现代药理研究证明，大承气汤及其制剂除了具有调节胃肠激素分泌，促进胃肠运动，泻下、通便的作用外，还有显著的抑制血清内毒素、降低炎性细胞因子、解热、抗感染、抗炎、提高机体免疫力的作用，对脑、肺等重要脏器具有明显的保护作用。另外，还能促进胃肠道平滑肌蠕动，调控胃肠运动，有助于各种毒性物质的排出。

（四）温阳散寒

此类方剂主要通过辛温热的药物如乌头、附子、干姜、蜀椒、细辛等，以温散寒邪，祛除阴霾，并配以粳米、大枣、胶饴和甘草等培护中气，治疗寒湿内停、气机凝滞而成的腹满。代表方剂为附子粳米汤、赤丸和大建中汤。三方虽同为温阳散寒除满之剂，药物配伍有相似之处，但药物组成不尽相同，其功效亦有所侧重。

1. 附子粳米汤　本方主治脾胃虚寒，水湿内停腹满证。方中用辛热之附子温脾肾之阳，以治寒气之本，主以止痛；半夏降胃气以止呕吐，并可蠲饮；甘草、大枣、粳米，缓中补虚，以扶助胃气。

学习本方的启示有：从方名来看，本方的组成可分为两组药物，一组如附子为首，伍以半夏，主要是温散寒邪，降逆止呕，解决的是本证"腹中寒气"的主要矛盾；而另外一组药物，以粳米带头、配以大枣和甘草，其作用为扶助胃气，固护根本。

临床医家选用上方的常见依据有：①证属于虚寒腹满。②并见寒饮上逆，伴胸胁逆满、呕吐等。

临床上，常选用本方治疗腹痛、泄泻、痢疾、术后腹痛、产后腹痛、滑胎、妇人带下等。目前，有学者研究附子粳米汤对脾阳虚模型大鼠血清中 IL-1β、TNF-α 的影响，对该方的科学性进行一定的探索。

2. 赤丸 本方具有温阳散寒止痛、化饮降逆的功效。方中乌头大辛大热，再配细辛以加强辛温散寒之力，除腹中之沉寒痼冷，并收止痛之效；半夏合茯苓专以化饮降逆；用朱砂为衣，以重镇降逆；而酒下药，是取酒之温热轻扬之性，以助药力。此外，因方中乌头为剧毒之品，当炮制以后方可入药。又乌头与半夏相反，本不可同用，但本方中两药并用，当是用量小，并用蜜以制其毒。

通过学习本方，有两点启示：①治寒气厥逆证，非单一"温法"，乌头当有细辛、茯苓、半夏之助，才能解决阳虚与寒凝夹饮的复杂病机。②从乌头与半夏的配伍中，要注意药物的配伍及用法用量。

临床医家选用本方时要注意，本条叙证简略，以药测证，其病机是脾肾虚寒，水饮上逆所致。症见手足厥冷、腹中痛、呕吐、心悸、头眩等"厥证"和"逆证"的表现。

临床上，有选用本方治疗房中隔缺损、冠心病、血管闭塞性脉管炎、痛经等。现代临床的应用研究扩大了该方的使用范围，但需注意方证的对应和正确把握乌头等有毒药物的使用方法，以防发生意外。

附子粳米汤证以"雷鸣切痛、胸胁逆满"为主，赤丸证则以"厥逆"为主，二者均有寒有饮邪。前方证以痛为主，用附子为主温振脾肾之阳，散寒止痛，又用粳米、大枣、甘草固护胃气；而后方则多用乌头、细辛等辛热之品重在温散寒邪凝滞所致之厥逆。

3. 大建中汤 本方主治脾胃虚寒的腹满证，其功效为温中补虚，散寒止痛。方由四味药物组成，人参补虚扶正，胶饴甘缓益中，共为一组；干姜、蜀椒大辛大热，以散中焦之重寒，又为另一组。四药相合，达到温补而温散之目的。对本方的立意，清人朱光被之说甚当，其在《金匮要略正义》中云："法当先扶植胃气为主，佐以祛寒，此大建中之所由设也。人参干姜甘温补正，助饴糖以固守中气。川椒辛热，直走三焦，破阴而回阳，令心胸腹内之寒邪顷刻消散，共成建中之奇勋。"说明本方不是以温阳散寒除满为主，而是通过人参、胶饴甘温益气补虚，以再建中气调燮气机之职，辅用干姜、蜀椒辛热散寒之品，从而建中散寒除满。

通过学习本方，有两点启示：①其证虽寒邪甚烈，但方名"大建中"，恐非以温散为主，当是大建中气以达到扶正祛邪的目的。②张仲景所组方剂的结构，按君臣佐使并非皆能诠释得当。

临床选用本方的依据有：①腹痛较重，且有寒气攻冲于上下。②本方为扶正祛邪方，非特腹痛严重才可选用。

临床上，常选用本方治疗阳痿、慢性浅表性胃炎、肠梗阻、蛔厥急症、鞘膜积液、多发性大动脉炎、消化性溃疡、头痛、胃扭转、腹痛泄泻等，临床应用范围有所扩大。

临床研究与实验研究显示，本方具有以下功用：①对脾阳虚大鼠肠系膜微循环功能有影响。②对脾阳虚大鼠 TXB_2 及 $6-Keto-PGF_1\alpha$ 有影响。③可干预脾阳虚大鼠下丘脑星形胶质细胞 GFAP 和小胶质细胞 OX42 的表达。这些结果为其临床应用提供了一定的实验依据。

（五）温下寒结

该类方剂主治寒实内结所致腹满病。其组方特点是将性寒泻下的大黄与辛热的附子两种不同性质的药物融于一方，以温下寒结。代表方剂为大黄附子汤。

大黄附子汤　本方主治寒实内结证，可温阳散寒，通腑下积。方有三味，一者以大黄主攻下积滞，二者以大辛大热的附子温散脏腑之沉寒痼冷，再配以辛散为长的细辛，助辛温之力而增强散寒止痛之功，故大黄与附子、细辛三药合用，存攻下之用而减寒凉之性，如是则辛热除寒，而攻下去结，开后世温下法之先河。

后世《千金》温脾汤由大黄、附子、干姜、人参、甘草组成，《本事方》温脾汤由厚朴、干姜、附子、大黄、桂心、甘草组成。两方亦治阴寒内盛，阳虚不运而积滞内停者。

学习本方的启示是，突破极性思维的局限，将苦寒之大黄与辛热之附子融于一方，以解决寒积这一复杂病证。

选用本方依据有：①多见腹痛便秘，手足厥冷，苔白腻，脉弦紧等。②若热结里实及阴虚燥结之便秘者，不宜使用。

临床上，常选用本方治疗顽固性便秘、慢性肾功能不全、肠梗阻、急性胆囊炎、重症急性胰腺炎，加味治疗糖尿病肾病，合桂枝附子汤治疗单侧肢体损伤疼痛，联合 ESWL（体外冲击波碎石术）及运动疗法治疗上尿路结石等，扩大了该方的应用范围。

国内外有关大黄附子汤的临床研究与实验研究包括血清药物化学初步研究，还显示该方对重症急性胰腺炎大鼠细胞因子有影响，可调控 JNK/Bcl-2 信号通路而改善尿酸性肾病肾小管 / 间质损伤，可影响 BALB/c 小鼠腹腔巨噬细胞功能，对家兔心电图有影响，为该方的临床应用及拓展提供实验依据。

【病证研究与展望】

"腹满"为《金匮》病名，现代中医内科学无此病名。从临床表现来看，与中医内科学的胃痛、呕吐、腹痛、胁痛、便秘、鼓胀等疾病相关，故这些疾病可在辨证的基础上，选用本节相关方剂论治。

西医学的功能性消化不良、胃石症、胃扭转、反流性食管炎、胆石症、脂肪肝、肠梗阻、肠套叠、急性胰腺炎、腹部术后肠功能恢复障碍、慢性腹泻等疾病，亦可在辨证的基础上选用本节方剂论治。值得一提的是，本节所论方剂如大柴胡汤、大承气汤等，是中西医结合治疗急腹症的关切点。当然，本节方剂并非仅仅用于肠道疾病，支气管哮喘、阻塞性睡眠呼吸暂停低通气综合征、2 型糖尿病早期、小儿高烧不退等疾病，亦可选用。这与中医论治疾病要重辨证论治是分不开的。

目前，对腹满病的研究从内容来看，大致分为以下几个方面：①从文献的角度研究"腹满病"辨证论治，突破《金匮》腹满病的囿限，较为全面地总结《金匮》治腹满有温阳法、攻下法、破血逐水法、活血通瘀法、温经散寒法和前后分消法等，尤其是针对治以"缓中补虚"的虚劳干血证、"此肠间有水气"的己椒苈黄丸证，拓展了辨治腹满的方法与思路。②从临证治验举隅的角度验证经方的临床价值。③从教学方面论述的文献则认为，《金匮》腹满腹痛的教学内容应着重讲清各常见证型的证候特征、辨证方法与思路、治疗，并应包括类证鉴别等，才有利于培养学生辨证思维能力。④从临床角度，对附子粳米汤、厚朴三物汤、大柴胡汤、大承气汤、大建中汤、大黄附子汤应用于急腹症等各个系统的病证进行探索。⑤还从药理、药化等实验方面对方剂进行研究。当然，本节所载方剂至今还是临床常用的有效方，结合临床实践，对其作用机制、配伍规律、特效药对筛选、量效关系、剂型等进行研究，都有着较好的应用前景。这也对重新评价中医论治急症、重症，具有积极的意义，也是中医延续传承所难以回避的问题。

【疑难梳理】

1. 临床应从哪些方面确认大建中汤证的"痛而不可触近"属虚？
2. 赤丸中乌头与半夏的配伍应用，对于辨证用药有何启发？

第二节　寒疝病

寒疝是根据病因和症状命名，以腹部疼痛为特征，由阴寒积结攻冲所致的疾病。《素问·长刺节论》曰："病在少腹，腹痛不得大小便，病名曰疝，得之寒。"《说文解字》则曰："疝者腹痛也。"可知古人论述寒疝与后世因脏器脱垂之疝气有异。

【发病特点与辨治思路】

（一）发病特点

1. 以痛为主　寒疝病名即指出该病病因为寒邪，无论发病为虚寒或寒实，均多见痛症，如本篇第17条云"腹痛，脉弦而紧……即为寒疝"；第18条云"胁痛里急"；第19条云"腹中痛"。

2. 多见于腹　《金匮》所论寒疝三条（第17、18、19条），均有腹痛，是因脐腹居中，内连肠胃，外接肌表，外寒入里，内寒应之，脐当其冲，两寒相聚于此，与阳虚内寒相搏结，凝阻气机，不通而痛。此绕脐而痛，是寒疝最具特征的症状，故第17条云"寒疝绕脐痛"。

（二）辨识特点

1. 辨表里　寒疝病以腹中痛为主，多为里证。但亦有兼表证者，如第19条除见有"腹中痛"，"逆冷，手足不仁"等，若症见"身疼痛"，提示当有表证，才可确定乌头桂枝汤之表里同治。

2. 察兼症　《金匮》所论寒疝条文有三，但其证各异，辨之尤宜重兼症。例如，第17条以"绕脐痛"为主，还见"白汗出""手足厥冷""脉沉紧"，说明阴寒盛阳气虚明显；第18条除"腹中痛"外，还兼"胁痛里急"，其痛势当缓，为血虚有寒所致；第19条除有"腹中痛"，"逆冷，手足不仁"之外，"若身疼痛"，即可确定为寒疝兼表之证。

（三）治疗思路

1. 论治首重温　寒疝的病因以寒邪为主多见，故治疗亦以温散寒邪为主。所选用的大乌头煎、抵当乌头桂枝汤和当归生姜羊肉汤，均属温热剂。

2. 属虚用温补　寒疝乃寒邪为患，但论治并非均以温经散寒为主，当归生姜羊肉汤之治，即说明寒疝有血虚时，不能盲目温补，而要加入血肉有情之羊肉，所谓"精不足者，补之以味"。正如《金匮要略释义》所谓："前节论寒疝之实证，此节论寒疝之虚证；前节为阴寒内结，故用驱寒散结法，此证为气血虚而有寒，故以养正为本，散寒为次。一实一虚，两相比较，示后学以准绳，义例至精。"

【方药配伍特色与应用研究】

（一）散寒止痛

该类方剂使用大辛大热之品，以祛除体内外痼结的阴寒邪气。常用药物为乌头，或单用，或与桂枝汤配伍使用。因其有毒性，要特别注意煎煮法，一般宜久煎，亦可加蜜共煎以缓解其毒副作用。代表方为大乌头煎和乌头桂枝汤。

1. 乌头煎　本方主治寒疝绕脐痛。乌头煎有破阴散寒止痛之功。方用大乌头一味，因其大辛大热，力大沉雄，尤能温阳散寒止痛，善治沉寒痼冷之证；以蜜煎之，可制乌头毒性，并延长药效。因本方药性峻烈，方后注有"不可一日再服"，用时宜慎之。

通过学习本方，有两点启示：①针对阴寒痼疾，辨证精确后，可用单味药成方，取其力量沉雄，以达捷效。②根据患者体质不同，密切观察服药情况。

临床医家选用本方的依据有：①腹痛部位多在脐周。②脉象为弦紧或沉紧。③可见手足厥冷。④可见因腹痛较剧而出的冷汗。

临床上，常选用本方治疗寒疝，熏洗治疗膝关节外伤后遗症，加减治疗类风湿关节炎等。现代临床的应用研究扩大了该方的应用范围。国内外有关本方实验研究的文献较少，主要集中于对降低乌头毒性的研究方面，为该方的临床应用提供一定的科学依据。

2. 乌头桂枝汤　本方主治寒疝兼有表证。方用乌头乃大乌头煎之意，以其辛热峻猛，主入里，逐散痼结之沉寒止痛，治其里寒；而配以桂枝汤调和营卫，解其表寒。本方虽为表里兼顾之法，但治里为主，治表为次。

通过学习本方，有以下启示：①注意单味药与一方相合的合方方式。②因方中有乌头，要注重服药递进法，即由少到多，逐量递增，以知为度。③要重视服药后的反映，尤其是乌头附子类的瞑眩反应，要知其为有效，但又不可再进，否则容易中毒。

临床医家选用本方的依据有：①腹痛与手足逆冷并见。②有"身疼痛"等表里同病，病情复杂，一般的灸刺及单一性质的药物治疗不能解决。

现代临床上，常选用本方治疗寒疝、强直性脊柱炎、过敏性结肠炎、类风湿关节炎，或熏洗治疗嵌顿痔，热敷治疗坐骨神经痛等，临床的应用研究扩大了该方的应用范围。

国内外有关本方实验研究的相关文献较少，有对类风湿关节炎镇痛机制方面的研究和基于"方证相关"理论的治"痹"经方调控 T 细胞亚群比较研究，为该方的临床应用及拓展提供实验依据。

（二）养血散寒

该类方剂主要通过养血活血、温经散寒，并与血肉有情之品相合，尤其是加入羊肉一类以血肉之品补形之不足，从而达到补虚散寒止痛的目的。代表方为当归生姜羊肉汤。

当归生姜羊肉汤　本方养血散寒止痛。方用当归养血活血，生姜温散寒邪，羊肉补虚养血，为血肉有情之品。诸药合用，以补虚散寒止痛。

临床上若见腹痛甚而呕者，可加陈皮、白术等理气健脾之品。《千金要方》以本方加芍药二两而成当归汤，用于治疗妇人寒疝或产后腹痛。

通过学习本方，有以下启示：①治疗寒邪为患，宜养血、温养与温散，当辨证论治，不可一味地使用辛热药物以图温散。②方后注"寒多者生姜成一斤"，可见生姜在本方中担纲重要的散寒功效。③本方用羊肉入药，为后世食疗的典范，《千金要方》的羊肉当归汤、羊肉杜仲汤，均属其衍生方。④本方不用乌头、附子类辛温散寒之品，而以羊肉温养补虚为治，可知其证属气血虚衰而有内寒，其疼痛程度与乌头剂证当迥然有别。

临床医家选用本方的依据有：①以胁腹疼痛为主。②两胁疼痛并有拘急之象，痛势不甚，一般得温按常可轻减。③多见舌淡苔白，脉沉弦而涩。

临床常用本方加味治疗肠易激综合征、多发性神经炎、频发室性早搏，或配合西药治疗消化性溃疡、虚寒咳嗽等。本方实验研究较少，但早在 20 世纪 80 年代，凌一撰等学者造出大白鼠"寒邪伤体"——寒海应激实验模型，对当归生姜羊肉汤进行实验研究。实验表明，当归生姜羊肉汤能显著延长小白鼠寒冷条件下（−15℃）的生存时间，提高动物对寒冷的耐受能力；能显著抑制大白鼠在寒冷状态下的肾上腺内胆固醇的含量下降，说明本方提高动物耐寒能力的机制可能是通过激活棕脂，增加非寒战性产热来避免过强的应激反应，从而起保护作用；尤为可贵的是，该实验填补了对食疗补益方实验研究的空白。

【病证研究与展望】

"寒疝"为《金匮》病名，现代中医内科学并无此病。从临床表现来看，与中医内科学的胃痛、腹痛等疾病相关，故这些疾病可在辨证的基础上选用本节相关方剂论治。

西医学的胃溃疡、肠梗阻、肠易激综合征等疾病，亦可在辨证的基础上选用本节方剂论治。此外，本节方剂在辨证基础上，还可用于治疗如频发室性早搏、多发性神经炎等疾病，这也体现了中医辨证论治的特色。

现代医家对寒疝病的研究，从内容来看，大致分为以下几个方面：①从文献的角度，对寒疝进行辨析。②从临证治验举隅的角度论述寒疝病，并拓展了治寒疝法，如"三角灸""暖脐术"。③从临床的角度，探索寒疝与急腹症的关系。④对大乌头煎、抵当乌头桂枝汤和当归生姜羊肉汤等方治疗的病种进行探索。⑤从药理、药化等实验方面对相关方剂进行研究。

由于《金匮》所谓寒疝与后世疝气有所不同，故其文献量及其研究的深度与广度都有待进一步加强。当然，本节所载方至今还是临床常用的有效方，结合临床实践，对其作用机制、配伍规律、特效药对筛选、量效关系、剂型等进行研究，仍然值得进一步关注。

【疑难梳理】

1. 大乌头煎证与大承气汤证均可见"绕脐痛"，二者有何不同？

2. 乌头桂枝汤方后所指"如醉状"的表现是什么？为何"其知者"可见此征？

第三节　宿食病

宿食是根据病因命名的，为饮食不节，食积停滞胃肠，经宿不化，致使脾胃运化失司而发病，故名。临床常见胸痞腹满、嗳腐吞酸、大便不畅等症状。《内经》无宿食病名，但《素问·脉要精微论》中有"食痹"之说，高士宗谓"中焦不能腐化，故当痛食痹"。而《灵枢·五色》则描述有宿食脉象为"气口盛坚者，伤于食"。可知，《内经》早已对本病有所认识。

《腹满寒疝宿食病》篇根据宿食部位不同分别治疗,偏于胃者用涌吐,偏于大肠用攻下,较好地体现"因势利导"的治疗思想。

【发病特点与辨治思路】

(一)发病特点

1. 多为饮食所伤 《素问·痹论》云"饮食自倍,肠胃乃伤"。《脏腑经络先后病》篇所谓"馨饪之邪,从口入者,宿食也",明确指出本病发病皆由饮食不当所致。

2. 发有上下之别 宿食病发于胃肠,饮食所经之处,即食物可滞之所,宿食之滞无定处,故其病处有不同。其疾病表现有向上或向下的趋势,如本篇原文第 24 条"宿食在上脘,当吐之",第 23 条"下利不欲食者,有宿食也,当下之"。把握这一疾病趋势,对后续论治有一定的指导作用。

(二)辨识特点

1. 宿食病辨识尤重脉 辨识宿食,张仲景尤重脉象,本篇原文第 21 条"人病有宿食,何以别之? 师曰:寸口脉浮而大,按之反涩,尺中亦微而涩,故知有宿食";第 22 条"脉数而滑者实也,此有宿食";第 25 条"脉紧如转索无常者"。均提示以脉查知体内宿食影响气机障碍是一条重要途径。

2. 参合主症,别其上下 如本篇原文第 24 条的"当吐之",第 21 至 23 条的"下利",皆为别上下的辨识着点。

(三)治疗思路

1. 宿食在上治以"因势利导" 本篇原文第 24 条"宿食在上脘,当吐之",说明宿食停滞在上脘,并有嗳腐吞酸等症状,治当以涌吐剂瓜蒂散。

2. 宿食在下治以"通因通用" 本篇原文第 22 条"脉数而滑者,实也,此有宿食,下之愈";第 23 条"下利不欲食者,有宿食,当下之"。皆说明其有宿食,虽下利,当用大承气汤通因通用。

【方药配伍特色与应用研究】

(一)涌吐宿食

该类方剂以味苦性升而善吐的瓜蒂为主,配以味苦酸的赤小豆,再加轻清宣泄的香豉涌吐宿食。代表方为瓜蒂散。

瓜蒂散 本方主治宿食在上脘。方中瓜蒂味苦性升而善吐;赤小豆味苦酸,与瓜蒂配伍,方有酸苦涌吐之功;香豉轻清宣泄,煎汁送服,以增强涌吐宿食的作用。本方药性较峻,加之瓜蒂有小毒,宜从小剂量开始,不吐则逐渐加量,中病即止,不可过剂。而有报道,服用本方后见急性消化道大出血,亦有死亡病例报道;又有学者从瓜蒂的醇提取物中分离出甜瓜毒,将其注入犬胃中,致其剧烈呕吐,甚至呼吸困难而死。提示使用本方时,要注意防范其毒性。

通过学习本方,有两点启示:①针对宿食在上,因势利导治之。②因药性峻猛,要注意患者体质,密切观察服药情况。

临床医家选用本方的常见依据为:①注意询问病史。②宿食停滞胃脘上部,并有胸闷欲呕等症状。

现代临床用本方治疗慢性乙型肝炎、湿重头痛、脐湿、淤胆型高胆红素血症、戒酒等,可供参考。

国内外有关瓜蒂散方实验研究的相关文献较少，但有瓜蒂散与阿扑吗啡戒酒治疗的对照研究及瓜蒂散快速催吐的研究及临床应用，为该方的应用提供客观依据。

（二）泻下宿食

该类方剂以祛除胃肠积滞为特点。方剂配伍结构为大黄配芒硝、厚朴合枳实，泻下宿食。代表方为大承气汤。

大承气汤　本方亦是泻下宿食的代表方，主治宿食停滞胃肠。方中大黄苦寒，为泻下主药；配以芒硝咸寒，助大黄之推荡力更捷；再以枳实配厚朴行气除满。

通过学习本方，有两点启示：①宿食辨治因其病位而定，其在下者，引而竭之，因势利导，施以下法。②宿食停滞在下，虽有下利，但便如败卵，仍用泻下之法，是谓通因通用。

临床医家选用本方的常见依据为：①宿食而初见下利。②下利伴不欲食。③脉数而滑，或寸口脉浮大有力。

【病证研究与展望】

"宿食"为《金匮》病名，现代中医内科学并无此病。从临床表现来看，与中医内科学的胃痛、腹痛等疾病相关联，故这些疾病可在辨证的基础上，选用本节的相关方剂论治。

西医学的肠梗阻、消化不良等疾病，可在辨证的基础上选用本节方剂论治。此外，本节方剂还可用于治疗如梅核气、痰饮、狂证、癫证等，这都需要准确辨证，方能恰当施治。

西医学对宿食病的研究，从内容来看大致分为以下几个方面：①从文献的角度，对宿食进行辨析。②从临证治验举隅的角度论述宿食病。③从临床的角度，探索宿食病与急腹症的关系。④对瓜蒂散、大承气汤等治疗的病证进行探索。尤其是拓展了瓜蒂散的治疗范畴，如治疗头中寒湿、乙肝等疾病。⑤从药理、药化等实验方面对这些方剂进行研究，但内容不多。

从宿食病的文献量来看，其研究的深度与广度都有待加深与拓展，尤其是对瓜蒂散的研究当结合临床实践，对其所治病种、作用机制、量效关系、剂型等进行深入研究，以便为临床的推广应用，提供客观依据。

【疑难梳理】

1. 如何理解宿食中的头痛一症？
2. 如何辨识宿食之紧脉？

第十一章　五脏风寒积聚病

《五脏风寒积聚病》篇论述五脏风寒和真脏脉象、三焦各部病证及脏腑积聚脉症。本篇脱简较多，仅有肝着、肾着、脾约方证俱全，这3种病证的论述对后世临床具有重大指导意义。

第一节　肝着病

肝着是肝经气血郁滞，留滞停着后产生的疾病，常见症状有胸胁部满闷疼痛、喜拍打、喜热饮等。《五脏风寒积聚病》篇对其论述文简意奥，需仔细揣摩运用。

【发病特点与辨治思路】

（一）发病特点

肝经气血郁滞为主因　病名"肝着"，"肝"点明本病病在肝脏，"着"字，《辞海》释通"著"，而"著"又通"宣"，"宣"字注释为贮藏、积聚。李善注曰："宣，犹积也。"由此可佐证，本病形成在于郁滞。《医宗金鉴》云："肝着者，为肝气着而不行，致胸痞塞不快也，故其人常欲按摩其胸，以疏通其气也。"认为本病为肝气郁滞不行所致。治疗方面，亦以行气活血为主，选用旋覆花汤。《神农本草经》谓"旋覆花，味咸，温。主结气胁下满"。可见本病确有气滞，然方中用药不惟行气，尚有活血之品，且气久不得行，易致血瘀，故肝经气血郁滞为本病之因。

郁滞之因主要在于风寒之邪侵袭肝经，使肝之条达疏泄功能失职。《千金要方》云："风寒客于肝经，不能散精，气血凝留，故着于胸上。"魏荔彤《金匮要略方论本义》亦有"肝着者，风寒湿合邪如痹病之义也"的论述。

（二）辨识特点

1. 据病人所欲求主症　"其人常欲蹈其胸上"，为肝着之特殊见症，析明其义后据此辨病较为容易。此处"蹈"字，注家有多种解释：①足踏。②"蹈"乃"搯"之误，搯为用手叩击。③动也，按揉、叩击、捶打、足蹈之以振荡为目的者皆是。④按摩。上述释义虽然有差异，但是都为推动气血运行，临床见类似征象都可以作"蹈"看。

2. 辨在气在血　肝着初起时病情尚浅，邪在气分，病人虽感不舒，但不甚重，仅喝热水就可暂时消除症状，故"但欲饮热"。病情日久，气病及血，经脉瘀滞，气血不能畅行，此时非热饮能通，胸部须大力揉按方可使胸胁痞塞满闷或痛胀不适之感有所减轻，故病人"常欲蹈其胸上"，以推行气血，缓其不舒。所见虽异，但实为一证。

（三）治疗思路

肝着病起于气分，渐至血分，然总以肝经气血瘀滞为其病机。因气为血帅，阳气通行则血亦得行，故治疗以通肝络、散结气，气血并治为主。

【方药配伍特色与应用研究】

通络散结，行气活血

此法专为肝经气血郁滞而设，代表方为旋覆花汤。

旋覆花汤　本方为肝着之主方，《妇人杂病》篇还用此方治妇人半产漏下。方中用旋覆花、葱、新绛三味，药味虽少，但配伍精当。旋覆花味咸性温，可散结下气，通肝络，《神农本草经》载其"主结气，胁下满，惊悸，除水，去五脏间寒热，补中下气"。《本草纲目》谓其能"通血脉"。葱味辛性温，辛散通阳，畅其郁滞，《本草经疏》称之能"通上下阳气，故外来怫郁诸证，悉皆主之。"新绛活血。三药合用，则阳可通、结可散，气血得以畅行。

本方功在通络散结、行气活血，临床多用于胸胁疼痛、胸膜炎、慢性胆囊炎、肋间神经痛、梅核气、带状疱疹后遗神经痛等病机与本方证相同者，有确切疗效。故此，一般认为，凡属肝郁血滞、络脉瘀阻而偏寒者，均可用本方加减治疗。

后世医家王清任用血府逐瘀汤治愈"胸任重物"案，陶葆荪用通窍活血汤治愈"常欲人足蹈其胸"案，实际上均为本方基础上的进一步发展。而清代医家叶天士、吴鞠通更为运用本方之圣手。叶天士在本方治肝着的启发下，创制"辛润通络法"，以本方为主体，加入归须、桃仁、郁金、泽兰等药，治胸胁疼痛。吴鞠通复宗其意，充实而成为"宣通肝络法"，并常采用苏子、降香、生香附等药。综观两家医案，除治肝着胁痛外，余如失血、肝厥、久疟、癥块、目黄、咳喘、胃痛等病证也用本方化裁治之。

临床研究表明，应用旋覆花汤加味治疗胆囊术后综合征，临证谨守病机辨证治疗，效果显著。本方可提高机体对乙肝病毒的耐受反应，避免 HBsAg 长期不转阴。对肝硬化患者，本方有一定的预防和缓解作用，具有抗实验性肝纤维化和肝窦毛细血管化的作用。

【病证研究与展望】

肝着病临床多见于慢性功能性疾病之中，诸如神经官能症（包括癔症、梅核气）、肋间神经痛、胸肌痛、部分头胸部外伤后遗症等。由于文中关于本病所述不多，故医家对其条文解读、方义分析等方面的研究争论较多，主要包括以下方面。

对于"肝着"的病因病机，陈纪藩将各家之言归纳为：一是肝气郁结，本气自病，如周扬俊等；二是肝虚邪气留滞，如魏荔彤等；三是血滞，如沈明宗等；四是气血郁滞，如尤怡。陈纪藩总结各家之言，合而参之，认为阴寒邪气留滞于肝经为因，气血郁滞为果。

治疗方法方面，吴以岭认为肝着病体现了流畅络气、辛温通阳、活血通络之络病治法，为叶天士"络以辛为泄"的治法及辛温、辛香、辛润通络药物的应用奠定基础。因此，旋覆花汤为后世推崇的通络治疗祖方。李赛认为，肝着病实质为肺胃气机不利，故该方旋覆花主要功效为调整肺胃气机，须与行气活血药配伍才能疏肝通络，提示调整肺胃气机在治疗肝之气滞血瘀证中具有一定意义。连建伟认为，"肝着"初病在经在气，及至着而不行，气郁渐累及血滞。以旋覆花汤治之意在温行肝经气血，使肝经气行血畅，阳气通而瘀血化。叶天士在此基础上提出络病理论，创立辛温、活血等通络之法，广泛应用于久病因实致虚、虚中夹实的治疗，在虚劳、胁痛、胃痛、积聚、月经病等疾病中应用极广。当代医家在总结、应用、发挥经方的基础上，用本方加用活血、化痰、理气、宣络之品，配伍形成具有清通肝络、滋阴润络等功效的多种方剂，治疗气血郁滞肝经循行部位的多种病证。

关于肝着病的临床应用，文献报道中多为个案，缺乏系统研究，在这方面应进一步加强，明确其因机证治，以补条文不足。旋覆花汤作为治疗内科、妇产科等杂病证属肝经气血瘀滞、着而不行的各种病证的基础方，随证加减有较广泛的运用前景及研究价值。

【疑难梳理】

病名为肝着，为何反欲蹈其胸上？

第二节　脾约病

"脾约"之名，首见于张仲景《伤寒杂病论》，《五脏风寒积聚病》篇和《伤寒论》第247条各有相同的条文，后世医家将"其脾为约"定义为"脾约"证。

【发病特点与辨治思路】

（一）发病特点

1. 病位属脾　脾胃同居中焦腹部，互为表里。脾主运化升清，胃主受纳传导，共同完成食物的消化吸收。脾胃之气为一身气机之枢纽。若各种原因导致脾胃气机受阻，则会形成脾气壅滞或胃气阻滞的各类病证。脾气的运化输布功能可为胃行其津液，润泽大便。若脾气壅滞，不能为胃输布津液，则成肠燥便秘之证。虽病标在胃，而病本在脾。张仲景在《金匮》中将"脾约"列入《五脏风寒积聚病》篇，与肺、肝、心、肾四脏病并列，说明"脾约"属于脾病，而非单纯的胃气阻滞、传导不利之病证。

2. 病机在"约"　要正确解释"脾约"，必须明确"约"的含义。"约"的词性有动词、副词、形容词等，此处宜作动词。《诗·小雅·斯平》云"约之阁阁"；《考工记·匠人》云"凡任索约"；《仪礼·既夕礼》云"约绥约辔"，《说文解字》解释为"缠束也"。《周礼·司约》云"言语之约束也"；《论语》云"约我以礼"，亦为束缚、约束之意。古代尚有约挡、约水的用法，均可引申为缠束壅滞之义。

"其脾为约"点明脾不为发病之本因，本病实为胃热影响脾之功能所致；结合脾的生理、病理，即可定义为脾气壅滞，不能发挥正常输布水津和气机升发的生理功能，引发脾失健运，气机受阻的各种病证。

（二）辨识特点

1. 辨大小便之异常　大便坚、小便数是脾约典型症状。从文中看，大便坚是从"浮涩相搏"而得，肠道失濡，故大便必干。"涩则小便数"，此小便数乃因胃热影响于脾，脾不能为胃行其津液，津液不循常道而直趋膀胱所致；又人体水液须从得，而本病胃热伤津，故此小便次数多而量少。

2. 辨脾津不足　趺阳脉"浮涩相搏"，胃热气盛，其脾为约。由于脾津被胃热所消灼，脾脂枯缩，不能将水谷精微上归于肺，也不能为胃行其津液以灌四旁。津液内灼外泄，故脾津不足。脾津不足，不能濡养胃阴，助胃司和降，则大便燥结。

（三）治疗思路

本病为胃强脾约，津液不足，故治以润肠泄热、行气通便为主。开结泄热以复脾之运化功能，且以蜜为丸补虚润燥，旨在缓缓润下以通便，防止津液进一步受损。

【方药配伍特色与应用研究】

润肠泄热，行气通便

麻子仁丸 本方现多称麻仁丸，由火麻仁、芍药、枳实、大黄、厚朴、杏仁构成。从麻仁丸组方来看，是小承气汤加麻仁、杏仁、芍药而成，其泻下之义十分明确，可知麻子仁丸所主治的病证是实证而并非虚证。因"脾约"的大便硬，病属津伤液少，肠中有燥结，故用大黄、枳实、厚朴清胃热、涤肠腑；麻仁、杏仁、芍药可养阴润燥。诸药合用，使胃肠得润，燥屎得下。使以蜂蜜为丸，意在缓下，润肠护阴，大便通而津液恢复，脾得以行使其输化津液的正常功能。且丸剂易于控制药量，避免过服。

《世医得效方》将此方大黄变为炒制，枳实变为枳壳，并且改变了组方药物剂量比例，服药量也加大，用治"风秘脾约证"。

本方具有润肠泄热、行气通便的功能。临床多用于胃热便秘，症见大便干、小便数、趺阳脉浮涩者。除便秘外，在肛肠疾病或其术后、尿频、腹部术后、肾绞痛等的治疗中也有确切疗效。需要注意的是，麻子仁丸虽为缓下之剂，但因其方中含有小承气汤，有破泄之力，故年老体虚、久病津枯血燥，胃中并无实热之人，使用之时固当审慎，孕妇更不宜使用，以免发生意外。

实验研究表明，麻子仁丸与尼莫地平联合应用，使脑创伤大鼠脑组织内皮素–1水平降低、成纤维细胞生长因子水平升高，通过这一途径，二者可对损伤后的脑组织起到较好的治疗和保护作用。

【病证研究与展望】

脾约是脾气壅滞的病机概括，其理论当渊源于《内经》。《素问·太阴阳明论》曰："脾与胃以膜相连，而能为之行其津液。"《素问·经脉别论》曰："饮入于胃，游溢精气，上输于脾，脾气散精，上归于肺，通调水道，下输膀胱，水津四布，五经并行。"正是理解脾约证的关键所在。对其病因，多数医家认为是太阳病失治误治后，太阳病不解，太阳之表热合阳明之燥热并入于太阴脾土之中，两阳相灼，阴液消亡，不能灌溉，则表现为脾约之证。而喻嘉言认为脾约证是在太阳外感病之前，其人素有便秘。

对于脾约的病机，后世医家有"脾不能为胃行津液""胃强脾弱""脾气不能转输"等诸多解释。成无己将张仲景的观点用"胃强脾弱"四字概括，对后世影响较大，有不少注家认同。清代程郊倩对脾约发病机理做出进一步阐述："脾约者，脾阴外渗，无液以滋，脾家先自干槁了，何能以余阴荫及肠胃？所以胃火盛而肠枯，大肠坚而粪粒小也。麻仁丸宽肠润燥以软其坚，欲使脾阴从内转耳。"由此可以看出，程郊倩遵从成无己的解释，认为脾约实质上是胃强脾弱，脾阴亏虚虽为成因，而促成此证的关键是胃火旺盛导致脾阴不足，肠枯津槁，故粪便如粒状。以钱潢为代表的医家认为脾约证的病机并非"胃强脾弱"，而是脾气不能转输。钱潢认为，太阳病误用汗吐下及利小便法后，体内阴液竭伤太多，太阳阳明两热相并，肠胃津液耗伤，胃中虚热而脾气受约，故见大便硬、小便数。

脾约所致病证在临床中广泛存在，深入研究张仲景的"脾约"理论，对完善脏腑病机学说，提高疑难病临床疗效具有重要意义。目前现代研究主要集中在脾约发病机理和麻子仁丸临床应用方面。脾约发病机理在不断讨论中基本明确。对麻子仁丸的临床研究主要在其适应的便秘类型和扩大应用方面。麻子仁丸治疗便秘的报道较多，在便秘治疗中发挥了很大作用，但所治病证仍较为局限，相信随着研究进展，本方将有更广泛的应用范围。

【疑难梳理】

脾约为何出现"大便坚，小便数"？

第三节 肾着病

肾着的"着"，原文为"著"，后世注家注为"着"。二者音义相同，都是留滞附着的意思，可互用。本病是以病位与病机联合命名的，之所以称为"肾"着，是因为寒湿痹着于腰部，而腰为肾之外府。其主要症状为腰以下冷痛、身体重、如坐水中。

【发病特点与辨治思路】

（一）发病特点

1. 腰部受病 "腰中冷"及"腰以下冷痛"，强调本病病位在腰部经络、肌肉之间；"口不渴"是气化正常，津液上乘未受影响；"饮食如故"及"小便自利"，说明肾着病未及脏腑，而在肾之外府，为腰部筋脉、肌肉病。

2. 寒湿为因 李彣（《金匮要略广注》）、尤怡（《金匮要略心典》）均强调本病为寒湿邪侵。《素问·六元正纪大论》云本病"感于寒，则病人关节禁固，腰脽痛，寒湿推于气交而为疾也"。本篇第16条云"身劳汗出，衣里冷湿，久久得之"，说明本病的病因是寒湿。"身劳汗出"可理解为重体力劳动者，常常过劳而伤身；也可理解为体虚之人稍许劳作即令汗出。两者日久必伤及阳气或使阳气更伤，经常"衣里冷湿"便会导致寒湿留着。从"久久"二字得出本病病程长。"身劳汗出，衣里冷湿"，仅仅是张仲景用来举例说明肾着病病因的一个方面，其他如井下作业人员、久居湿地者等皆可致病，不必拘泥。

（二）辨识特点

1. 辨典型症状 肾着病以腰以下重、冷、痛为主症。本病多起于身劳汗出之后，冷汗久渍腰部，以致寒湿痹着，阳气不行，故腰部沉重而冷痛；"如坐水中""形如水状""腹重如带五千钱"，都是形容腰部四周既冷且重之词。

2. 辨受邪病位 前已述及肾着仅病在腰部肌肉、筋脉，与虚劳肾虚所致腰痛有较多类似症状，如腰痛、畏寒喜暖等，须从小便利否区分，辨明病在肾脏还是在肾之外府对治疗方法的确立有重要意义。

（三）治疗思路

腰部疼痛多从肾论治，而肾着虽腰痛却不治肾而治脾，是辨证立法、治病求本思想的体现。本病病位虽在腰部经络肌肉之间，却与脾肾阳气闭阻不行有关，因为阳气未达之处，便是阴寒湿邪留着之所。故其治法，不在温肾以散寒，而在燠土以胜水，燠土即暖脾阳。脾喜燥恶湿，主肌肉，腰部为寒湿所伤，寒湿越盛则阳气越伤，脾阳不足则运化不利，水湿则更难得消，健运脾阳则腰部寒湿自去。

【方药配伍特色与应用研究】

温阳散寒，健脾除湿

甘姜苓术汤 本方又名"肾着汤"，方中干姜配甘草温脾阳以散寒。白术与茯苓是健脾利水的典型配伍，白术健脾燥湿，茯苓益脾渗湿，一燥一渗，运利结合，健脾而除湿。《得配本草》云"茯苓得白术，逐脾水"，"腹重如带五千钱"，说明寒湿之重，故温阳之干姜与利湿之茯苓皆重用。《神农本草经》中载有白术"性温，主风寒湿痹，死肌"。《难经·第二十九难》云"带之为病，腹满，腰溶溶若坐水中"。带脉系于腰肾而又属脾，李东垣认为白术可通过"利腰脐间血"达到利带脉之效，可见健脾之白术与本病切合。茯苓淡渗利湿，兼以健脾，缓去久着之水湿，避免邪去而津伤。干姜除温中散寒外，也有除湿之效，《神农本草经》载"干姜，味辛温……逐风湿痹，肠澼下利"。甘、姜、苓、术，辛温甘淡，亦有辛甘化阳之义。腰冷痛而不温肾，以中焦之药治下焦之病，使脾阳得温、寒湿得去，而除肾着之病。

后世宗仲景法，用其加味治疗寒湿兼有脾阳不足者，不拘病位，疗效显著。如《宣明方论》用本方治胞痹，小便不利，鼻出清涕；《古方便览》治腰冷如坐水中，精液时泄不自禁，心下悸；《方函口诀》用治下部腰间之水气，阴唇水肿；《类聚方广义》用治老人平日小便失禁，腰腿沉重、冷痛等。

现代临床研究表明，慢性胃肠炎、肠功能紊乱、妊娠下肢浮肿、男女遗尿、妇女腰冷带下、腰椎间盘突出症、顽固性腰腿痛、腰肌纤维组织炎、慢性盆腔炎、闭塞性静脉炎、身半汗出、阳痿等属寒湿痹阻，脾阳不运者，以本方为主治疗均可获良效。

【病证研究与展望】

《五脏风寒积聚病》篇对肾着病的因机证治做了准确而详尽的论述，各医家对其观点较为统一，故多在其基础上发扬补充，而较少争议。对本病文献研究多从《金匮》原文及尤怡《金匮要略心典》注文入手，进一步明确本病的发病特点、治疗方法及用药特点。理论研究方面，现代医家多将本病治法用于《金匮》脾胃学说的研究。临床研究方面，主要是结合甘姜苓术汤的作用机制指导临床相关疾病，多见于个案与多样本的临床报道，治疗范围扩大了很多。

本病临床研究众多，但实验研究的资料却难以得见。肾着汤疗效确切，根据临床所得，加强实验方面的研究对明确其作用机制、发扬中医特色等都会有所帮助。对临床中关于本篇方剂应用的个案，可以做针对性研究，判断其治法能否在类似疾病中推广应用。另外，本病症状虽然描述十分清楚，但未言及舌脉，故联系理论与临床资料，确立相应的舌脉，对本病的诊疗具有一定意义。

【疑难梳理】

肾着病为实证还是虚证？

第十二章　痰饮病

痰饮病是因人体津液代谢失常，导致水液停聚身体局部而引起的一种疾病，常见症状有痞、满、悸、眩、呕、咳、喘、短气等。《金匮》所论"痰饮"的实质是水饮，而《金匮》原文中"吐浊""浊唾""唾浊"则类似后世所说的"稠痰"。可见，《金匮》"痰饮"一词与后世"稠浊为痰，清稀为饮"之义不同。

《痰饮咳嗽病》篇全面系统地论述了痰饮病的辨证论治，为痰饮学说奠定坚实的理论基础，后世有关饮病的证治皆宗本篇。

【发病特点与辨治思路】

痰饮是人体津液代谢失常后形成的一种病理产物，属于内生有形实邪，由于所停之处与干扰的脏腑不同，可产生不同的病变，故又称"继发性病因"。在《金匮》中，痰饮既代表一种杂病名称，又是一种常见病邪，可继发咳嗽上气、奔豚气、胸痹心痛、腹满、惊悸、呕吐、妊娠呕吐等病变。痰饮病作为临床常见的杂病之一，具有病位广泛、病情复杂等特点。

（一）发病特点

1. 饮邪形成与脾胃有关　痰饮作为人体水液代谢失常所形成一种病邪，其产生与脾、肺、肾三脏功能失调均有关，其中与脾胃的关系尤为密切。早在《帝内经》中，就反映出饮病的发生与脾土常相关联。《素问·气交变大论》云："岁土太过，雨湿流行……饮发中满，食减，四支不举。"《素问·至真要大论》云："岁太阴在泉，草乃早荣，湿淫所胜……民病积饮，心痛，耳聋浑浑焞焞。"亦云："太阴之胜……头重足胫胕肿，饮发于中，胕肿于上……太阴之复，湿变乃举，体重中满，食饮不化，阴气上厥，胸中不便，饮发于中，咳喘有声。"虽然上述原文所论主旨不同，但其内容皆涉及"饮病"，而且都言及湿邪，显然与脾土有关。张仲景继承《内经》有关饮病发病的理论，在《痰饮咳嗽病》篇第12条指出："凡食少饮多，水停心下。"提示脾胃不足之人，由于平素运化水谷之功即不佳，若饮水过多，加重脾胃运化负担，致使水谷失于正常运化，则易停滞为水饮。

2. 饮邪有流走之性　溯源"痰饮"一词古义，实寓"流动"之义。在王叔和《脉经》与孙思邈《千金翼方》中，只见"淡饮"，却无"痰饮"之名。唐代惠琳《一切经音义》谓："淡阴，谓胸上液也，医方多作淡饮。"《华严音义·风黄淡热》云："骞师注《方言》曰：'淡字又作痰也'。"《说文解字注·水部》解释为："澹澹，水摇貌也……俗借为淡泊字。"可见，"淡"与"澹"可通。在《金匮》论四饮分类时，张仲景指出痰饮（狭义）是"水走肠间"，悬饮为"水流胁下"，溢饮乃"饮水流行，归于四肢"，"走""流""归"三字，揭示了饮邪致病具有流动之性。因此，饮在心下，可旁及两胁、上凌于心，如本篇第16条苓桂术甘汤证"心下有痰饮，胸胁支满，目眩"，第30条小半夏加茯苓汤证"卒呕吐，心下痞……眩悸者"；饮停下焦，则可侵扰上焦、中焦，如第31条五苓散证，既"脐下有悸"，又"吐涎沫而癫眩"。至于《景

NOTE

岳全书·痰饮》所言"饮惟停积肠胃，而痰则无处不到"，显然是误把四饮之一的狭义痰饮当作广义的痰饮病。

在本篇可见一个现象，即如依照第 2 条所言，据饮停部位划分四饮，当在判断一些证候的四饮归属时，就会感到困惑。例如，第 30 条"卒呕吐，心下痞，膈间有水，眩悸者，小半夏加茯苓汤主之"，文中提到"膈间有水"，该证似应归属支饮，但其主症却是"卒呕吐，心下痞"，明为饮停于胃之象，而该证所见的眩，常与饮停在胃有关；心悸一症又多由水饮凌心引起。因此，小半夏加茯苓汤证似当归属狭义痰饮与支饮。类似的情形如第 25 条及第 28 条，均提及"心下有支饮"，但第 25 条主症"苦冒眩"，第 28 条主症"呕"而"不渴"，这种饮停部位与主症及四饮归属不一致的现象，恰恰反映了水饮病邪流走不定的发病特点。

3. 饮邪伏留致宿疾顽症　《金匮》除四饮之外，另有"留饮"与"伏饮"之名，如第 8 条"夫心下有留饮，其人背寒冷如手大"；第 9 条"留饮者，胁下痛引缺盆，咳嗽则辄已"；第 10 条"胸中有留饮，其人短气而渴；四肢历节痛。脉沉者，有留饮"；第 11 条"膈上病痰，满喘咳吐，发则寒热，背痛腰疼，目泣自出，其人振振身瞤剧，必有伏饮"。对于留饮，尤怡《金匮要略心典》认为"即痰饮之留而不去者也"。至于伏饮，朱光被《金匮要略正义》认为是指饮邪"伏藏深久，发作有时之证"。其实，正如李克光主编的高等医药院校教材《金匮要略讲义》所言："留和伏是意味着饮病的久深，并不是四饮之外另有所谓留饮和伏饮。"张仲景在本篇提出"留饮""伏饮"之名，表明饮邪为患，具有留滞不去和深伏难除的特点，并可致顽症宿疾。例如，第 18 条的留饮下利与第 11 条的伏饮喘咳，以及饮留心下致"背冷如手大"，饮留四肢出现"四肢历节痛"，第 33 条的"夫有支饮家，咳烦胸中痛，不卒死，至一百日或一岁"，第 34 条的"久咳数岁……其人本有支饮在胸中故也"，均是对饮邪迁延不去或深伏难除所致诸证的举例。

4. 饮邪常犯肺、胃、肠　在《金匮》中，既有饮走胃肠、饮流胁下、饮归四肢、饮聚膈间的四饮之分，又有水在五脏之状，说明饮邪为患无处不到。然从痰饮病篇所举方证看，似以饮在胃肠、饮停于肺最为多见，如苓桂术甘汤证、泽泻汤证、小半夏汤证、小半夏加茯苓汤证、己椒苈黄丸证、甘遂半夏汤证都与饮在胃肠相关；木防己汤证、木防己去石膏加茯苓芒硝汤证、小青龙汤证、十枣汤证（第 32、32 条）、苓甘五味姜辛汤证及其类方证均由水饮犯肺所致。可见，肺、胃、肠是水饮病邪常易侵扰的脏腑。

5. 水饮致病脉症多端　水饮病邪作为继发性病因，由于具有流动之性，故内可侵脏腑、外可犯肌肤。例如，水饮在胃（类似于条文中的"心下"），可致眩冒、心下痞、心下坚满、呕吐涎沫、心下悸等；水饮流走肠间，可见腹满、肠鸣有声、泄泻、脐下悸；水饮蕴肺，易致咳嗽、咳逆倚息、短气（甚者不得平卧）、哮、喘、胸满、胸中痛、其形如肿；水饮扰心，可致心悸、心中坚、短气；水饮在下，妨碍膀胱气化，则小便不利；水饮流注胁下，必咳唾引痛，或嚏而痛，或胁下痛引缺盆；水饮溢于四肢肌肤，可见当汗不汗、身体疼重、四肢历节痛等。至于痰饮病所见之脉，由于病情不同，则有偏弦、沉弦、弦数、浮而细滑、沉、伏、沉紧、弱、虚、实大数、寸脉沉、尺脉微等。上述脉症体现了痰饮病情复杂多变的特点。

（二）辨识特点

1. 辨饮停部位　由于饮停部位与受累脏腑不同，其症状亦各异，故《金匮》据此将痰饮病分为四饮。第 1 条指出痰饮（狭义）"水走肠间"，悬饮"水流胁下"，溢饮"归于四肢"。其他有关痰饮证治的原文，也都明确提到饮停部位，如第8、16、25、28、41条都是饮停"心下"；第10、34条为饮在"胸中"；第24、30条饮在"膈间"；第29条是"肠间"有水。对于饮停部位的判断，《金匮》主要通过症状加以推测，如水走肠间，可致腹满、肠间沥沥有声；心下有水，可见眩冒、心下悸、呕吐涎沫、心下痞等；饮在胸胁，则必然咳唾时牵引胸胁痛；饮在肌肤，则当汗而不汗、身体疼重。辨识水饮停聚的部位，有助于确立相应的治法，选择适宜的祛邪途径。

2. 察饮扰脏腑　与前述概括饮停部位的原文不同，第3、4、5、6、7条则专论水在五脏，第13条还提出"肺饮"之名，表明张仲景在辨识痰饮病时，除了分辨饮停部位外，还详察受累的脏腑，这种将水饮病邪流走的部位与其所侵扰的脏腑合辨的诊病思路，正是脏腑经络辨证方法在痰饮病中的具体运用，反映了《金匮》多角度认识杂病的特点。

3. 观饮邪微甚　饮邪属于有形之实邪，其为害人体有微甚之别。在诊察痰饮病时，分辨饮邪的轻重微盛，有助于确立恰当的治则治法。第12条便提到饮邪微甚的不同表现，当水停心下时，饮邪"甚者则悸，微者短气"；第17条云"夫短气有微饮，当从小便去之……"更为微饮的辨治做出示范。第34条则从水饮病邪与人体正气力量的盛衰，判断饮病的预后，如"久咳数岁，其脉弱者可治；实大数者死"，提示痰饮为患，虽病程日久，损伤正气，但只要饮邪不盛，犹可治；若正虚邪盛，则预后差。可见，辨识饮邪之微甚，对痰饮病的治疗和预后都很重要。

4. 别饮停久暂　根据痰饮病邪的致病特点，若水饮停聚时间不长，其病变不甚复杂，治疗也易；若饮留日久，往往致生他变，如饮邪遏阳、伤阳、化热，甚则致瘀。因此，张仲景在诊治痰饮病时注意辨析其饮停之久暂。例如，第12条谓"夫病人饮水多，必暴喘满"，是指暴饮过多，可发生暂时性停水，但随着脾运复常，水饮可以消散；如果脾胃虚弱，则可水停成饮为患。第19条提到"脉浮而细滑，伤饮"，注家认为其病情属于外饮骤伤，为饮病初起，水邪未深。与此相对的是，本篇还提出"留饮"概念，第8、9、10条论述了"留饮"的不同脉症。两相对比，说明辨识痰饮病，需要察看饮停的久暂。

5. 审邪正参时令推测预后　除了与其他杂病在判断预后时，详察病者的正邪盛衰外，在痰饮病预后判断中，张仲景还注意到时令对该病的影响。第34条指出"久咳数岁，其脉弱者可治；实大数者死"，是从正邪的强弱判断痰饮病的预后；第20条"脉弦数，有寒饮，冬夏难治"，则是结合时令气候以推测痰饮病的预后。其实，这是张仲景杂病整体观的体现，即判断疾病预后时，不仅要立足人体自身的整体观，还不能忽略人与自然的整体观。

（三）治疗思路

《痰饮咳嗽病》篇内容十分丰富，共有条文41条，仅次于《呕吐哕下利病》篇的47条，而且本篇是专论痰饮一病的。全篇共载方21首（包括本篇中附方，且不计本篇重复出现的方剂），涉及辛温发汗、峻猛攻下、寒凉清热、利水消导、补益诸法。本篇的治疗思路包括以下几个方面。

1. "温药和之"是治本原则　对痰饮病的治疗，本篇第15条提出"病痰饮者，当以温药和之"的原则，并一直为后世医家所遵循。分析本篇所载21首方剂（除外篇中重复的方剂）不难发现，其中属于温化祛饮法的就占15首，包括以温肺化饮为主的大青龙汤、小青龙汤、苓甘五味姜辛汤、桂苓五味甘草去桂加姜辛夏汤、苓甘五味加姜辛半夏杏仁汤、苓甘五味加姜辛半杏大黄汤6首；温脾利水蠲饮为主的苓桂术甘汤、五苓散、泽泻汤3首；温肾化气消饮的肾气丸1首；温胃化饮降逆的小半夏汤、小半夏加茯苓汤2首；将温阳益气、利水消饮与清热诸法合用的木防己汤、木防己汤去石膏加茯苓芒硝汤2首；温阳利水兼平冲降逆的桂苓五味甘草汤1首。这些方剂中大多包含了桂枝、麻黄、白术、细辛、半夏、干姜、生姜等性温兼能化饮之品。从这些方剂的配伍为看，一是温而不燥，因为方中常配伍甘平的甘草或味酸微寒的芍药或酸甘而润的五味子；二是并非温补之剂，因为上述温药本身就具化饮之功，如半夏、生姜、干姜、细辛；或有宣肺的作用，如麻黄、生姜、细辛；加之方中又有利水消饮的茯苓、泽泻、防己等，故在篇中没有一首方剂纯属温补。当然，"温药和之"，并不意味着治疗痰饮病不能用寒凉药，其实篇中诸方并不乏运用石膏、大黄、葶苈、防己、甘遂等苦寒药物者。可见，"温药和之"是痰饮治本的原则。诚如清代注家魏荔彤所言："言和之，则不专事温补，即有行消之品，亦概其例义于温药之中，方谓之和之，而不可谓之补之益之也。盖痰饮之邪，因虚而成，而痰亦实物，必可有开导，总不出温药和之四字，其法尽矣。言攻下者固非，专言温补者，亦不达和之二字之理也。"既然"温药和之"是治本原则，那么，如果病情以饮郁化热或饮热互结成实的标急为主时，自然可用寒凉清热或苦寒攻下之品。

2. 利小便为消饮主要途径   饮邪是由水液停聚形成，欲消除之，除了振奋阳气治本外，还需为其疏通排泄的途径。从本篇所载21首方剂来看，使用最多的药物除前述具有温化作用的药物外，便是具有利小便作用的药物，如茯苓11次、泽泻3次、防己3次、猪苓、椒目各1次；蕴含有利小便以消饮作用的方剂如苓桂术甘汤、肾气丸、泽泻汤、己椒苈黄丸、小半夏加茯苓汤、五苓散、木防己汤、木防己去石膏加茯苓芒硝汤、桂苓五味甘草汤等。其中，无论是微饮兼脾虚的苓桂术甘汤证或微饮兼肾虚的肾气丸证，还是属于正气不虚的小半夏加茯苓汤证，抑或为邪实的己椒苈黄丸证，都借助利小便以排除水饮病邪。可见，《金匮》将利小便作为消除水饮的主要途径。

3. 因势利导，用汗、下法祛饮   除了从小便祛除水饮外，《金匮》还利用发汗、攻下两法，从腠理、大便以驱除水饮。但从本篇看，发汗与攻下两途并非常用之法。使用汗法与攻下法，需符合两个条件：一是正气不虚，二是饮邪近表或水饮壅盛在里。因汗法与攻下法使用不当，皆可伤阳、伤脾胃，而饮邪又为阴邪，本易伤阳、遏阳，其形成又与脾胃不健密切相关。所以，张仲景在运用汗法与攻下法治疗痰饮病时，都采取就近祛邪。例如，第23条云"病溢饮者，当发其汗，大青龙汤主之；小青龙汤亦主之"，为饮盛在表。第18条云"病者脉伏，其人欲自利……此为留饮欲去故也，甘遂半夏汤主之"，是留饮内盛，欲去未能尽去。第21、22条所论悬饮为饮盛在里。第27条是水饮壅肺的支饮。这些病证都是病邪在里，正气未虚。《金匮》通过上述示范，表明运用汗法与攻下法治疗痰饮病时，当遵循因势利导的原则。

4. 治饮尤须顾护脾胃   饮邪作为一种有形的实邪，为水谷不归正化所致，皆与脾胃失于健运有关。因此，张仲景治疗痰饮病时总不忘顾护脾胃。不仅在脾虚时运用健脾之品，即使在正气未虚、饮邪壅盛，须攻下饮邪时，也每每配以健脾的药物，如十枣汤、葶苈大枣泻肺汤中所配伍的大枣，煎煮甘遂半夏汤时加用白蜜等。本篇有15首方分别使用甘草、白术、大枣、蜜、人参等具有补益脾胃作用的药物，可见《金匮》治疗痰饮病，时时处处都注意顾护脾胃。这不仅有助于治愈水饮，更是为了杜绝水饮形成的根源。

5. 驱留饮不拘常法   本篇论述留饮的原文有4条，第8、9、10条仅论及留饮的脉症，只有第 18 条既言脉症，又论方治。虽仅此 1 条留饮证治，但所反映的治疗思路却不可忽略。在甘遂半夏汤方中，不仅用甘遂峻逐水饮，还同时配伍甘草。甘遂配甘草属于十八反的配伍禁忌，虽然是后世医家所提出，临床亦非绝对禁用，但至少提示甘草与甘遂同用应当谨慎。后世注家认为，此处二药合用，正是借其相反相激之力，以驱除顽疾。徐彬指出："甘草反甘遂而加之，取其战克之力也。"吴谦等认为："反佐甘草以激之，意在所向无前，即潜伏难攻，水结未有不破者。"尤怡亦说："甘草与甘遂相反，而同用之者，盖欲其一战而留饮尽去，因相激而相成也。"由此启发我们，留饮为患属于顽疾，其治疗不必拘泥于常法。

6. 选方扣病机，不拘四饮名 《金匮》虽根据饮停部位将痰饮病分为四饮，但在治疗痰饮病时，却并未完全拘泥于"四饮"之名。例如，小半夏加茯苓汤既治"饮停心下"的呕吐，也疗"膈间有水"的呕吐、心下痞、眩悸；小青龙汤可分别治疗溢饮、支饮；十枣汤既主治悬饮，又可治支饮邪实咳嗽者；同样是"短气有微饮"，但因脾虚、肾虚之异，而有苓桂术甘汤与肾气丸之别；皆属溢饮，均用汗法，却有大、小青龙汤的不同。这些无不体现了张仲景治疗痰饮病乃至杂病的重要思路，就是紧扣病机而选方。在本篇支饮体虚寒饮蕴肺证误用小青龙汤后，条文连举桂苓五味甘草汤及其 4 首加减方，除了桂苓五味甘草汤是温阳敛气平冲治标为主外，4 首加减方都包含茯苓、甘草、五味子、干姜、细辛的基本结构，以温肺散寒化饮，始终紧扣其体虚寒饮蕴肺的主要病机。可见，张仲景对痰饮病的治疗是以病机为选方关键，并不为四饮之名所局限。

【方药配伍特色与应用研究】

本篇载方 21 首，根据各方功效的侧重点不同，可分为温阳化饮、温肺化饮、攻逐水饮、发汗散饮、利水消饮、蠲饮降逆、扶正祛饮、温阳平冲类。兹就各方药配伍特色与临床应用研究论述如下。

（一）温阳化饮

该类方剂通过振奋脾肾阳气，以恢复脾肾对津液代谢的调节，并利水消饮，为祛饮外出开通水道。常用温阳化饮的药物组合是桂枝配茯苓，二药的剂量配比是轻用桂枝通阳化气，重用茯苓导饮外出。代表方为苓桂术甘汤、肾气丸。

1. 苓桂术甘汤 本方为"温药和之"的代表方，属温脾化饮之剂，方中虽仅 4 味药，却包含 3 组常用药对。一是桂枝与甘草，这是张仲景习用的助阳药对，不少经方中均用之；二是桂枝与茯苓，此为通阳利水的常用药对；三是白术与茯苓，为健脾制水（或健脾除湿）的常用组合。本方运用广泛，凡属脾阳不足，痰饮内停，或以眩晕、心悸、短气、背冷如掌大、呕吐清涎、舌质淡胖或边有齿痕、苔白滑或白腻或淡黄腻，脉沉弦或沉滑或沉缓为主症者，均可选用。医家常以此方治疗具备上述病机或主症的下列疾病，如由梅尼埃病、高血压病、脑震荡、颈椎病引起的眩晕，慢性充血性心力衰竭；心血管系统的冠心病心律失常、风心病、心肌炎、心肌病、心包积液；呼吸系统的胸腔积液（包括结核性或癌性）、慢性支气管炎、支气管哮喘、慢性阻塞性肺病；消化系统的慢性胃炎、胃潴留、幽门痉挛症、慢性结肠炎、慢性病毒性肝炎、乙型肝炎后肝硬化腹水、肝囊肿；泌尿系统的肾病综合征、尿路结石（伴有肾盂积水者）；眼科的中心性浆液性视网膜病变、病毒性角膜炎、糖尿病黄斑水肿等。

实验研究发现，苓桂术甘汤具有以下作用：①对心衰模型动物（大鼠或家兔）：能显著降低肾素－血管紧张 II－醛固酮水平；能减慢心率，降低血浆心钠素水平；对心力恢复有促进作用。②对急性心肌梗死模型动物（大鼠或犬）：显著抑制心肌组织核因子-κB（NF-κB）及 NF-κB mRNA 的表达，并降低血清 NF-κB 含量；增加心肌供血供氧，改善心肌缺血状况。③抑制急性心肌梗死后模型大鼠炎症因子 TNF-α 过度激活；调节细胞因子网络干预急性心肌梗死后的心室重构。④明显延长缺氧条件下小鼠的存活时间；抑制急性缺氧所致的心钠素和抗利尿激素的释放。⑤对氯仿所致小鼠室颤有明显抑制作用。⑥对大鼠心脏有负性频率作用。⑦有抑制交感神经兴奋性作用。⑧能明显改善免疫功能低下模型小鼠的免疫功能；并明显增强正常小鼠的免疫功能。⑨对弗氏完全佐剂诱导的大鼠变态反应性异常免疫具有明显的抑制作用。⑩能够显著降低非酒精性单纯性脂肪肝模型大鼠肝组织甘油三酯（TG）含量，并减少血清 TG，减少附睾脂肪的含量。⑪联合热量限摄能降低胰岛素抵抗模型大鼠体重、空腹血糖及胰岛素抵抗指数，且较单纯热量限摄效果更佳。

对苓桂术甘汤的配伍机制研究结果发现：①茯苓与桂枝是影响各药理指标（对小鼠的利尿作用、对常压缺氧条件下小鼠存活时间及对氯仿诱发小鼠室颤的影响）的主要因素。②白术与甘草并非影响药效的主要因素。③茯苓与桂枝均呈现出一定的用量依存性，但当二者在原方水平（即茯苓 12g，桂枝 9g，白术 9g，甘草 6g）以上继续增大用量时，对药效的增强已无明显作用。④白术和甘草药量加减对药效并无显著影响。

2. 肾气丸　本方在《金匮》中治疗 5 种不同的病证，此处主治因肾肾气不足兼有微饮导致"短气"者，亦是"温药和之"的代表方，意在温肾化饮。其配伍用药体现 3 个特点：一是温阳化气利水，本方在桂枝与茯苓这一基本药对基础上有所扩大，即温热的桂枝协附子与淡渗的茯苓合泽泻，温阳驱饮从小便而去。二是阴中求阳，此方重在温肾化气，故温阳的桂枝、附子与滋补肾阴的干地黄、山茱萸、薯蓣同用，温而不燥。三是水（饮）瘀同治，取淡渗利湿的泽泻、茯苓与行瘀的丹皮共伍，寓治未病之意（已有饮停，瘀尚未见）。在本条精神的启发下，临床医家常用肾气丸治疗以"短气"为主症、病机属于肾气不足（或肾阳虚）的慢性心力衰竭、小儿咳嗽变异性哮喘、慢性支气管炎、支气管哮喘缓解期与老年慢性阻塞性肺病稳定期患者等。

实验研究发现，肾气丸与痰饮病密切相关的作用有：①上调肾阳虚小鼠肺和气道组织中糖皮质激素受体及其 mRNA 表达而抑制肺组织炎症。②降低平阳霉素所致肺纤维化模型大鼠的肺系数，提高肺组织及血清中 SOD 的活力，减轻其肺泡炎及纤维化程度。③明显减轻平阳霉素所致大鼠的肺泡炎及纤维化程度，抑制肺组织中血小板衍生长因子 BB 过度表达。④使肾阳虚证模型大鼠的 T 淋巴细胞亚群 CD_4^+ 细胞比值减少、CD_8^+ 细胞比值增加。可见，本方治疗肾阳虚证的作用机制之一是纠正机体紊乱的免疫功能。

（二）温肺化饮

这类方剂主要具有温肺化饮、宣降肺气之功，常含有下列药组或药对，一是干姜、细辛配五味子；一是甘草配茯苓。其代表方包括苓甘五味姜辛汤、桂苓甘草去桂加干姜细辛半夏汤、苓甘五味加姜辛半夏杏仁汤、苓甘五味加姜辛半杏大黄汤。

1. 苓甘五味姜辛汤　本方由干姜、细辛配五味子与甘草配茯苓两个药组构成，具有温肺散寒、化饮止咳、兼扶脾土的功效，适宜于寒饮蕴肺而偏脾肺气虚或阳虚者出现咳嗽，其主症为咳嗽、痰稀白呈泡沫状、背寒喜暖、舌淡苔白滑、脉弦迟，甚者可兼喘、气短、胸闷，其病常因天冷或受寒而发。医家用本方主治符合上述病机或主症的下列疾病：咳嗽变异性哮喘、慢性阻塞性肺病、哮喘、感冒后顽固性咳嗽、喘憋性肺炎合并肺不张、慢性肺心病心力衰竭、肾素-血管紧张素转换酶抑制剂类药物引起的咳嗽等。

2. 桂苓五味甘草去桂加干姜细辛半夏汤 本方是在苓甘五味姜辛汤基础上减干姜、细辛、甘草药量，加半夏而成。方中既有茯苓配甘草药对，又有张仲景治寒饮蕴肺的常用药组"姜、辛、夏、味"，其温肺化饮之力似略胜于上方。本方适用于阳虚寒饮蕴肺犯胃导致的咳嗽、咯稀白痰、胸满脘痞、冒眩、呕吐清涎、苔白滑或白腻、脉弦滑者。据文献报道，本方可用于慢性支气管炎、哮喘、肺心病心衰、老年非小细胞肺癌氩氦刀冷冻术后致咳嗽、中晚期肺癌（脾虚痰湿型）等符合上述病机或主症者。

3. 苓甘五味加姜辛半夏杏仁汤 本方是在苓甘五味姜辛汤基础上加半夏、杏仁组成，方中包含两个常用药组，即茯苓与甘草、"姜、辛、夏、味"，并另有杏仁宣肺降气。因此，本方温肺化饮、宣降肺气之力胜于苓甘五味姜辛汤与桂苓五味甘草去桂加干姜细辛半夏汤。适宜于素体阳虚，寒饮蕴肺，以咳嗽、气喘、咯痰稀白、胸闷，或伴颜面、肢体浮肿、舌淡苔白、脉缓滑或弦为主症者。未见本方的临床研究，但有个案报道，如治疗支气管哮喘、慢性支气管炎、间质性肺炎、中晚期肺癌、肺气肿、肺心病、风心病、渗出性胸膜炎、肺纤维化等。

4. 苓甘五味加姜辛半杏大黄汤 本方是在苓甘五味加姜辛半夏杏仁汤基础上新增一味大黄，方中除了茯苓配甘草、"姜、辛、夏、味"组合外，杏仁与大黄的配伍也有特色，体现了宣降肺气与泄热通腑并举。该方主治阳虚寒饮蕴肺，又兼胃热者，症见咳嗽、气喘、咯稀白痰、胸满、面热如醉，或伴冒眩、呕吐、形肿、便秘、腹满、舌淡红苔黄、脉沉弦或沉数等。可用于符合上述证机的慢性支气管炎急性发作期、过敏性哮喘、过敏性鼻炎、肺气肿、癫痫大发作等病。

（三）攻逐水饮

此类方剂是为正气尚旺，而水饮内盛，气机壅滞之证所设，其饮或停积胁下，或壅阻于肺，或聚结肠间。常用攻逐水饮的甘遂或泻肺利水的葶苈子、荡涤肠胃的大黄，并辅以扶正之品，如大枣、蜜等，体现攻邪不忘护正的精神。这类方剂包括甘遂半夏汤、十枣汤、己椒苈黄丸、厚朴大黄汤、葶苈大枣泻肺汤。

1. 甘遂半夏汤 本方由4味药组成，既有甘遂与甘草这一特殊组合，又有芍药与甘草常用药对。方中甘遂、甘草药对被后世列入"十八反"的用药禁忌范围，由此可以窥见，本方所治证候非寻常病情，为原文所称"留饮"痼疾，即饮邪久留、邪实体实的顽疾。临床常以久泻，但泻后反舒服，脘腹痞塞坚满，苔白滑或白腻，脉沉弦有力或沉滑为特点。

本方以个案报道偏多，如治疗留饮久泻、结胸、咳喘、闭经、胃痛、脑积液伴癫痫、增殖型肠结核、晚期肝癌、胸膜炎伴右侧少量积液、心包积液、尿毒症水肿、慢性肾炎急性发作、肾小球肾炎、腹壁脂肪增多症等属痰饮内结者。受本方启发，有医家以甘遂与甘草相配为主内服或外敷，治疗胸腔积液、肝硬化腹水、遗精、尿潴留、晚期食管癌、寒冷型多形性红斑、疟疾、无名肿毒、流行性出血热等。

在甘遂半夏汤中甘遂与甘草不同条件配伍的实验研究中发现：①当醋甘遂与炙甘草（1.67g∶0.11g）配伍，或生甘遂与炙甘草（1g∶15g）配伍时，有较好的利水作用，且肝毒性较小。②醋甘遂与生甘草（炙）、生甘遂与生甘草以1g∶15g比例配伍时，肝损伤严重。③二药在不同配比、不同剂量、不同炮制品种条件下配伍对肾脏功能影响不明显。

另有研究发现，甘遂半夏汤的水提取液对家兔有显著的利尿作用。

2. 十枣汤 本方由大戟、甘遂、芫花、大枣组成，为攻逐水饮剂中的峻剂方，有张仲景习用的逐水药甘遂与补益脾土固护正气的大枣，另配有同样善攻逐腹水的大戟、长于泻胸中痰水的芫花，故适用于水饮积结胸胁或胁腹，邪实而正未虚者。临证以咳唾时牵引胸胁作痛、心下痞硬、苔白滑、脉沉弦（或弦滑）有力等为主症。医家常用本方治疗各种原因导致的渗出性胸膜炎、难治性胸水和腹水（如包裹性积液、肝硬化腹水或伴胸水、双侧卵巢癌合并大量腹水）。也有医家将本方用于符合上述证机特点的充血性心力衰竭、小儿肺炎（包括细菌性肺炎、病毒性肺炎）、胃酸过多、良性颅内压增高、哮喘、眩晕、青光眼术后无前房等疾病。

本方临床报道较多，如治疗恶性胸腹水、肝硬化腹水、四肢新鲜骨折肿胀、腰椎间盘突出症顽固性放射痛、膝关节滑膜炎、重度肾性水肿、重症流行性出血热少尿期的观察。

本方的实验研究不多。在对小鼠肠粘连模型的抗粘连研究中发现，该方能明显增加小鼠炭末推进和腹腔残血吸收，但抗腹腔粘连效果较差。在以氧化偶氮甲烷诱发大肠异常隐窝灶试验、鸟氨酸脱羧酶诱导抑制试验中发现，本方对该模型动物大肠异常隐窝灶有明显抑制作用，其5倍量组活性较等倍量组降低；与对照组比较，本方可使鸟氨酸脱羧酶活性增强。

3. 己椒苈黄丸 本方由防己、椒目、葶苈子、大黄诸苦寒之品组成。方中葶苈子配大黄这一药对，还见于《伤寒论》大陷胸丸，既泻肺利水，又荡实通肠腑；再与长于利水的防己、椒目合用，使本方能利水泻实、前后分消，且利水之力尤著。适用于水饮内结，兼腑气不通的实证，其主症为腹胀满、口舌干燥、小便不利、肠鸣、便溏不爽或便秘、舌淡红苔厚腻、脉弦或滑。医家用其治疗具有上述病机或主症的肝硬化腹水、肺心病心衰、肺心病急性发作、胸腔积液、心包积液、胃肠神经官能症、哮喘、原发性不孕症、输卵管积水、慢性肾炎并尿毒症、嗜睡、不明原因腹胀等。

有关本方的临床研究，多取本方加味或与他方合用，如治疗结核性胸腔积液、胃癌腹水、肝硬化腹水、卵巢囊肿、胆囊肿大、慢性肺心病心功能不全等。

未见己椒苈黄丸复方的实验研究。

4. 厚朴大黄汤 方中虽仅厚朴、大黄、枳实3味药，却蕴含3组药对。一是厚朴与枳实，为行气除满、导滞降逆的常用组合；二是大黄与厚朴，能行气导滞，通腑降气，为寒温相配；三是大黄与枳实，有破气导滞、攻下热结之效，属相使为用。该方适用于痰饮壅肺，兼胃肠实热内结者，其主症为咳喘，胸满，痰稀白量多，伴腹胀、便秘或干结，苔白或黄腻，脉弦滑有力。本方可用于符合上述证机的急性支气管炎、慢性支气管炎并感染、胸膜炎、心包炎、肺心病心衰、小儿咳喘等疾病。对严重多发性创伤之胸部外伤和血气胸，症见咳嗽、胸闷憋气、咳痰不畅等症者，亦可选用。

本方的实验研究，多为与厚朴三物汤、小承气汤的比较：①药理作用比较：采用炭末推进、黑便排出、氨水引咳、酚红分泌等方法比较三方，发现小承气汤泻下作用较强，厚朴三物汤理气效果较好，厚朴大黄汤止咳化痰作用明显。②拆方研究：影响泻下作用的最显著因素为大黄，次要因素为枳实。③泻下作用差异物质基础研究：三方均有明显泻下作用，其效价差异的物质基础与方中所含大黄及其煎出的结合蒽醌含量有关。④化学成分研究：小承气汤中结合蒽醌含量最高。⑤剂量配伍对三方中蒽醌类含量影响的比较研究：对三方中大黄的结合型大黄素、结合型大黄酸、结合型蒽醌类化合物进行含量测定，发现剂量配伍对三方中的指标成分溶出有影响。

另有厚朴大黄汤对小鼠病毒性肺热证的实验研究，结果发现，本方有明显的止咳和降低小鼠肺指数作用。

5. 葶苈大枣泻肺汤　本方由葶苈子、大枣两味药组成，葶苈子能"攻坚逐邪，通利水道"（《神农本草经》），配大枣以攻邪护正，故张仲景于痰饮病与肺痈病两度用之，所治皆为痰涎壅肺实证。该方主症为"不得息"，故凡属痰饮壅盛，犯肺凌心，导致咳喘气急、呼吸困难、胸闷、咯痰稀白量多者，均可用之。临床运用本方最多的疾病是各种原因引起的胸腔积液，其次为心力衰竭、支气管哮喘。此外，符合上述证机的小儿喘息性肺炎、小儿病毒性肺炎、百日咳综合征等亦有用之者。

（四）发汗散饮

这类方剂是为溢饮而设，意在发汗散饮。方中皆有麻黄配桂枝药对，适宜于卫气不虚，外寒束表者。代表方为大青龙汤、小青龙汤。

1. 大青龙汤　本方由麻黄、桂枝、甘草、杏仁、生姜、大枣、石膏组成，包含麻黄与桂枝、麻黄与杏仁、麻黄与石膏、生姜与大枣、桂枝与生姜4组常用药对。其中麻黄的用量3倍于桂枝，故发汗散寒祛饮之力峻猛，主治外寒束表、里兼郁热的溢饮证。医家常以本方治疗有发热症状的感染性疾病，如上呼吸道感染、慢性支气管炎合并肺部感染、喘息性支气管炎急性发作、支气管哮喘、乙型脑炎、流行性脑脊髓膜炎、急性肾小球肾炎等。该方对多种疾病引起的急性高热疗效尤其显著，如儿科高热急症（包括上呼吸道感染、支气管肺炎、风疹、腮腺炎、乙型脑炎、肠伤寒、传染性单核细胞增多症、病毒性脑炎、川崎病等）、流感高热、小儿伤暑高热与外感高热等。因其能开启腠理，故可治因外寒里热引起的无汗证（如夏季暑热无汗、杂病无汗、空调所致无汗等）、过敏性鼻炎、痤疮等。运用本方的关键在于具备风寒外束、里有郁热的病机，或恶寒发热、不汗出而烦躁的主症。

本方的临床研究有联合西药治疗败血症，大青龙汤颗粒剂与传统水煎剂治疗流行性感冒、小儿急性支气管炎、小儿哮喘（外寒内热证）等疾病的疗效观察。

大青龙汤的实验研究发现，本方具有以下功用：①抗流感病毒有效部位桂枝与生姜药对的超临界 CO_2 萃取物中的桂皮醛经体内氧化为桂皮酸入血，进而在体内发挥药效作用。②能使静脉注射霍乱菌苗引起体温升高的发热兔肛温在2小时后平均降低0.96℃。③对脂多糖致发热大鼠的解热效果显著，其解热的主要物质部位为生物碱提取物、多糖、挥发油及石膏。④对速发相反应（即出现反应1小时后）、迟发相反应（即出现反应24小时后）有抑制作用。

2. 小青龙汤　本方由麻黄、桂枝、芍药、五味子、干姜、甘草、细辛、半夏组成，全方包含麻黄配桂枝、桂枝配芍药及干姜、细辛、半夏配五味子药对或药组，具有发汗宣肺、温化寒饮之功。本篇既以之治疗溢饮，又治疗支饮。其病机均与寒饮蕴肺、外寒束表有关，主症为恶寒重、发热轻（或不发热），无汗，身疼重，或咳嗽气喘、痰白质稀，甚者不能平卧，舌淡红苔白滑，脉弦紧或浮滑。本方临床应用广泛，尤以呼吸系统疾病和过敏性疾病最为常用。具备上述病机与主症的急性支气管炎、慢性支气管炎急性发作、各种肺炎、支气管哮喘、咳嗽变异性哮喘、小儿哮喘急性发作、肺心病、过敏性鼻炎、过敏性肠炎、荨麻疹、慢性阻塞性肺病等均可用之。

本方的临床研究较多，但多为小青龙汤的加减方，如治疗小儿咳嗽变异性哮喘、哮喘发作期寒饮停肺证、分泌性中耳炎、小儿毛细支气管炎、儿童原发性癫痫、胸部恶性肿瘤放疗后并发肺部炎症、支气管哮喘急性发作期的疗效观察等。

小青龙汤的实验研究较多，主要集中在以下几方面。

治疗哮喘机理研究：①能上调哮喘大鼠糖皮质激素受体和 β 受体水平，间接发挥平喘作用。②能明显升高致敏小鼠中脑去甲肾上腺素和多巴胺的分泌量，显著降低 5- 羟色胺和组胺分泌量。③能有效降低哮喘模型大鼠血清 NO 及肺泡灌洗液中（BALF）内皮素 –1 水平。④能选择性降低哮喘小鼠肺组织内辅助性 T 淋巴细胞两个亚群 Th1、Th2 数量，逆转失衡的 Th1/Th2 比值。⑤可降低外周血中嗜酸性粒细胞及血中 IL-5 的水平。⑥抑制哮喘大鼠平滑肌分泌内皮素 –1。⑦能明显降低哮喘小鼠 BALF 中炎性细胞数量，影响细胞因子水平变化，从而改善哮喘气道炎症。⑧可能通过影响支气管哮喘大鼠 TGF–β1/Smad3 信号通路来拮抗气道重塑。⑨选择性上调支气管哮喘小鼠磷酸酶基因、下调基质金属蛋白酶 – 9 表达。⑩可有效抑制哮喘模型小鼠气道变应性炎症，其作用途径可能是通过诱导 Foxp3+ 调节炎性 T 细胞产生、IL–10 的分泌，进而抑制 TH2 型免疫反应。⑪抑制哮喘豚鼠神经生长因子的表达。

治疗过敏性疾病机理研究：①能够明显稳定肥大细胞膜，并抑制其脱颗粒。②有显著对抗组织胺的作用，且具有良好的量效关系。③通过减轻炎性浸润和抗原抗体反应发挥抗过敏性鼻炎作用。④本方多靶点抗鼻过敏反应作用，可能是通过提高 TH1 类细胞因子 IL-12 含量，使 TH1/TH2 比值恢复平衡，降低 IgE 水平，抑制过敏反应慢反应物质 LTC4 释放，实现降低炎性介质分泌，从而改善鼻黏膜水肿，缓解鼻炎症状。

其他作用：①小青龙汤对急性肺损伤具有一定的预防作用，其机制可能是通过抑制血栓素 A_2 的生成改善低氧血症。②在大鼠体内小青龙汤可能抑制茶碱的代谢过程。

（五）利水消饮

此类方剂是通过利水作用，消除停于中焦或下焦的水饮，其常用药为淡渗利湿之品，如泽泻、茯苓、猪苓，并配以健脾的白术。方中多含有泽泻配白术，或茯苓配白术药对。代表方如泽泻汤、五苓散。

1. 泽泻汤　本方是由泽泻、白术两味药组成，亦为常用药对之一。早在《素问·病能论》已有记载，以"泽泻、术各十分，鹿衔五分"治疗酒风。泽泻汤重用泽泻，轻遣白术，具有利水消饮健脾之效，主治饮盛上泛，蒙闭清阳所致的痰饮病，其主症为头晕目眩如坐舟车，伴头沉重，舌体多胖大宽厚，苔白滑或白腻，脉弦滑。当下列疾病出现以眩晕为主症时，常选用本方，如梅尼埃病、前庭神经元炎、高血压病、脑椎 – 基底动脉供血不足、脑外伤后遗症、脑动脉硬化、血黏度增高、颈椎病等。此外，高脂血症、脂肪肝、特发性水肿、发作性睡病、化脓性中耳炎、中耳积液等属水饮内盛者，也可用本方。因该方药味不多，临证常与他方合用，或随证加味。

本方的临床研究有对颈性眩晕（痰浊中阻型）、良性阵发性位置性眩晕手法复位后残留症状的疗效观察。既往的实验研究发现，本方具有利尿、减轻内耳淋巴水肿、降血压、降血脂及抗冠状动脉硬化等作用。近几年围绕本方上述药理作用，又有以下新的研究结果：①泽泻汤不同配比均能调节血脂代谢，改善眩晕模型的眼震症状，其中 1∶1 配比能获得优于其他配比组的疗效。②泽泻汤分别与茵陈蒿汤、大黄蟅虫丸合方均能有效降低高脂血症大鼠的血脂及改善血液流变性。③本方有很好的降压调脂作用，并对肝、肾及胸主动脉有较好的保护作用。④加味泽泻汤（加桃仁、红花、丹参、川芎）能够调节微量元素及载脂蛋白含量，保护动脉内皮细胞损伤；并下调组织中钙含量，抑制动脉粥样硬化的形成。⑤本方对代谢综合征大鼠有良好的治疗作用，其作用机制可能与纠正瘦素抵抗、降低血浆神经肽 Y 有关。

2. 五苓散　本方由泽泻、猪苓、茯苓、白术、桂枝组成，方中包含茯苓与桂枝、白术与茯苓、泽泻与白术及猪苓、茯苓与白术 4 个药对或药组，其中茯苓配桂枝、白术配茯苓是张仲景常用的药对，见于《金匮》多首方剂中。本方借助化气利水，导水饮之邪从小便而去，故长于治疗水饮停积下焦膀胱或身体下部，或兼水饮上犯颠顶引起的病证，其主症为小便不利，或伴头晕目眩、呕吐清涎，或见泄泻兼水肿，或身体下部某处积液，舌淡红苔白滑或白腻，脉弦或滑或濡缓。本方被广泛应用于临床各科疾病，如内科、儿科的急性肾小球肾炎水肿、慢性肾炎、肾病综合征、乙型肝炎相关性肾炎、早期肾功能不全、肾功能衰竭、化疗性肾衰、糖尿病肾病、血液透析失衡综合征、急性泌尿系感染、尿潴留、脑积水、结核性胸水、肝硬化腹水、恶性腹腔积液、特发性水肿、血管扩张性头痛、原发性三叉神经痛、血管神经性头痛、急性脑出血、婴幼儿秋季腹泻、幼儿轮状病毒肠炎、急性胃肠炎、幽门及吻合口梗阻性呕吐、充血性心力衰竭、心包积液、肾性尿崩症、高尿酸血症、痛风性关节炎、高血压病、高脂血症、老年椎 – 基底动脉供血不足等；妇科的盆腔炎、更年期头痛、卵巢囊肿、尿道综合征等；外科的睾丸鞘膜积液、肾积水、泌尿系结石、肾绞痛、关节腔积液、血栓性深静脉炎、面部扁平疣、婴儿湿疹、慢性荨麻疹、伴有水肿症状的皮肤病等；骨科的骨折后肢体肿胀；五官科的梅尼埃病、过敏性鼻炎、眼睑非炎性水肿、角膜基质炎、白内障术后角膜内皮水肿、青光眼、中心性浆液性视网膜脉络膜病变、视网膜水肿、视网膜脱离、前房出血、眼挫伤、复发性口腔溃疡等，只要具有上述病机或主症，均可用本方治疗。

本方的临床研究很多，如对 2 型糖尿病合并肥胖症、乳腺癌术后上肢水肿、创伤性关节腔积液、肛肠病术后不完全性尿潴留、肝硬化腹水、血脂异常（脾虚痰浊型）、扩张性心肌病心衰水肿、急性踝关节损伤、四肢挤压伤、骨折后四肢肿胀、腰椎间盘突出症、良性前列腺增生（肾阳虚型）、糖尿病视网膜病变围光凝期、糖尿病黄斑水肿、妊娠水肿、睾丸鞘膜积液等疾病的疗效观察，其中不少为五苓散与他方合用。

实验研究发现，五苓散具有以下作用：①减轻阿霉素肾病大鼠蛋白尿，其作用机理可能与本方对该模型大鼠足细胞形态及基底膜电荷屏障有一定保护作用、抑制肾组织内皮素 A 型受体蛋白及 mRNA 的高表达有关。②能明显提高小鼠结肠组织 AQP_4 mRNA 的表达。③对肾性高血压大鼠有利尿、降压作用，且不造成电解质紊乱。④可降低高脂饮食大鼠血脂，维持肝组织正常的抗氧化能力。⑤可介导肾脏有机离子转运体表达，以促进高尿酸血症和肾功能异常动物尿酸排泄并发挥其肾保护作用。⑥有降低肝硬化门脉高压作用。⑦可明显抑制草酸钙晶体的形成，保护肾脏。研究还发现，本方的中剂量具有最佳的利尿作用，对氢化可的松模拟的肾阳虚模型动物，桂枝为方中"要药"。

（六）蠲饮降逆

该类方剂以温化水饮、降逆止呕为功，主治寒饮停于胃脘导致的呕吐，方中均含半夏、生姜这一降逆止呕常用药对。代表方有小半夏汤、小半夏加茯苓汤。

1. 小半夏汤　本方主治痰饮呕吐，方中虽仅半夏、生姜两味药，却是擅长和胃降逆止呕的常用药对，能温化寒饮，故为止呕之祖方、主方。医家常用之治疗多种原因引起的呕吐，如梅尼埃病、急慢性胃炎、肝炎、胰腺炎、胆囊炎、尿毒症、不完全性幽门梗阻、功能性胃潴留、胃手术后功能性排空障碍等所致的呕吐症，并对妊娠期呕吐、神经性呕吐、外科术后呕吐与呃逆、肿瘤化疗药物引起的呕吐等有效。其主症为呕吐痰涎或清水，口淡不渴，舌淡苔白滑或白腻，脉弦滑或濡缓，对饮停在胃呕吐疗效最佳。若兼夹他因，须酌情加味。

本方实验研究集中在 3 个方面，一是药效学研究，二是止呕机理研究，三是方药剂型或配比与药效关系研究：①对顺铂中剂量制备的小鼠呕吐模型有良好的止呕作用，其机理可能通过影响 5- 羟色胺、多巴胺的分泌而发挥作用。②可明显降低顺铂致呕吐模型小鼠的血浆胃动素水平。③有调节胃排空、抑制小肠推进的作用（用墨汁法测定小肠推进指标）。④对正常小鼠小肠推进有促进作用（用炭末推进法），但对胃排空无明显作用。⑤原药材微粉制剂与传统煎剂均对家鸽呕吐模型有显著止吐作用，能显著降低血液中胃动素水平与正常小鼠小肠推进速度；明显升高顺铂造模小鼠血清和小肠胃泌素的含量。⑥方中生姜与半夏 5∶8 比例对硫酸铜所致家鸽呕吐的止呕效果较好。

2. 小半夏加茯苓汤　本方由小半夏汤方加茯苓而成，包含半夏、生姜药对。主治饮停在胃，兼凌心遏阳导致的以呕吐、心下痞满、心悸、眩晕、舌淡苔白腻或白滑、脉弦为主症的痰饮病。具有上述病机或主症的病证，均可用本方治疗，如高血压病、梅尼埃病、颈椎病引起的眩晕，右心衰竭、病毒性心肌炎、妊娠恶阻、肾炎尿毒症、急慢性胃炎、贲门痉挛、幽门不全梗阻、恶性肿瘤化疗后出现的呕吐，晕车晕船、前庭神经元炎、高血压病、艾滋病高效抗逆转录病毒疗法所致的消化道反应等。

本方实验研究较少，主要有：①本方能有效抑制硫酸铜引起的家兔胃电变化，其止呕效应可能是通过作用于中枢和外周的化学感受器实现的。②在对本方拆方止吐药效的对比研究中发现，复方止吐药效强于各拆方组，半夏与生姜的配伍是止吐药效发挥的核心。③用正交设计法优选本方口服液提取工艺，发现加水量 8 倍、提取时间 1 小时、煎煮 2 次为最佳提取工艺。

（七）扶正祛饮

该类方剂以消补兼施为特点。此"消"专于祛除水饮，所用药物有防己、芒硝、枳实、橘皮、生姜之类；其"补"侧重于扶阳益气，如桂枝、人参、白术等。代表方有木防己汤、木防己去石膏加茯苓芒硝汤、《外台》茯苓饮。

1. 木防己汤与木防己去石膏加茯苓芒硝汤　木防己汤主治膈间支饮喘满痞坚的支饮重证，其病情虚实并见、寒热错杂。全方药仅 4 味，包含石膏与桂枝、桂枝与防己两组药对。木防己去石膏加茯苓芒硝汤方所含药对除桂枝配防己外，还有桂枝配茯苓，故其利水祛饮之力略胜于木防己汤。

温病学家吴鞠通在木防己汤基础上去人参，加薏苡仁、杏仁、滑石、通草，组成加减木防己汤，用治暑湿痹证。

木防己汤证的主症有喘息咳嗽，甚者不能平卧，胸闷，心下痞坚，心悸，面色黧黑，舌淡苔白腻或黄腻，脉沉紧等。临床常用上述二方治疗多种疾病导致的慢性充血性心力衰竭（CHF）（如肺心病、风湿性心脏病、扩张型心肌病、冠心病、高血压性心脏病、尿毒症等合并的心衰），以及具备上述病机与主症的呼吸衰竭（由肺心病、肺性脑病、左心衰、肺水肿等所致）。木防己去石膏加茯苓芒硝汤尚可治疗糖尿病胸水。

临床医家选用上述两方的常见依据有：一是属痰饮病者，即水液停聚某一局部；二是与该方证寒饮夹热，虚实并见的病机吻合；三是以喘咳、脘腹部痞坚、面色黧黑为主症。

有关木防己汤与木防己去石膏加茯苓芒硝汤方的临床研究与实验研究均显示，二方对 CHF 确有疗效。临床研究发现，木防己汤加减可有效改善左心室射血分数值，从而改善患者心脏的收缩功能；并降低其 B 型钠酸肽水平，改善左室舒张末期内径，以改善心脏的舒张功能；有助于使 CHF 增高的血浆肾素－血管紧张素水平下降。

实验研究提示，木防己汤具有以下功用：①可降低 CHF 大鼠血浆心钠素水平，使 CHF 时下调的 β 受体显著上调。②对心肌损伤导致的小鼠 CHF 具有保护作用。③有扩张末梢血管和促进胸膈淋巴液环流的作用，从而消除胸腔积液和肺水肿。④有明显降低血中脑钠素浓度的作用。

上述研究结果提示，该方有望在延长 CHF 患者的寿命，提高其生活质量方面发挥积极的作用。

2.《外台》茯苓饮　本方由茯苓、人参、白术、枳实、橘皮、生姜组成，方中包含茯苓与白术、枳实与白术、人参与白术、橘皮与生姜常用药对，主治脾胃虚弱，中焦饮阻气滞之证，主症有脘腹胀满或疼痛，纳少，恶心呕吐，时吐清痰，便溏，舌淡苔白滑，脉沉弦或沉迟或迟缓等。临床可治疗符合上述病机或主症的慢性胃炎、胃下垂、小儿厌食症，以及消化道吻合术后出现恶心、呕吐、胸闷等症者。

实验研究发现，本方具有以下功用：①其增强胃黏膜的屏障机能可能比对胃酸分泌的抑制作用更重要。②可使大鼠减少摄食量、抑制体重增加；并同时减少附睾脂肪和内脏脂肪、血中甘油三酯和胆固醇。

临床观察发现，本方能明显减少运动员的体脂肪而不影响其最大肌力，同时可改善运动员在快速减少体重中出现的"脾虚"症状。

（八）温阳平冲

此类方剂是在温阳化饮的基础上，兼以平冲降逆。其用药特点为茯苓配桂枝、桂枝配五味子，代表方为桂苓五味甘草汤。

桂苓五味甘草汤　本方由茯苓、桂枝、甘草、五味子 4 味药组成，方中包含茯苓与桂枝、桂枝与甘草、桂枝与五味子 3 组药对。值得注意的是，此处茯苓与桂枝的剂量比与该药对常见配比不同。本方主治支饮误治后出现的阳虚饮停兼冲气上逆的变证，其主症为自觉一股气从小腹上冲胸或咽，面部翕热如醉状，可伴咳嗽、咯稀白痰、手足冷或麻木不仁、小便不利，舌淡苔白滑或白腻，脉沉微。临床医家用本方治疗低血压、植物神经功能紊乱、肺不张、肺气肿、肺心病、充血性心力衰竭、癔症、哮喘、慢性支气管炎等具备上述病机或主症者。

【病证研究与展望】

本篇系统地论述痰饮病的主症、分类、治疗大法，并在此基础上详细论述了痰饮病的辨证施治，成为中医痰饮学说的重要组成部分。综合当代医家对痰饮病的研究，主要分为 3 个方面。

对《金匮》痰饮理论的研究：①痰饮概念研究：多数观点认为，《金匮》痰饮的实质是"寒饮"。有学者提出，痰饮性质为积水，实为多种因水液不正常地蓄积于体内某一局部组织、脏器（如胃潴留、胸腔积液、心包积液、肺水肿），引起种种症状的总称。也有学者基于古今痰饮文献的研究，结合痰饮病的临床特征，提出机体水谷精微及津液代谢的双重障碍是痰饮形成的总病机。②痰饮致病特点研究：这类文献多立足《金匮》原文，从不同角度归纳《金匮》痰饮病所出现的证候，分析其病机，为临床辨识痰饮病提供参考。③痰饮治法及本篇用药特点研究：这类文献主要是从不同层面，剖析《金匮》的方药，总结张仲景有关痰饮病的治法用药特色，以期为《金匮》的教学及临床应用，提供借鉴。

基于《金匮》痰饮病内容开展的临床研究：这部分内容最多，也最具启发性。根据其内容，可分为两类：①应用《金匮》痰饮理论，指导相关疾病辨治的心得与探讨：如从痰饮论治眩晕、肾病、变应性鼻炎、心源性肺水肿、慢性支气管炎、过敏性哮喘、肿瘤、小儿肺炎、具有局部积液病理特点的一些疾病（如关节腔积液、盆腔积液）等。②临床运用本篇方剂的体会：包括多样本的临床报道与个案，既有名家的经验之谈，也有初学者的心得体会。

对本篇方剂的实验研究：主要是对其药效与作用机制的研究，报道较多的有苓桂术甘汤、小青龙汤、泽泻汤、五苓散、木防己汤等。

综观中医痰饮学说的研究发现，关于"痰"的研究，内容丰富，方法多样。尤其是近10余年，围绕"痰"的实质及中医痰证与西医学有关疾病的相关性，展开了深入研究，其研究成果对临床实践发挥重要的指导作用。然而，有关"饮"的研究明显滞后，更多的是围绕本篇展开对"饮"病的理论与实践研究，而从现代角度探究"饮"的实质很少。究其原因，可能与以下因素有关：一是《金匮》有关痰饮病的论述系统全面，临床实用而有效，故拓展的空间不大；二是饮病虽然涉及西医学多系统的病变，但只要运用《金匮》有关痰饮病的治疗大法或恰当选择本篇方剂，常能获效，导致临床缺乏对"饮"展开深入研究的需求；三是现有关于饮病的研究思路可能存在局限性，尚未找到突破方向。

毋庸置疑，根据"痰饮病是水液停聚身体某一局部所导致的一种疾病"这一概念，除了人们已经公认的与痰饮病密切相关的梅尼埃病、哮喘、慢性充血性心力衰竭、胸腔积液外，临床尚有不少慢性病与痰饮病有关，如反复发作的慢性盆腔炎、关节腔积液、心包积液、身体局限性浮肿、脑水肿，以及不少疾病过程中组织器官的局部渗出或水肿等，都可从痰饮病切入展开研究。

此外，本篇不少经方是临床常用的有效方，结合临床实践，选择适宜的病种，展开其作用机制、配伍规律、特效药对筛选、量效关系、剂型等研究，将会有较好的理论意义与实践价值。

【疑难梳理】

1. 如何理解"留饮者……咳嗽则辄已。一作转甚"？
2. 留饮"四肢历节痛"对临床有何启迪？
3. 水在五脏各证可见于哪些中西医疾病？
4. 怎样看待痰饮病有时出现"口舌干燥"为病态，有时出现"渴者"却为病"欲解"之兆？

第十三章　消渴小便不利淋病

《消渴小便不利淋病》篇论述消渴、小便不利和淋病，三者虽脉因、证治各有不同，但均有口渴或小便异常的证候，主要病位在肾与膀胱，部分方治可互相通用，故合而论述。

第一节　消渴病

消渴之名，首见于《内经》。本篇主论消渴病，以口渴多饮、消谷善饥、小便频数、久则形体消瘦为主要特征，亦涉及消渴症。

【发病特点与辨治思路】

《金匮》继承《内经》思想，设专篇论消渴，阐述消渴的发生，突出胃热气盛，肺胃热盛、津气两伤及肾气亏虚为消渴病的关键病机，所创制的白虎加人参汤、文蛤散、肾气丸三方，开后世消渴论治之先河。下面从《金匮》所论消渴的发病特点、辨治思路加以分析。

（一）发病特点

消渴病的发生与内伤日久，正虚邪盛相关，邪气为热盛，正虚为津亏气虚，病位涉及肺、胃、肾3个方面。

1. 肺胃热盛，津气两伤　消渴病初起以肺胃热盛为主。第2条云"寸口脉浮而迟"，"趺阳脉浮而数"。寸口脉候上焦心肺，脉浮而无力主阳虚气浮，即肺气虚，卫气不足；脉迟主寒乃因营血不足，血脉不充。因此，卫虚气浮不敛，营虚燥热内生，心移热于肺，心肺燥热阴虚，形成后世所谓上消证。趺阳脉候中焦脾胃之气，浮为胃气有余，气有余则为火，数为胃气盛，故可知胃热气盛。第2条、第8条亦进一步指出胃热盛则消谷善饥；热盛伤津，肠道失润，则大便干结；中焦有热，津液转输不利，偏渗膀胱，则小便频数。"坚数相搏，即为消渴"则概括消渴病形成的机理，是谓后世所说中消证。肺胃热盛伤及津液，出现渴欲饮水、口干舌燥等症，热能伤津，亦易耗气，气虚不能化津上润，故口干舌燥而渴；水入故能生津，但热不除，则津亏而欲饮。

2. 肾气亏虚　消渴病内伤日久，病及于肾。肾气亏虚，不能蒸腾津液以上润，故口渴；更不能化气以摄水，致水尽下趋，故小便反多。此谓后世所说下消证。下消属肾，虽无具体的脉症诊断，但第3条却明确指出下消的症状与治疗，即"饮一斗，小便一斗"，治用肾气丸补肾之虚，温养其阳，以恢复蒸津化气之功。

（二）辨识特点

1. 识主症，辨脏腑　本篇通过辨识主症以求其受累脏腑根源。以渴欲饮水、口干舌燥为主症者，为肺胃热盛，伤津耗气，津伤则口渴，气虚则不能化津，津亏则无以上承，故出现口干舌燥。以消谷善饮、小便数、大便坚为主症者，系由于胃热气盛，消谷善饥而渴欲饮水，水液偏渗膀胱则大便坚而小便数。以小便多、"饮一斗、小便一斗"为主症者，乃由于肾阳衰微，不能蒸津化液而出现口渴多饮而小便反多等临床表现。因此，根据消渴病的主症特点与病机变化，可知其受累脏腑主要在肺、胃、肾。消渴病虽有在肺、胃、肾的不同，但常常互相影响，如肺燥津伤，津液失于敷布，则脾胃不得濡养，肾精不得滋助；脾胃燥热偏盛，上可灼伤肺津，下可耗伤肾阴；肾阴不足则阴虚火旺，亦可上灼肺胃，终至肺燥胃热肾虚，故多饮、多食、小便多等"三多"之症常可相互并见。

2. 辨消渴病与消渴症 "消渴"的解释，《说文解字》云消"尽也，从水肖声"；云渴"尽也，从水曷声"。所以，消渴是指严重的口渴，饮不解渴。本篇内容既包含消渴病，又涉及消渴症。消渴症因内热耗灼津液所致，津液亏损则小便亦短少，随热解而口渴减轻，因而消渴症是热性病过程中的一种症状，是一时性的。而消渴病为内伤渐积而成，以口渴多饮、消谷善饥、小便频数、久则形体消瘦为主要特征。二者不可混为一谈。

（三）治疗思路

1. 清热益气生津从肺胃治 消渴病初起以肺胃热盛为主，肺胃热盛伤及津液，出现渴欲饮水、口干舌燥等症，热能伤津，亦易耗气，气虚不能化津上润，故口干舌燥而渴。水入固能生津，但热不除，则津易耗难存，饮入仍然口干舌燥。因此，宜从肺胃治，治以清热益气、生津止渴，方用白虎加人参汤。

2. 化气蒸津从肾治 消渴病病位侧重肺、胃、肾。肺者水之上源，肾者主水为水脏，肺为气之主，肾为气之根，肺肾两脏相互为用。脾胃居中焦属土，乃赖肾阳温煦与肾阴滋润。三者在消渴病的发展不同阶段密切联系，相互影响，相互转化，同时三者以肾为根本。由于肾的蒸腾气化与津液代谢密切相关，肾虚阳气衰微，既不能蒸腾津液以上润，又不能化气以摄水，水尽下趋，因而"以饮一斗，小便一斗"。因此，消渴病的论治中肾的元阴元阳至关重要，治消渴当以治肾为关键。消渴病中后期肾气虚衰者，治宜温阳化气，以恢复其蒸津化气之功，方用肾气丸。肾气丸为张仲景从肾气亏虚角度对消渴病所设方剂，开后世温化肾气治消渴病之先河。

3. 对症止渴擅用咸寒生津 本篇针对热盛耗津导致的消渴症，重点消除其渴饮无度的症状，用咸寒之文蛤，不仅能生津止渴，还遵循《素问·至真要大论》"热淫于内，平之以咸寒"之训，以咸寒坚阴清热，标本兼顾。临床也可对症用于热盛伤津的消渴病中。

【方药配伍特色与应用研究】

（一）清热益气，生津止渴

白虎加人参汤 方用石膏、知母清热养阴，粳米、甘草养胃和中，人参益气生津。诸药合用，共奏辛寒清热、益气生津之功。本方取白虎汤清阳明之燥热，以保存津液。因汗多津伤，气津两损，故加入人参益气生津，而治烦渴。本方证属肺胃热盛，津气两伤之消渴，故治以清热益气，生津止渴。所以，喻昌治消渴病之在上焦者必取用之，东垣以其治膈消，洁古以其治能食而渴者。张仲景用本方亦治太阳中暍，身热、汗出、足冷、脉微而渴。

国内外有关白虎加人参汤的临床研究与实验研究均显示，本方能显著降低血糖、C肽、胰岛素、血清甘油三酯、总胆固醇含量，对提高机体免疫功能，缩短发热时间，保护烧伤后心肌细胞，对抗皮肤炎性疾病都具有非常显著的效果。医家将其用于治疗糖尿病及发热、感染性疾病等。

（二）益肾化气，蒸津止渴

肾气丸　本方具有益肾助阳、蒸津化气之功。其主症为多尿，多饮，可伴腰膝酸软，舌淡苔薄白，脉沉弱。《金匮》用本方治疗肾气不足，不能化气利水而致的消渴、小便不利、水肿、痰饮、脚气等杂病。现代临床多用于治疗糖尿病、糖尿病肾病、尿崩症、肾病综合征、高血压病、前列腺肥大、水肿、带下病、脑出血后遗症、不育症、男性不育症等疾病。

国内外有关肾气丸在糖尿病、哮喘等病证中的临床研究与实验研究均显示，本方对整个机体具有综合效应。主要表现为以下几个方面：①改善血脂代谢，增强胰岛素的敏感性。②抑制血清脂质过氧化反应，从而具有抗衰老作用。③调节神经中枢细胞代谢，降低副交感神经兴奋性。④改善肾功能，影响垂体肾上腺皮质功能，利尿消肿。⑤降血脂，抗动脉硬化，降低血压。

（三）咸寒润下，生津止渴法

文蛤散　本方由文蛤一味组成，主治热盛津伤之消渴症。《素问·至真要大论》云："热淫于内，平之以咸寒，佐以苦甘。"《素问·气厥论》又云："心移热于肺，传为鬲消者，尤宜以咸味。"因此，用咸寒之文蛤，除热润下，生津止渴。《医宗金鉴》注曰："渴欲饮水而不吐水，非水邪盛也；不口干舌燥，非热邪盛也。惟引饮不止，故以文蛤一味，不寒不温，不清不利，专意于生津止渴也。"可见，此处似寓有专病专药之意。本方可用于阴虚燥热渴欲饮水不止的病证。现代临证报道将其用于糖尿病、咳喘、肺癌、肝癌，以及外敷治疗膝关节滑膜炎等疾病。

国内外有关文蛤散在治疗糖尿病及咳喘、结节性甲状腺肿等疾病的临床研究与实验研究均显示，本方能有效降低血糖和血脂。

【病证研究与展望】

《金匮》首创消渴专篇，阐述消渴病的病因病机与证治方药，对后世治疗消渴病有着非常重要的指导作用。西医学中的糖尿病属于中医消渴病范畴。目前，随着我国糖尿病患者人数增多和患病更趋复杂化，众多学者对张仲景辨治消渴病的学术思想进行不断深入的探析，目前运用经方治疗消渴病的临证研究已取得很多成果，特别是经方对糖尿病及其并发症的治疗，受到国内中医学家的高度重视。研究表明，经方可有效治疗糖尿病及其并发症，如白虎加人参汤治疗 2 型糖尿病燥热津伤证，肾气丸通过温补肾气治疗消渴肾气衰微证。而目前糖尿病及其各种并发症的理论认识与经方应用已远远超出《金匮》消渴篇的范围。例如，糖尿病的临床表现不仅仅为"消渴"，而是以多组症候群出现，可兼见肥胖、水肿、胸痹等。同时，随着对糖尿病中医病因病机认识的不断深化，气阴两虚已成为糖尿病及其并发症的最主要证型，治疗侧重益气养阴，补益脾肾。亦有学者研究认为，糖尿病及其并发症的中医病机为"毒瘀互结"及"毒损脉络（心络、肾络、脑络）"，治疗上在益气养阴的同时，注重清热解毒、活血化瘀，如黄连解毒汤的研究及活血化瘀药物的配伍等。因此，对于消渴病今后研究的重点，应在已有研究基础上，加强消渴病的病机理论与治疗思路探讨，扩大经方的临床应用和疗效作用机制研究十分必要，可为糖尿病及其并发症的治疗提供新思路。

【疑难梳理】

1. 如何理解消渴病的形成与营卫两虚相关？

2. 何谓厥阴之消渴?

第二节　小便不利病

小便不利病是以小便困难短少或尿出不畅为主症，而无尿痛的一种病证。同时，小便不利又是多种疾病的症状之一，如水肿、癃闭、淋浊等，另外一些外感热病热盛伤津也会出现小便不利的症状，故其涉及范围广泛，病变多与肾和膀胱等相关。

【发病特点与辨治思路】

（一）发病特点

湿阻气化不利为小便不利的病机共性。小便的形成与脾的运化、肾的气化、肺之宣降及三焦通调水道密切相关，正如张景岳在《景岳全书》中所说："水为至阴，其本在肾；水化于气，故其标在肺，水惟畏土，故其制在脾。"小便不利即为人体水液代谢失常，病位虽主要在膀胱，但其病机与多脏密切相关。肺气不能通调水道，下输膀胱；脾虚失运，水湿不行；肝失疏泄，水津不达；肾气亏虚，命门火衰；三焦决渎失职；膀胱气化不利等，均可致水液代谢失常，小便不利。因此，水湿阻滞，气化不利成为小便不利病证形成的病机共性。

（二）辨识特点

详析本篇论小便不利证第 4、5、10、11 条，虽主症皆同，但治法却各异，表明各证病机有别，既有寒热不同，亦有虚实之异，故当详辨之。

1. 察小便详情，辨湿邪之兼夹　如上所述，湿阻气化不利为小便不利的病机关键，但本篇证候有兼寒、兼热、夹瘀之别。例如，第 4、5 条皆为水停下焦，并无邪热，故虽小便不利却不黄不热；第 11 条所论小便不利三证病机各有侧重，其中蒲灰散证是湿热为主，故小便不利当伴溲黄、尿道灼热疼痛；滑石白鱼散证则瘀热较重，其小便不利当伴尿血、尿道刺痛；茯苓戎盐汤证属湿重热轻，其小便不利以尿道热痛不甚为特点。第 10 条之小便不利为肾阳虚所为，虽小便不利却无尿黄、热、痛现象。

2. 细审兼症，辨有无正虚　本篇论小便不利诸条，大多叙证较为简略。第 10 条所论"小便不利者，有水气，其人若渴，栝楼瞿麦丸主之"。虽提示"有水气"，却并未明述肾阳虚见症，但从其方后注药后反应"以小便利、腹中温为知"，则揭示该证肾阳虚之征。至于第 11 条，更需从方测证，如茯苓戎盐汤证之脾虚，就只能从方中用白术、茯苓推之。而第 13 条的水热互结伤阴，也是由猪苓汤方中的阿胶测之。从临床实践看，既然正虚受损，必有外在之征象，张仲景虽未明述，但从兼症中求之不言而喻。

（三）治疗思路

1. 通利小便贯穿始终　本篇辨治小便不利，或化气利水，或通阳利水，或清热利水，或化瘀利水，各不相同，但都体现了通利小便的基本治法。通过疏通水道，使水、湿、热、瘀、诸邪从下而去，提示通利小便是开通邪之出路的一个重要方法。

2. 利湿兼消瘀　第 11 条"小便不利，蒲灰散主之；滑石白鱼散、茯苓戎盐汤并主之"。三方同治小便不利，属同病异治。蒲灰散由蒲灰、滑石组成，凉血化瘀，泄热利湿。滑石白鱼散由滑石、白鱼、乱发组成，白鱼消瘀行血，乱发止血消瘀。茯苓戎盐汤由茯苓、戎盐、白术

NOTE

组成，戎盐为青盐，咸寒润下，利湿助水，清瘀热；茯苓、白术健脾利湿。三方都有活血化瘀之效，药物组成中除滑石、茯苓、白术在气分外，其余都入血分，提示治疗小便不利时当在行气利水与活血化瘀中求之。这一治法为后人在通利小便上开辟了新思路。

3. 重视兼治脾肾　脾主中焦，输布津液；肾为水脏，气化水液。脾肾虚损，遏阻气机，气不化津，水气内停，也是小便不利的重要成因，故治当温阳化气，补肾健脾运湿，扶正祛邪。本篇五苓散、肾气丸、茯苓戎盐汤等都非单纯的渗利之药，而是通过温阳化气、补肾健脾运湿等法调节水液代谢，以恢复在脏腑的气化功能。

【方药配伍特色与应用研究】

（一）通阳化气利水

五苓散　本方用于治疗膀胱气化不利之蓄水证，病机为水蓄膀胱，气化不利，亦可兼有表证未除。治法当通阳化气利水，外散风寒。方中以淡渗的泽泻、茯苓、猪苓与辛温的桂枝相配，具有化气利水、导水下行之功；桂枝兼能解表邪。

张仲景在《黄疸病》篇以本方加入倍量茵陈，化裁制方为茵陈五苓散，具有利湿清热退黄作用，适用于黄疸病，属于湿多热少，小便不利者。后世医家以五苓散去桂枝，制四苓散，功专淡渗利水，主治水湿内停，小便不利诸证。以平胃散与五苓散合用化裁为胃苓汤，具有行气利水、祛湿和胃之功，主要用于水湿内盛的泄泻、水肿、小便不利等。《医方大成》以五苓散去桂枝，加茵陈，化裁为加减五苓散，用于饮酒、伏暑郁发为疸，烦渴引饮、小便不利之病证。《世医得效方》以五苓散加人参，化裁为春泽汤，用于伤暑泄泻，泻定仍渴、小便不利之病证。

本方具有利水渗湿、温阳化气之功效，适用于主要证候为小便不利、头痛微热、烦渴欲饮但饮后欲吐，或脐下动悸、吐涎沫而头晕目眩，或短气而咳，或水肿、泄泻的病证。现代临证除用于治疗小便不利外，还多用于腹泻、特发性水肿、肾性高血压、急性脑出血、功能性消化不良、高脂血症、高尿酸血症、类风湿关节炎、脑积水、肝硬化腹水、带状疱疹等病证。

（二）温阳化气，生津止渴

栝楼瞿麦丸　本方用附片通阳暖肾，栝楼根（天花粉）、薯蓣（山药）润燥生津，茯苓、瞿麦行水气。方中尤其是以辛热温阳化气之附子配伍甘苦寒润燥生津之栝楼根，有补涩之功的薯蓣与通利之功的瞿麦同用，具有寒润辛温并行不悖、补泻开阖咸得其宜之特点。达到清上之燥热、温下之虚寒、助气化利小便之功效。所以，《医宗金鉴》谓栝楼瞿麦丸为肾气丸之变方。

本方证属肾阳不足，气化无权，不能蒸津行水而致的小便不利。病机除肾阳不足，尚有脾失健运，不能化气蒸腾津液，故水停于下而不上承，燥盛于上。临床根据其主要证候口渴、饮水不止、腰以下水肿、腹中痛、小便不利而选用本方。现代临床多将本方用于治部慢性肾炎、肾盂肾炎、尿道综合征、糖尿病肾病、前列腺肥大症、不孕症、复发性口腔溃疡、癃闭而见上燥下寒证所致小便不利者。因栝楼瞿麦丸偏温、润，故小便反多者不能用。若阴阳俱虚，则可与肾气丸合用。不同辨证，需不同的灵活治疗，如张琪教授用本方加味化裁，治疗慢性肾炎、肾病综合征久病不愈，或屡用肾上腺皮质激素而见寒热夹杂、上热下寒之水肿证。张致祥教授用本方加味化裁，治疗前列腺肥大症、不孕症、复发性口腔溃疡等多种难治性疾病等。

国内外有关栝楼瞿麦丸在糖尿病及其合并肾病的临床研究与实验研究均显示，本方降低尿微量白蛋白，调节血脂代谢，防止肾小球进一步硬化，保护肾功能，获得满意效果。同时本方

NOTE

可不同程度地改善肾脏病理损伤和结缔组织生长因子蛋白表达，从而延缓肾小球硬化发生发展。多项研究亦显示栝楼瞿麦丸中的栝楼根、薯蓣、茯苓、瞿麦的单味药及其有效成分对于改善糖尿病及其并发症的各种症状具有明显效果。

（三）泄热利湿化瘀

1. 蒲灰散　本方由蒲灰与滑石两味药组成。蒲灰乃蒲黄之灰粉，生用能凉血、化瘀、消肿，为血分药，滑石善于利湿清热，为利水药。两药合之，用于治疗下焦湿热蕴结，膀胱气化不利，津液不行，久蕴成瘀，或湿热灼伤脉络，出现血尿及溲时疼痛如刺的病证。治法当以凉血化瘀、泄热利湿为主。

本方具有凉血化瘀、泄热利湿作用，适用于主症为小便不利，或短赤，或有血尿，溲时茎中艰涩疼痛如刺，少腹拘急，痛引脐中者。可用于治疗慢性前列腺炎、特发性水肿、过敏性紫癜、急性黄疸型肝炎、高尿酸血症、老年性尿路感染等具备上述病机或主症者。

更有多项临床报道该方具有抗菌、利尿等功能，随证加味可治疗淋菌性尿道炎、前列腺肥大致急性尿潴留，以及石淋、血尿、痛经、附件炎等疾病；本方对血精亦有很好疗效。

有学者开展用蒲灰散合四妙散治疗家兔急性痛风性关节炎的实验研究，结果显示，该复方对微晶型尿酸钠致家兔痛风性关节炎具有一定的治疗作用。由此提示，今后在对蒲灰散方的研究中，可逐步从单一的方剂研究转向多方联合研究或多病联合研究方面，有助于拓展本方的适用范围。

2. 滑石白鱼散　本方由滑石、乱发、白鱼3味药物组成。滑石长于清利湿热，通利小便；乱发即头发（烧灰），为入血分药，能止血消瘀利小便；白鱼即衣鱼，又名蠹鱼，乃衣帛、书纸中的蠹虫，具有消瘀行血利小便之功，现在少用。三药和之，能凉血化瘀，清热利湿，适用于湿热蕴蓄膀胱，灼伤血络，致湿热瘀血并存，而以瘀血较重为特点的小便不利证，症见小便不利、尿血、尿道刺痛、少腹拘急胀满等主症，即后世所称血淋。

临证多将本方用于膀胱结石、肾病、泌尿系统疾病等。本方因药源等原因，见诸报道的内容很少，有关文献研究，亦多在对张仲景学术思想研究中涉及，并没有过多的单方或者复方的临床或者实验研究。或者说滑石白鱼散证治已被其他方取代。但作为一首湿热瘀血并治的经方，其配伍用药思路还是具有启迪性的，仍有值得研究之处。

（四）补益脾肾，清热利湿

茯苓戎盐汤　本方由戎盐、茯苓、白术3味药物组成。戎盐乃青盐，咸寒润下渗湿，能助水，益精气；茯苓、白术健脾利湿。全方具有健脾利湿益肾之功效，用于治疗脾肾不足，下焦湿重热轻的小便不利。该方因此也被看作通中兼补之剂。沈明宗注云"夫湿热壅于膀胱则为淋，然伤腑未有不伤于脏者"，故用白术健脾，茯苓渗湿，不使下流入肾为病；以戎盐养水软坚，而除阴火。本方可用于治疗脾肾虚弱，湿重热轻的劳淋或膏淋，症见小便不利，溲时艰涩微疼，尿道热痛不甚，尿后余沥不尽者。现代临证多用于慢性活动性乙型病毒性肝炎、膀胱结石、泌尿系统疾病等具有上述症状的疾病。

目前国内外有关茯苓戎盐汤在不同疾病中的临床研究与实验研究报道较少。

（五）利水清热育阴

猪苓汤　本方由猪苓、泽泻、茯苓、滑石、阿胶5味药物组成，以利水渗湿为主，清热养阴为辅，体现利水不伤阴、滋阴不碍湿的配伍特点。水湿去，邪热清，阴津复，诸症自除。本方证主症可归结为小便不利，口渴，身热，舌红，脉细数。猪苓汤可用于热淋、血淋、尿血等属水热互结兼阴虚者。现代临床多用于泌尿系感染、肾炎、膀胱炎、产后尿潴留等属水热互结兼阴虚者。由于本方多为渗利之药，若内热盛，汗出多而渴者忌用。

国内外有关猪苓汤对肾脏疾病和泌尿系疾病的临床研究与实验研究均显示其有很好的临床效应，如对慢性肾炎、系膜增生性肾炎、输尿管结石、糖尿病性肾病、难治性肝硬化腹水、小儿轮状病毒性肠炎、反复发作性泌尿系感染、继发性口眼干燥综合征、乳糜尿、顽固性失眠等。

目前对于单纯的猪苓汤或者加味猪苓汤的临床与实验研究工作均有开展，其中较多倾向于复方或多方联合研究，如猪苓汤合膈下逐瘀汤治疗糖尿病性肾病、六味地黄丸合猪苓汤治疗尿道综合征、加味猪苓汤配合复方丹参注射液治疗系统性红斑狼疮性肾炎、三甲复脉汤合猪苓汤治疗肝硬化腹水等，这些研究为猪苓汤的现代运用提供新思路。

另一方面，多项试验报道也表明，猪苓汤还具有抗菌、利尿、调整糖脂代谢、减少蛋白尿、改善肾功能和血液流变学状态、延缓肾功能减退进程的作用。

【病证研究与展望】

小便不利既是独立病证，又是多种疾病的症状之一，如水肿、癃闭、淋证等，故其涉及范围广泛。西医学中的肾脏疾病和泌尿系疾病均与本病证密切相关。本篇中关于小便不利证治疗的方剂共计6首。通过观察小便一症的变化，可以测知患者津液盈亏，了解脏腑的气化功能，从而指导临床用药治疗。篇中通过对"小便不利""小便利""小便反多""小便如粟状""小便即数"等辨证，揭示病机、辨明病位、指导治疗，同时创制五苓散、猪苓汤、栝楼瞿麦丸等6首有效方剂。其中一些方剂现代临床仍频繁应用于不同疾病之中，如五苓散、栝楼瞿麦丸、猪苓汤等。但综合现有研究，多是单一的临床观察研究。因而，今后的研究工作，应从更加深入、系统的角度切入开展，加大对复方治疗和经方联合治疗的研究，以扩大经方运用范围。同时抓住张仲景对小便不利病的辨证精髓，活用经方，通过临床与实验研究进一步论证和发展有关该病的中医理论，应用新的理论指导临床实践。

【疑难梳理】

张仲景辨治小便不利为何重视化瘀法？

第三节　淋　病

淋病是以小便淋沥涩痛或小腹拘急、痛引腰腹为主症的病证，始见于《内经》。《素问·六元正纪大论》云："脾受积湿之气，小便赤黄，甚为淋。"后世医家根据其证候和病理变化分为六淋，即气淋、血淋、热淋、石淋、膏淋、劳淋。本篇仅论述淋病的症状与治疗禁忌，涉及后世所说的血淋与石淋。因淋病与小便不利的许多方治可互相通用，故临证当辨证论治。

【发病特点与辨治思路】

（一）发病特点

小便如粟状　本篇所论淋病，以小便中有如粟状物为特点，即后世所论石淋。多因尿液为热所灼，结成砂石，阻塞尿道，常伴小便艰涩难出、小腹拘急疼痛等。

（二）辨识特点

察小便痛否以鉴别淋病与小便不利病　小便不利病可作为单独的疾病，也可是某些疾病的一个症状。淋病与小便不利病二者都有小便量少与排尿困难等症状，但是淋病尿频，尤以尿出艰涩疼痛，并引起小腹拘急、脐中疼痛明显；而小便不利却以小便困难短少或尿出不畅为主症，并不一定伴有尿道疼痛的症状。本篇第 7 条"淋之为病，小便如粟状，小便弦急，痛引脐中"，论述因肾虚而膀胱热盛，尿液为热所灼，结成砂石，形如粟状，阻塞尿道，热结气滞，小便艰涩难出，引起小腹拘急疼痛、牵引脐中的证候。正如吴谦所说："小便不利及淋病，皆或有少腹弦急，痛引脐中之证，然小便不利者，水道涩少而不痛，淋则溲数，水道涩少而痛，有不同也。"可见察小便痛与不痛、少腹拘急痛否可作为鉴别淋病与小便不利病的关键。

（三）治疗思路

淋病禁用汗法　张仲景在本篇中指出淋病的治疗禁忌，如第 9 条"淋家不可发汗，发汗则必便血"。淋病的发生，基本病机为肾虚而膀胱热盛，热盛伤阴，导致阴液常不足，使膀胱经受累。膀胱经主一身之表，营行脉中，卫行脉外，经脉受邪，营卫不和，有恶寒发热的表现，但并非是外邪袭表，而是湿热熏蒸，邪正相搏，或因湿热郁于少阳所致，不可轻易发汗。如用辛温发汗，不仅不能退热，反而易劫阴液，另助邪热更甚，热盛迫血妄行，则致便血。《医宗金鉴》言："淋家，湿热蓄于膀胱之病也。若发其汗，湿从汗去，热则独留，水腑告匮，热迫阴血从小便出，即今之所谓血淋也。"所以，治疗以清热通淋为主，同时应兼顾阴液。

【病证研究与展望】

本篇直接涉及淋病的原文只有两条，主要论述淋病（石淋）的症状与治疗禁忌，并间接指出淋病基本病机为肾虚与膀胱热盛，为后世医家研究淋病奠定了基础。后世医家将淋病分为"气淋、血淋、热淋、石淋、膏淋、劳淋"6 种。淋病在现代疾病中涉及广泛，不同医家与学者把张仲景治淋思想运用肾盂肾炎、泌尿结石、女性泌尿系感染、慢性前列腺炎、女性尿道综合征等疾病的辨证与治疗，大大提高了淋病辨证治疗的效果。今后的研究应该更加注重后世医家对淋病的认识，以及与张仲景思想的契合，以进一步提高与淋病相关西医学疾病的辨证论治水平。

第十四章　水气病

　　水气病是由于肺、脾、肾、三焦、膀胱等参与水液转运输化的某一个或几个脏腑功能失调，水液运行障碍，泛溢人体肌肤或潴留腹中，而致局部或周身肿胀或腹部胀大为主症的疾病。后世医家称之为水肿病。

　　《水气病》篇系统论述了水气病的病因、病机、分类、辨证及治疗。张仲景从不同角度对水气病进行分类。首先根据水气病的病因病机、水停部位、临床表现的不同，将其分为风水、皮水、正水、石水4类，黄汗作为鉴别病证亦列入篇中；其次根据水气病的产生与五脏的关系进一步分为心水、肝水、脾水、肺水、肾水，即五脏水；还根据气、血、水的相互关系又提出气分、血分、水分病。对于水气病的治疗，张仲景秉承《内经》的治疗思想，提出发汗、利小便、攻下逐水三大治疗原则。张仲景之论，为水气病的发展奠定了坚实的理论基础，后世有关水气病的证治多宗本篇而有发挥。

　　【发病特点与辨治思路】

　　（一）发病特点

　　1. 水气病的形成与肺、脾、肾密切相关　人体对水液的受纳、转输、吸收、布散与排泄，是在诸多脏腑功能活动相互协调、共同配合下完成的，其中与脾主运化、肺主宣发肃降及通调水道、肾主蒸腾气化关系最为密切。若由于某种原因，三者中任何一脏或多脏功能失调，则会致水液代谢失常而停留，引起水气、痰饮、肺痿、咳嗽上气等诸多病证。

　　2. 风水的发生与外邪有关　本篇第1条"风水其脉自浮，外证骨节疼痛，恶风"；第22条"风水，脉浮身重，汗出恶风者"；第23条"风水恶风，一身悉肿"。从这些论述分析，风水是由风邪侵袭肌表，肺气不宣，通调失职，水液内停，泛溢肌表而成，提示其发生与外感有关。

　　第28条论云"黄汗之病……以汗出入水中浴，水从汗孔入得之"。指出黄汗是因汗出腠理空疏之时，水寒湿邪入于汗孔，浸渍入内，导致营郁卫阻，久则湿热交蒸肌腠，发为黄汗。第29条之黄汗亦为水湿郁于肌表，营卫失调之证。

　　由此说明，风水、黄汗病的发生与外邪有关。

　　3. 小便不利、无汗是形成水气病的重要环节　小便与汗出是体内水湿排出的重要途径，若因外感或内伤因素使脏腑功能失调，使气化失常，影响水液代谢，导致小便及（或）汗液排泄不畅，则水湿内停，水气病形成。所以，本篇有12条原文提及小便异常现象，如第5、11、12、19、21、29条之"小便不利"，第8、15、16条言"小便难"，第9、14、17条分别谓"小便即难""小便续通""不得溺"。第12条更明确指出"病下利后，渴饮水，小便不利，腹满因肿者，何也？答曰：此法当病水，若小便自利及汗出者，自当愈"。而水气病形成之后，小便不利也是其主症之一。辨证用药后小便是否通利，亦是观察疗效和判断预后的重要标志之一。

4. 气、血、水（津液）常相互影响　张仲景根据气、血、水（津液）的相互关系及其在水气病发病过程中的演变情况，有气分、水分、血分的论述，尤其是提出"血不利则为水"的著名论断。例如，第19条云"少阳脉卑，少阴脉细，男子则小便不利，妇人则经水不通；经为血，血不利则为水"。第20条云"问曰：病有血分水分何也？师曰：经水前断，后病水，名曰血分，此病难治；先病水，后经断，名曰水分，此病易治。何以故？去水，其经自下"。尤怡释曰："此复设问答，以明血分、水分之异。血分者，因血而病为水也；水分者，因水而病及血也。血病深而难通，故曰难治；水病浅而易行，故曰易治。"而阳虚寒凝或脾虚气滞，可致水气内停，形成气分病。

（二）辨识特点

1. 从不同视角辨识水气病　水气病病因病机复杂，辨识不易，难以用统一的标尺划分类别，张仲景为能较准确地辨治水气病，在本篇从不同层次、不同视角对水气病进行辨识，较后世单从阴阳以辨阳水、阴水的证候归纳法，更能全方位地揭示水气病的病机而具有指导价值。

（1）从病位之表里辨"四水"与黄汗　第1条以病位的表里、内外、上下、阴阳（实寓八纲辨证之意）为依据，将水气病分为风水、皮水、正水、石水和黄汗5种。例如，风水有外感表证见症，皮水为里水外溢肌肤，二者病位在表属阳，多为实证热证；正水、石水病位在里属阴，多为虚证、寒证。有学者认为，"后人将水气病分为阳水、阴水两大类，即源于此"。黄汗因水湿浸淫肌腠，湿郁化热，湿热熏蒸，营卫失调所致，与肺、脾有关，病位在肌腠、营卫。

（2）从水气病形成的内在根源辨五脏水　五脏中某一脏发生病变而功能失调，均可导致水肿，临证当审证求因，审因论治。第13～17条张仲景以五脏的生理病理为基础，论述心水、肝水、肺水、脾水、肾水的主要临床特征，后世医家概称为"五脏水"。这也充分体现了张仲景重视脏腑辨证在水气病中的应用及治病求本的学术思想。此"五脏水"与《痰饮咳嗽病》篇的"水在心""水在肝"等水（饮）在五脏有别。五脏水是某脏发生病变后而致水肿，病程长、病情重或危；而水在五脏则是水饮停留而侵及某脏产生的病变，病情相对较轻，关键在于二者发病的因果关系是不同的，当注意分辨。

（3）据气、血、水特性及相关性命名气分、血分、水分　张仲景根据气、血、水各自的特性与三者之间的生理关系和病理影响，并结合妇女的生理病理特点，论述了血分、水分、气分病证治。

2. 辨水气病与痰饮病　水气病与痰饮病，都是因多种原因使肺、脾、肾、三焦、膀胱等脏腑功能失调，人体津液运行障碍，水液潴留体内所致的病证。二者异名同类，在水饮（水气）停留的部位、病势、病程、主症、治疗原则等方面皆有所不同。二者虽有较大区别，但又有一定的联系，某些症状亦可共见，如痰饮病之溢饮，当水饮泛溢于肌表、四肢时，可出现浮肿症状；支饮以咳逆倚息、短气不得卧、其形如肿为主症，当病情发展到严重阶段时亦可出现水肿，甚至转变为水气病。水气病之正水，因肾阳不足，水气停蓄，水寒之气随足少阴经脉上射于肺，肺失肃降，外亦可见气喘，而支饮亦常见喘满；水气内停，凝结于腹，影响气机运行，故正水、石水均有腹满之症，狭义痰饮也多见腹满。风水、支饮的发生或诱发加重，皆与外感风寒之邪有关。痰饮病以温药和之为治本大法，但涉及具体方证的治法时仍有用发汗、利小便、攻下逐水之例；水气病虽以发汗、利小便、攻下逐水为治标原则，但水气毕竟为阴寒之邪，易伤阳气，故在治本时仍要注意温化和顾护阳气。

3. 辨风水与类似证 风水、皮水、黄汗、太阳伤寒证、肺胀的成因及主症虽有不同，但病位皆在肌表，某些症状亦有类似之处，故张仲景在第1、2、4、28条中对这5种病证有所论述，旨在比较异同、鉴别疑似、准确辨识，反映了张仲景重视鉴别诊断的思路。诚如唐宗海所言："初按似乎文法错杂，细按乃知其比较精细。"

4. 四诊合参辨肿势 风水初起，肿势较轻者，其脉为浮，此言其常，如第1条"风水，其脉自浮"；第22条风水表虚证"风水，脉浮身重"；第22条风水夹热证"风水恶风，一身悉肿，脉浮"。而当水气病肿势较盛时，风水亦可见沉脉，此为其变，如第3条"寸口脉沉滑者，中有水气，面目肿大，有热，名曰风水。视人之目窠上微拥，如蚕新卧起状，其颈脉动，时时咳，按其手足上，陷而不起者，风水"；第11条"夫水病人，目下有卧蚕，面目鲜泽，脉伏，其人消渴。病水腹大，小便不利，其脉沉绝者，有水，可下之"；第5条"里水者，一身面目黄肿，其脉沉，小便不利，故令病水"。张仲景以四诊合参分辨肿势之微甚，示人临证应知常达变。

5. 动态察脉断预后 第10条云"脉得诸沉，当责有水，身体肿重。水病脉出者，死"。水气病在病变过程中，随着泛溢于皮中之水湿逐渐增多，压迫脉道，阻滞营卫气血运行，故脉多沉。此肿势重，治之见效相对较慢，但脉与证相符，正气虽虚而未衰，预后尚好。若水气病人肿势未消，其脉象却由沉转为"脉出"（即脉象突然出现浮而躁动散乱，按之则无），此为无根之脉。脉与证相悖，是阴盛阳越，真气涣散之征，预后险恶，当提高警惕，若不及时救治，则死候居多。

（三）治疗思路

1. 汗、利、下为基本治则 《素问·汤液醪醴论》云："平治于权衡，去宛陈莝……开鬼门，洁净府。"《素问·阴阳应象大论》云："其下者，引而竭之；中满者，泻之于内；其有邪者，渍形以为汗；其在皮者，汗而发之……其实者，散而泻之。"张仲景宗《内经》之旨，结合水气病病位的表里内外上下、水肿的轻重程度、病势趋向、邪正关系、标本缓急等不同情况，确立发汗、利小便、攻下逐水三大基本治疗原则。第18条云"诸有水者，腰以下肿，当利小便；腰以上肿，当发汗乃愈"。此以腰部为界，将人体分为上部和下部来论述水气病的基本治则，亦是因势利导精神在水气病临证运用的体现，是就近给邪气以出路而祛除病邪之法。因腰以上属阳、偏于表，故以发汗之法使水湿之邪从汗而散；腰以下属阴、偏于里，故用利小便之法使水湿之邪随尿而排。第11条云"夫水病人，目下有卧蚕，面目鲜泽，脉伏，其人消渴。病水腹大，小便不利，其脉沉绝者，有水，可下之"。针对水湿壅盛的水气病阳证、实证，且正气不虚，病势急迫而采用利小便之法缓不济急者，可考虑用攻下逐水之法。言"可下之"，寓有斟酌之意，临证当灵活掌握。

由于水气病的证候尚有虚实、寒热及相互兼夹之异，故临证运用这三大治则时还须注意5点：①发汗、利小便、攻下逐水三大治则仅适用于阳证、实证，不可单独用于阴证、虚证。②腰以上肿和腰以下肿只是相对而言，并不是截然分开的，不能死煞句下而无所适从，篇中已有"风水恶风，一身悉肿"用越婢汤发汗之活用示例。③发汗、利小便两法并非相互对立，必要时亦可配合使用，如在发汗解表剂中适当佐以利小便之品，或利尿剂中佐以宣透之品，均可增强疗效，但要区分二者的主次或先后次序。④此三大治则皆属治标之法，易伤正气，只能暂用，不可久服。当标实已除或明显缓解后，须转为治本，或健脾，或温肾，或补肺，必要时亦可据证酌加发汗，或利尿，或活血化瘀之品。⑤水气病虽有可汗之证，但若见口渴、下利、小便频数等症，说明体内津液已伤，则不能单用发汗之法，如张仲景在论述风水、皮水、肺胀、黄汗可用发汗法之后曾强调"然诸病此者，渴而下利，小便数者，皆不可发汗"，以防更伤其津液。第5条"里水者，一身面目黄肿……假如小便自利，此亡津液，故令渴也……"即津液已伤者不宜用越婢加术汤发汗利水。由此亦体现张仲景临证十分注意顾护津液的治疗学思想。

2. 调气为重要治则 第30条云"寸口脉迟而涩，迟则为寒，涩为血不足。趺阳脉微而迟，微则为气，迟则为寒……阴阳相得，其气乃行，大气一转，其气乃散；实则失气，虚则遗尿，名曰气分"。原文前半部分以寸口、趺阳脉合参，揭示气分病的主要病机是阳气虚弱，气血不足，阴阳失调，大气（此指宗气）失于运转，以致寒气凝滞，气化不行，停水外溢。其治当温阳散寒，益气养血，使阴阳调和，宗气畅行，气机通利，阴寒水气自得消散，气分病则愈，故曰"阴阳相得，其气乃行"。

"大气"是积于胸中之气，《医学衷中参西录》认为"大气为其生命之宗主"，故亦可称之为宗气。"其气"指阴寒凝滞之气，为病邪。宗气走息道以行呼吸，贯心脉以行气血，宗气运行正常则心肺功能正常，气血循行正常，身之阳气振奋，阴寒之气消散，故曰"大气一转，其气乃散"。可见，大气得运，则人体阴阳协调，气血运行畅利；若大气失转，则阴阳失调，诸病丛生。因此，运转大气不仅是水气病中气分病的重要治则，亦是扶正以祛邪的重要治则。

"大气一转，其气乃散"的治则理论，不仅在本篇中应用于气分病，如第31条用桂枝去芍药加麻辛附子汤辛甘发散，温经通阳化气以运转大气；第32条用枳术汤行气散结，健脾利水化饮，使大气运转；在《金匮》其他篇章治疗水、湿、痰饮等水液代谢障碍所致病证中亦有所体现，这从侧面反映了张仲景治疗杂病注重运转大气的治疗学思想。《金匮》这一重要治则对张锡纯颇有启发，他在《医学衷中参西录》中所创制的系列"治大气下陷方"皆由此发挥而成。

3. 治水不忘治血 本篇第19、20条论述血分、水分病的病因病机、主症和治法，提出"血不利则为水"的著名论断，体现张仲景治水注重与血之关系，活血以促利水，利水以畅血行的学术思想。虽然本篇没有列出水血同治之方，但在《金匮》其他篇章中却能看到，如治癥瘕的鳖甲煎丸、桂枝茯苓丸中都配伍利水之品；当归芍药散、甘遂大黄汤则是水血同治。

张仲景首言"血不利则为水"，并立水血同治法，为唐宗海《血证论》提出"瘀血化水，亦发水肿"，以及后世医家用活血化瘀法治疗水肿病开拓了思路。

【方药配伍特色与应用研究】

本篇载方13首（其中"杏子汤"仅有方名而无药物组成及用法；含附方1首），根据各方功效的侧重点不同，大体可分为发汗宣肺利水，益气健脾利水，温阳散寒化饮，化瘀清热利湿，行气健脾化饮及调和营卫、益气祛湿6类。兹就各方药的配伍特色与临床应用、现代研究加以论述。

（一）发汗宣肺利水

本类方剂主要适用于邪实阻遏、肺气郁闭的水气病，通过发汗祛邪、宣通肺气，兼以利水或清热，以恢复肺气的宣发肃降、通调水道之功，促进水液的敷布与排泄，以达治疗水气病之目的。通过发汗，使肌肤之水随汗出而解，符合《内经》"开鬼门"和本篇"腰以上肿，当发汗乃愈"之治疗原则。常用药物是麻黄，且用量较重，因麻黄具发汗、宣肺、利水之功。诚如黄竹斋《金匮要略方论集注》所云："麻黄能上宣肺气，下伐肾邪，外发皮毛之汗，内祛脏腑之湿，故仲景于水气病用之为主药。"兼郁热者配伍石膏，剂量特点为重用辛寒的石膏，与辛温的麻黄合用，意在发越水气，兼清郁热。代表方是越婢汤、越婢加术汤。

1. 越婢汤 本方发汗利水，兼清郁热，主治风水夹热证。全方药仅5味，兼顾表里。方中重用麻黄（六两），既能合生姜辛温发汗以宣散水气，又能配辛寒量大的石膏（八两）发越水气；甘草与麻黄相配，则能缓和麻黄燥烈之性，并合大枣调和营卫，补土和中。诸药合用，使风邪与水湿随汗而解，则其肿自消，所谓因势利导也。

本方的配伍特点有麻黄配石膏、生姜伍大枣。麻杏石甘汤、小青龙加石膏汤、大青龙汤方中都有麻黄配石膏这一药对，但其剂量比与本方有别。可见张仲景据证调整药量及主药间用量比例之精细。

越婢汤适用于风水夹热证，其主症为恶风，头面、眼睑先肿，迅即一身悉肿，口渴，自汗出，小便不利，舌苔薄白或黄白相间而润，脉浮数或弦滑等。

本方临床主要用于急性肾小球肾炎、过敏性紫癜肾炎、肾病综合征、特发性水肿、类风湿关节炎、荨麻疹、急性荨麻疹合并血管性水肿、病毒性心肌炎、冠心病伴Ⅱ度心衰等符合上述病机或主症者。

实验研究显示，越婢汤可改善阿霉素肾病大鼠肾小球滤过率，降低尿蛋白排泄，改善肾小球滤过膜的通透性，改善阿霉素肾病大鼠蛋白和脂质代谢。在降低尿蛋白排泄方面稍劣于泼尼松，但强于苯那普利。在改善肾病大鼠肾小球超微结构方面，有着明显的优势。其机制可能为该方良好的免疫调节作用抑制阿霉素肾病大鼠的肾小球基底膜及足细胞损伤，从而恢复阿霉素肾病大鼠肾小球滤过膜分子屏障的滤过功能。

有关本方的临床研究，主要有用加味越婢汤配合激素治疗过敏性紫癜肾炎，越婢汤加减结合西药治疗类风湿关节炎寒热错杂证，合桂枝汤治疗冷风疹（即遇冷出现荨麻疹），合小柴胡汤治病毒性心肌炎，合五苓散治心律失常，合苓桂术甘汤治高心病伴Ⅱ度心衰，合真武汤治冠心病伴Ⅱ度心衰。

有少数学者对本方在治疗急性肾小球肾炎时方中麻黄的取舍提出了不同的看法，如刘秀芬等指出，急性肾炎患者80%～90%的病例有高血压，甚至为严重的高血压，而麻黄的主要成分麻黄碱、伪麻黄碱均有血管收缩作用，具有缓慢持久的升压效果，与本病不相宜。高灌风主任医师以越婢汤为基础，去方中升压之麻黄，代之以大剂量防风，并适当化裁，用于治疗急性肾小球肾炎初起，风邪较盛，风激水涌证。对上述观点，尚有待于展开临床大样本的对照研究加以验证。

2. 越婢加术汤 本方为越婢汤中加白术而成。加白术一则健脾益气，以培土制水；二则与麻黄相配，以行皮中水气。本方有发汗利水，兼清里热之功，主治肺失宣肃，脾失健运，水气内停，泛溢肌肤，郁而化热所致的皮水表实夹里热证，其辨证要点是周身及面目肿甚，小便不利，自汗出，口渴，舌边尖红，脉沉。

临床用越婢加术汤原方或加减方治疗急性肾小球肾炎、小儿急性肾小球肾炎、慢性肾炎急性发作、肾病及糖尿病肾病水肿、风湿性关节炎、类风湿关节炎、急性痛风性关节炎、自身免疫疾病、免疫皮肤病（如小儿特应性皮炎、漆疮、氨苄青霉素过敏、蔬菜日光性皮炎）、泌尿系统疾病（如急性尿路感染、急／慢性肾盂肾炎、泌尿系结石）、带状疱疹等符合上述病机或主症者。

有关本方的临床研究，最为多见的是以本方随症加减治疗急性肾炎，余如治疗风湿热痹、泌尿系统疾病等。有学者运用越婢加术汤治疗带状疱疹时发现，不仅患者皮疹消退较快，而且几乎都未出现带状疱疹后神经痛。

现代研究表明，本方有对抗 Heymann 肾炎大鼠的高氮质血症、蛋白尿作用，其中越婢加术醇提中剂量作用显著。

3. 甘草麻黄汤　本方由甘草、麻黄两味药组成。方中麻黄宣肺、发汗、利水；甘草健脾和中调药，以缓麻黄峻猛之性。二者相配，一辛散，一甘缓，一走表，一治里，相互为用，标本兼治，以防祛邪伤正，共奏宣肺发汗利水、和中补脾之功。

本方的用量特点是麻黄（四两）二倍于甘草（二两），重在宣肺利水。结合方后语"不汗，再服"来看，本方仍以祛邪治标为主。

甘草麻黄汤适用于脾失健运、肺失通调，停水外溢所致的皮水表实无里热证，其主症为周身及面目浮肿、无汗、口不渴、咳嗽气喘、小便不利、脉浮紧或脉沉。

临床用之治疗急性肾小球肾炎、慢性肾盂肾炎、哮喘发作、风湿性心脏病、慢性胃炎等符合上述病机和证候者。

有学者通过系列药理实验研究发现：在固定麻黄用量的情况下，麻黄—甘草药对随着甘草用量增加，利尿作用增强，呈现配伍优势；麻黄—甘草药对抗炎、利尿作用较好，毒性拮抗作用明确。

本方煎煮方法是先煎麻黄，后下甘草，有学者通过实验研究比较先煎后下法和混合煎法的差异，发现无论是单味药还是复方，采用先煎后下法者，其麻黄生物碱的煎出量或煎出率均高于混合煎法；头煎与二煎的功效比较，头煎均高于二煎。

4. 麻黄附子汤　本方是在甘草麻黄汤（甘草二两，麻黄四两）的基础上，减去一两麻黄，加上一枚炮附子而成。与《伤寒论》麻黄附子甘草汤（麻黄二两，炙甘草二两，炮附子一枚）比较，多一两麻黄，甘草为生用。

本方以麻黄发汗解表，宣肺利水，为君，使风水从表而解；炮附子温经助阳为臣，以复肾脏化气行水之职，使水从下而排；甘草和中补脾，又防麻、附辛散太过，为佐使。全方共奏温经助阳、发汗解表散水之功。本方的配伍特点：辛温发散与辛热助阳药并用，且配以甘平之品，表里同治，祛邪扶正，肺肾脾兼顾；方中有麻黄但无桂枝，且配甘缓之甘草，故发汗力弱，虽发汗祛邪而不伤正。

关于麻黄附子汤方的适应证，一些注家及数版《金匮》教材多释之为正水兼表有水气，治当因势利导而用汗法。但有学者提出不同看法，如张甦颖就风水与正水的病因、病机、病位、证候、治法进行对比分析后认为，本篇第26条原文当是论风水兼少阴虚寒及风水表实的不同治法，本方主治肾阳不足，复感风邪所致之风水，即风水兼少阴虚寒者。柴浩然亦认为麻黄附子汤主治的水气病应为风水，以温经助阳、发汗解表为法，专为阳虚表闭之重症风水而设。上述看法有待临床进一步验证。

本方临床用于素体肾阳虚不能化气行水，复感风邪袭表犯肺所致之水气病而水肿偏表、偏上者，以腰以上及眼睑浮肿为甚，兼见无汗、恶寒、腹满而喘、畏寒怯冷、四肢不温、小便不利、脉沉小或沉细为辨证要点。

本方可治疗急性肾小球肾炎、慢性肾小球肾炎、肾病综合征、心律失常型冠心病、肺源性心脏病、丝虫病象皮肿、风湿性关节炎、长期感冒难愈等疾病，属阳虚或兼风邪犯表所致的头面及四肢浮肿等。

有学者通过对麻黄与附子药对的研究发现，麻黄、附子、麻黄—附子组对炎症模型尿液生物标志物水平呈现不同程度的回调，表明3个给药组在一定程度上改善了炎症模型的代谢状态；通过对代谢通路的研究发现，麻黄—附子可整体调节机体的物质代谢、能量代谢，其中麻黄—附子组配伍后生物标志物的回调程度最大，表明麻黄—附子配伍用于干预慢性炎症模型的疗效最佳，优于单味麻黄和单味附子。

5. 杏子汤　因杏子汤方已散佚，林亿等在校订中指出："恐是麻黄杏仁甘草石膏汤。"对此方的药物组成，诸家看法不一，如吴谦等认为是麻黄、杏仁、甘草；魏荔彤则综合上述两说指出："杏子汤之方，内水湿而外风寒。其夹热者，可以用麻杏甘石也；如不夹热者，莫妙于前言甘草麻黄汤加杏子，今谓之三拗汤矣。"以上三说不必拘泥，临床可据证选用。

（二）益气健脾利水

本类方剂主要适用于气虚不固或脾肺气虚的水气病，通过益气固表利水或健脾补肺、通阳利水，以达治疗水气病之目的。常用药物是防己、黄芪、甘草，水停阳遏较甚者配桂枝、茯苓，以通阳化气利水。代表方为防己黄芪汤、防己茯苓汤。

1. 防己黄芪汤　本方具有益气固表、祛风利水除湿之功，适用于卫表气虚不固，外受风邪，水湿泛溢肌肤所致的风水证。

本方药仅6味，黄芪甘温，补气升阳，此处重在扶正，补肺健脾，益气固表，并有利水消肿之功，一举三得；防己苦辛性寒，能祛风除湿、利尿消肿，以降为要，二者相配，一消一补，一升一降，相得益彰，增强益气祛风、利水消肿之力，同为君药。其配伍特点是益气固表与祛风利水并行，扶正祛邪，标本兼顾，重在固本，体现消补兼施之法度，开拓临床治疗气虚水肿组方配伍的思路。后世医家在此方基础上加减或受其启迪，创制多首益气利水方，如《外台秘要》之木防己汤、大豆汤，《圣济总录》之黄芪汤，《太平圣惠方》之汉防己散，《傅青主女科》的加味补中益气汤，《胎产秘书》的全生白术散等。

临床运用本方治疗水气病时，应紧扣卫虚不固，风邪袭表，肺失宣降，风水相搏，泛溢肌肤的基本病机。其辨证要点是面目四肢浮肿，身重，汗出恶风，脉浮。现广泛用于符合其方证病机、证候的多系统疾病，如治疗泌尿系统疾病（急性肾小球肾炎、慢性肾小球肾炎、慢性肾功能不全、肾病综合征），循环系统疾病（慢性心衰），代谢性疾病（慢性尿酸性肾病、单纯性肥胖病合并高脂血症、内脏脂肪肥胖型糖尿病），特发性水肿，消化系统疾病（肝硬化腹水、肝硬化门脉高压症、慢性腹泻），风湿免疫性疾病，骨关节疾病（骨折后低张性水肿、膝关节积液、踝部骨折后肿胀、踝关节扭伤后期肿胀不消、腰椎间盘突出症）等。

本方的临床研究，多以防己黄芪汤加减，开展对慢性尿酸性肾病、原发性肾病综合征、成人肾病综合征、老年人充血性心衰、气虚血瘀型慢性心衰、肝硬化腹水、肝硬化门脉高压症等疾病，以及肺叶切除术后肺功能改善的临床疗效观察。

现代药理研究表明，防己黄芪汤具有抗炎、镇痛、利尿、降血脂、调整免疫、抗凝血、抗

NOTE

动脉硬化、减肥、抗辐射、抗急性肾功能损伤等多方面的作用：①可有效改善肾间质纤维化的多项指标，显著降低血尿素氮水平，改善肾功能。②能减少阿霉素肾病大鼠的24小时尿蛋白定量，升高血浆蛋白水平，改善其脂质代谢紊乱，保护足细胞受损。③能有效清除肝纤维化小鼠体内的氧自由基水平，减轻肝纤维化过程中的过氧化损伤。④能明显减轻兔肺缺血再灌注损伤，对肺组织有保护作用。⑤对脾虚小鼠非特异性免疫和特异性细胞免疫均发挥免疫促进作用。⑥防己黄芪汤全方及单味药黄芪、防己、白术均有升高小鼠血浆心钠素的作用。有研究报道表明，在运用加味防己黄芪汤治疗成人肾病综合征的研究中，未观察到该方药对肾功能及血液系统有明显损害。

2. 防己茯苓汤 本方具有益气通阳、化气利水、分消水湿之功，主治脾肺气虚，水停阳郁之皮水。全方药仅5味，实含4组对药，一是防己与黄芪相配，利水益气补虚；二是茯苓与桂枝相伍，通阳化气利水；三是黄芪与桂枝相合，温通振奋卫阳；四是黄芪与茯苓合用，利水之力倍增。诸药相配，使气虚得补，阳郁得通，气化得行，水湿由表里分消而病愈。

临床运用本方当紧扣脾肺气虚，水湿内停，阳气郁遏之病机。症见四肢浮肿，可伴有肿处肌肉轻微颤动，小便不利，兼见乏力、纳差，舌淡胖，脉沉等。本方可用于符合上述病机、证候的急/慢性肾炎、慢性肾功能不全、肾病综合征、肺心病伴心功能不全、充血性心衰、特发性水肿、妊娠水肿、营养不良性水肿、鼓胀、类风湿关节炎、膝关节慢性滑膜炎、痛风、坐骨神经痛、下肢深静脉血栓后遗症等病证。

本方的临床观察涉及以下疾病：肾病综合征、充血性心力衰竭、剖胸术后、心气阳虚型慢性心力衰竭等。

实验研究发现，防己茯苓汤具有以下功用：①有明显的抗炎、镇痛、改善心功能等作用。②有防治急性肾损伤的作用，可能与抑制肾组织肾损伤分子 –1 和中性粒细胞明胶酶相关脂质运载蛋白及其 mRNA 表达作用有关。③防己茯苓汤加减对肿瘤坏死因子（TNF）诱导后肾小球系膜细胞的增殖具有抑制作用，并对纤溶酶原激活物抑制剂、基质金属蛋白酶的表达有抑制作用，进而影响细胞外基质的合成与降解。

（三）温阳散寒化饮

本类方剂适用于肾阳不足，阴寒凝滞，水饮内停的气分病，通过温补肾阳、散寒解凝、利水化饮以达到治疗目的。主要药物是炮附子，为加强祛除水饮之效，可加辛散温通的麻黄。

桂枝去芍药加麻黄细辛附子汤 本方乃桂枝汤去苦酸微寒之芍药，加辛散温通的麻黄、细辛、附子而成。其配伍特点是辛温（热）药与甘平药合用，融辛甘化阳、温热通阳、祛邪扶正之品于一炉。方中用麻黄宣肺而通调水道，附子温肾以助气化开阖，细辛有助麻黄宣肺、佐附子温肾之能，桂枝、甘草、生姜、大枣温脾阳助运化。全方共奏温阳散寒、化饮解凝、通阳利气、宣肺散水之功；阳气得复，肺、脾、肾功能协调，水饮自除。概言之，本方是通过温补肾阳、散寒解凝、利水化饮、通利气机，使"阴阳相得，其气乃行，大气一转，其气乃散"，以达治疗目的。此亦符合"病痰饮者，当以温药和之"之旨。

本方适用于阳虚阴凝，水饮内结的气分病。其基本病机为肾阳不足，火不暖土，中阳失温，阴寒凝滞，大气不转，水饮停聚胃脘。其主症有胃脘部坚满，按之有形，大如盘，边如旋杯，腹满肠鸣，手足逆冷，骨节疼痛或手足麻木不仁，恶寒身冷等。方后云"分温三服，当汗出，如虫行皮中状，即愈"，提示本方有发汗作用。

本方临床可用于治疗阳虚寒凝，水饮内停所致的水肿、痰饮、鼓胀、胃痛、喘证、心悸、感冒、痹证等中医病证；亦可用于急性肾炎、慢性肾炎、肾病综合征、风湿性关节炎、充血性心力衰竭、风心病、肺心病右心衰竭、肝硬化腹水、肝肾综合征、慢性胃炎、慢性支气管炎、恶性肿瘤患者术后等病符合上述病机、证候者。

临床研究发现，本方具有以下功用：①对恶性肿瘤术后属阴盛格阳，假热真寒，表热本寒之证近期疗效满意，能解决临床症状，改善患者生活质量。②以本方为主治疗肺心病右心衰竭（皆未用过洋地黄及其他强心药），其心悸、气短、咳喘、水肿等症均有不同程度缓解。

实验研究表明，本方具有增强心肌收缩力、改善心脏泵血功能和血液流变性、增加尿量、解除肠道痉挛等作用。

（四）化瘀清热利湿

此法针对湿热内壅，水行皮下所致皮水而设，代表方为蒲灰散。

蒲灰散 本方由蒲灰、滑石两味药物组成，有清热除湿、化瘀利窍之功。蒲灰，《千金要方》载为"蒲黄"，可凉血、化瘀、消肿；滑石甘淡性寒，体滑质重而主沉降，善于清热利湿。二药合之，体现活血化瘀与清利湿热药并用的特点，发挥治血促利水、利水以通阳的作用，主治疗湿热内蕴，水停阳郁之皮水。

本方适用于水湿停聚、湿热内蕴、阳气郁遏所致的皮水，以手足冷、身肿、小便量少色黄不利或赤涩不通、少腹急痛、舌苔黄腻、脉沉等为辨证要点。

本方临床单独应用的报道较少，大多是以本方为主加味或与其他方相合，可治疗特发性水肿、经期浮肿、血精、泌尿系感染、慢性前列腺炎、前列腺肥大急性尿潴留、慢性肾小球肾炎血尿、茎中灼热抽痛、淋菌性尿道炎、聚合型痤疮、过敏性紫癜、急性黄疸型肝炎等属湿热夹瘀者。据临床观察，蒲灰散加味方连服3～6个月后，血中尿酸降低。此外，蒲灰散对泌尿系出血（包括肉眼血尿及镜下血尿）亦有较好的临床疗效。

实验研究显示，本方合四妙散可改善兔急性痛风性关节炎模型动物关节滑膜炎症反应、滑膜细胞增生、小血管增生及纤维蛋白渗出等病理改变，降低关节肿胀度，且呈现一定的剂量依赖性；高剂量可使关节腔白细胞数及血清尿酸水平降低。

（五）行气健脾化饮

此类方剂为脾虚气滞饮结证而设，代表方为枳术汤。

枳术汤 本方只有两味药，枳实行气导滞、散结消痞以助降浊，白术健脾燥湿化饮以助升清，二者相伍，一消一补，一降一升，体现补而不滞、消不伤正的特点，使痞积得消，气滞得行，脾气得健，水饮得化，诸症悉除。方中枳实用量大于白术，且用汤剂，是破气散结消痞为主，兼以健脾化饮，消重于补。本方所治气分病的病位主要在心下，即胃脘部；病机是脾虚气滞，水饮痞结；以心下坚满或硬，大如盘，边如旋盘（即胃脘部可触及有形块状物，其大小如盘，但其厚度较前条"边如旋杯"为浅），脘腹部胀闷或疼痛等为主症。

临床运用本方时，可据证灵活加味，如脾虚较甚，或水饮较盛、气滞明显，兼瘀血阻滞者，酌加健脾，或化饮、行气、活血化瘀之品，以增强疗效。

本方可治疗具备上述病机、证候的脾积（上腹部包块）、老年习惯性便秘、胃下垂、功能性消化不良、老年人消化道蠕动迟缓、慢性胃炎、十二指肠溃疡、十二指肠憩室、慢性结肠炎、胆囊切除术后腹胀、胆石症、脱肛、心下悸动、内伤发热、小儿发热、肝硬化低蛋白血症、肺源性心脏病合并低钾血症致腹胀等。

临床观察发现，枳术汤应用于肺心病伴低血钾腹胀患者时，可提高其血钾浓度，调整胃肠功能，促进胃肠平滑肌蠕动。

实验研究发现，枳术汤对脾虚便秘小鼠具有以下作用：①使其异常改变的胃动素和降钙素基因相关肽的含量恢复至正常水平。②使其结肠组织肠神经系统中表达降低的P物质和血管活性肽的表达恢复到接近正常水平。

另有研究表明，将枳实与白术按不同比例（2∶1，1∶1，1∶2）配伍，观察其对小鼠胃排空、肠推进的作用，发现3种比例的配方均可促进正常小鼠肠推进；抑制新斯的明对小鼠胃排空和肠推进的加速作用；但以1∶2的配伍比例对胃肠功能的调节作用最明显。

（六）调和营卫，益气祛湿

本类方剂包括黄芪芍药桂枝苦酒汤和桂枝加黄芪汤。两方共用的药物是黄芪、桂枝、芍药，皆寓扶正祛邪之意，均有调和营卫、益气固表、宣阳祛湿之功，都治黄汗病，属同病异治之例。桂枝与芍药相配，辛酸合用，一散一收，开合互制，于温阳透表中寓敛汗养阴之意，具有调和营卫之功。黄芪甘温，益气固表祛湿，并助桂枝实卫。

1. 黄芪芍药桂枝苦酒汤　本方益气固表祛湿，调和营卫，兼泄营热。方中重用黄芪实卫走表，益气祛湿，桂枝、芍药调和营卫，苦酒泄营中之郁热。诸药相协，使营卫气血调和畅通，则水湿除而黄汗止。对于方中的苦酒，有学者考证后指出，在古代苦酒并非醋，苦酒是苦酒，醋是醋，各为一物。

本方所治黄汗病，为表虚不固，水湿外侵，营卫郁滞，湿热熏蒸所致，其主症为汗出色黄如黄柏汁染衣、发热、口渴、身体浮肿、脉沉等。临床可用于符合本方证病机的黄汗病（症）、狐臭、臭汗症、慢性肾小球肾炎、甲状腺功能亢进症、内分泌紊乱等不明原因的浮肿，以及急性黄疸型肝炎伴黄汗等。

2. 桂枝加黄芪汤　本方调和营卫，益气除湿。方中桂枝汤既能调和营卫、解散外邪，也能和谐阴阳、恢复气化；黄芪协桂枝走表，通达阳气，祛除水湿。方中黄芪与桂枝、生姜组合，具有化气行水之功。

本方所治黄汗病的基本病机是气虚营卫失调，阳郁而水湿内停，以汗出色黄染衣、两胫冷、身疼重、腰以上汗出、腰以下无汗或少汗、腰髋弛痛、不能食、烦躁、小便不利为主症。临床可用于符合本方证病机、证候的黄汗病（症）、黄疸病、晨汗、盗汗、糖尿病多汗症、冠心病心律失常、植物神经功能紊乱、小儿反复呼吸道感染、气虚感冒、过敏性鼻炎、慢性鼻炎、荨麻疹、湿疹、肾病蛋白尿、白细胞减少症等。

实验研究发现，本方具有以下功用：①有改善皮肤循环和营养状态，调整汗腺机能，增强免疫功能作用。②本方的水提液对离体蛙心在小量时有明显的兴奋作用，能使心肌收缩幅度增大；大量应用时，可使整个心肌抑制，心跳停止。③其水煎液对家兔离体肠管无明显的兴奋和抑制作用，即使加大剂量也无明显变化。

【病证研究与展望】

《金匮》之水气病后世称为水肿病。"水肿"在西医学中是多种疾病的一个症状，包括肾性水肿、心性水肿、肝性水肿、营养不良性水肿、功能性水肿、内分泌失调引起的水肿等。

中医学的"水肿病"，涉及西医学疾病范围甚广，如急性肾小球肾炎、慢性肾小球肾炎、肾病综合征、右心衰竭、慢性缩窄性心包炎、原发性心肌病、低蛋白血症等所致的全身性水肿，均可参照本篇所述辨证论治。其中，风水临床上常见于急性肾小球肾炎、慢性肾小球肾炎急性发作、血管神经性水肿、特发性水肿等；正水临床可见于慢性肾小球肾炎、肾病综合征、慢性肾功能衰竭等。

关于黄汗病，当今学者有不同看法：陶汉华强调本病应与水肿病、黄疸病明确鉴别，指出黄汗既非水肿病，也非黄疸病的一种表现，而是一个独立的疾病，按照西医学的观点加以分析，可能是一种汗腺炎症，是由一类带黄颜色或产生黄色色素的细菌侵入汗腺所致。而《金匮》所用的芪芍桂酒汤等都有抗菌的作用，黄芪又能增强人体的免疫功能。

倪青等认为，黄汗病是今之"痛风性肾病"。痛风性肾病早期多表现为轻度腰痛及轻微蛋白尿，痛风结石及痛风性关节炎是其常见伴随症状。结石堵塞肾小管及肾以下尿路可引起肾绞痛和血尿，梗阻尿路可引起继发感染，呈肾盂肾炎样表现。病程迁延日久会累及肾小球，致血肌酐、尿素氮升高，肌酐清除率下降，尿蛋白和尿酸排出减少，终末期呈现尿毒症之临床表现。该病上述不同病理阶段的表现与《金匮》中"黄汗"病症状的描述相似。付滨等指出："张仲景生活的年代，服石之风盛行，铅、汞、砷等物质中毒的机会很大。黄汗的表现与铅、汞、砷等物质的中毒症状基本是一致的……但至于芪芍桂酒汤是否能治疗铅、汞、砷中毒尚未见文献报道，有待进一步研究。"张再良赞同此看法。

【疑难梳理】

1. 怎样理解"风强则为瘾疹""气强则为水"？

2. 怎样理解越婢汤方后语的随症加减？

3. 怎样理解"里水者，一身面目黄肿"？

4. 怎样理解"阳前通则恶寒，阴前通则痹不仁"？

5. 本篇原文第 6、7、8、9、19、21、30 条中均有借趺阳脉或寸口脉论述水气病的现象，你能从中探知《金匮》对水气病病因病机认识的特点吗？

6. 对本篇第 9 条的"水不沾流"有几种解释？何者更符合原意？

第十五章　黄疸病

　　《黄疸病》篇系统论述了黄疸病的脉因证治。疸之为义，《说文解字》释之为"黄病也"。其特征既有肤黄、目黄、尿黄的"皆发黄"；亦有女劳疸及虚劳萎黄，所涉及病证较后世中医内科学的黄疸病更为广泛，西医学中的急/慢性肝炎、胆道感染、肝硬化等可与本病互参。由于本病病证多样，病因病机复杂，治法丰富，故所论在临床上有较大的实用价值。

　　【发病特点与辨治思路】

　　《金匮》所论黄疸病，其发病与湿热、寒湿、火劫、燥结、瘀热、劳伤等有关，故有湿热发黄、寒湿发黄、火劫发黄、燥结发黄、女劳发黄及虚黄等；经久不愈，又有黑疸之转归。然湿为其主因，脾湿胃热，瘀热以行为病机关键。所涉脏腑，重在脾胃，兼及于肾。其治法虽汗、吐、下、和、温、清、消、补贯穿其中，然利小便为其主要治法。

（一）发病特点

　　1. 湿为主因　本篇原文第8条"黄家所得，从湿得之"，强调黄疸病的形成与湿邪关系密切。正如徐彬《金匮要略论注》所论："凡黄必因湿郁，故又概言然黄家所得，从湿得之。谓火不与湿并，不能作黄也。"这为后世"无湿不发黄，无湿不作疸"之说奠定了基础，也为本篇"但当利其小便"的治法做了铺叙。

　　然而湿有外感内生之别，如第1条云"寸口脉浮而缓，浮则为风，缓则为痹。痹非中风，四肢苦烦，脾色必黄"。从脉象上阐述外感湿热与湿浊内蕴郁闭于脾，是形成黄疸病的关键因素。正如尤怡《金匮要略心典》所论："风得湿而变热，湿应脾而内行，是以四肢不疼而苦烦，脾脏瘀热而色黄。"丹波元简《金匮要略辑义》亦云："今浮为风，缓为痹，非外证之中风，乃风热蓄于脾土。"黄疸病因外感而得的观点源于《内经》，如《素问·玉机真脏论》云"今风寒客于外……发瘅"；《素问·六元正纪大论》云"溽暑至，大雨时行，寒热互至。民病寒热，嗌干，黄瘅"。张仲景做了进一步阐述，其外感发黄的观点除本篇所论外，还散见于《伤寒论》太阳、阳明、太阴等篇。外感湿邪、湿自内生，二者相互影响，郁滞于脾，郁久化热，熏蒸于外，症见身黄、重滞等湿郁诸症。

　　2. 劳伤脏腑　黄疸的发病内因与劳伤脏腑亦有密切关系，具体包括以下两方面。

　　（1）内伤脾胃　黄疸之因多为饮食不洁（节），邪从口入而损伤脾胃。脾病不能运化水湿，胃病则易化热化燥，于是湿浊内生，郁而化热，湿热熏蒸而发为黄疸。第2条云"趺阳脉紧而数，数则为热，热则消谷，紧则为寒，食即为满"，"心中懊憹而热，不能食，时欲吐，名曰酒疸"，既表明酒食过度引发黄疸，也指出了其证的特点。对此，沈明宗《金匮要略编注》云"此以趺阳脉辨疸病在于脾胃也"。巢元方《诸病源候论》云"黄疸之病，此由酒食过度，脏腑不和，水谷相并，积于脾胃，复为风湿所搏，瘀结不散，热气郁蒸"。

　　（2）劳伤肾脏　黄疸因劳伤肾脏而得者见于第14条"此为女劳得之"，以及第2条"尺脉浮为伤肾"。造成肾虚的原因，多因房事过度，或黄疸失治、误治，日久不愈，肾阴精、阳气受损，也即"五脏之伤，穷必及肾"的病理转归，故见身尽黄、肾色上露的额上黑之女劳疸特征性症状。

3. 瘀热以行　张仲景在论及湿为黄疸病主因的同时，还提出"瘀热以行"的关键病机，强调发黄与血分的关系。正如唐宗海《金匮要略浅注补正》所言："一个'瘀'字，便见黄皆发于血分，凡气分之热，不得称瘀。小便黄赤短涩，而不发黄者多矣。脾为太阴湿土，主统血。热陷血分，脾湿遏郁，乃发为黄"。换言之，若湿热郁阻于气分，可为一般中焦湿热证，或寒湿证，症见脘痞腹胀、泄泻等，未必出现发黄；只有湿热瘀阻于血分，才可发生黄疸。"瘀热"连用分别见于《伤寒论》第128条抵当汤证、第238条茵陈蒿汤证、第263条麻黄连翘赤小豆汤证和本篇第1条。"瘀热"只是张仲景以湿热黄疸举例而言，寒湿也可伤及血分，致使血分瘀滞而为疸。因此，"瘀热以行"是对黄疸病机的高度概括。

综上所述，疸病发生以湿邪为主因，脏腑失和，脾肾损伤为内在因素，血分瘀滞为病机关键，三者相合，则发为湿瘀之黄疸。

（二）辨识特点

1. 辨湿兼寒热　"黄家所得，从湿得之"，表明黄疸病与湿邪密切相关。然湿邪可外感内生，亦可寒化、热化。若中气实则病多在阳明，湿易从热化，表现为湿热黄疸；中气虚则病多在太阴，湿易从寒化，表现为寒湿黄疸。

（1）湿热发黄　湿热发黄病属阳明，可由素体所致，亦可由误治化热化燥，如本篇第8条"病黄疸，发热烦喘，胸满口燥者，以病发时火劫其汗，两热所得"。症见一身尽发热而黄色鲜明如橘子，腹满或腹痛拒按，烦躁不得眠，口渴欲饮，身热心烦，大便干结或溏而不爽，小便黄赤，舌偏红苔黄腻，脉滑数有力。此近似于后世之阳黄。

湿热黄疸又有湿重于热、热重于湿、湿热并重、热盛里实之别，张仲景在治疗上亦分而治之。

（2）寒湿发黄　寒湿发黄多为太阴虚寒，湿从寒化；或湿热黄疸，误治致中焦虚寒，湿从寒化。症见黄色晦暗，纳呆腹满，口渴不欲饮或喜热饮，大便溏薄，小便淡黄不利，神疲倦怠，舌淡苔白腻，脉沉迟。此近似于后世之阴黄。

2. 辨瘀之特点　"瘀热以行"的病机表明，黄疸病的形成与血行瘀滞关系密切，"瘀"贯穿于黄疸病各个阶段。因瘀致黄的特点，有目青面黑、皮肤爪之不仁、黄中带黑、大便正黑等表现，如本篇第7条所述。然而黄疸病瘀的特点根据有无热象又可分为"瘀热"和"瘀血"两种类型。"瘀热"黄疸，兼见发热、口渴、小便不利、腹满、大便干结、皮肤灼热，有出血倾向或瘀斑。"瘀血"发黄常兼见面色晦暗、渴喜热饮、皮肤不仁、大便不畅、舌质紫暗、舌边有瘀斑瘀点等。临床上可以根据病史、特殊症状及体征加以鉴别。

3. 辨脏腑病位　由于黄疸病可涉及脾、肾，其发病机理各有特点，故辨证时当明辨之。

（1）重在脾胃　"脾色必黄"之论表明黄疸病位在脾，其理论源于《内经》，如《灵枢·经脉》云"脾所生病者……黄疸"。

后世医家继承张仲景之说，成无己《伤寒明理论》云"大抵黄家属太阴，太阴者脾之经也，脾者土，黄为土色，脾经为湿热蒸之，则色见于外，必发身黄"。元代《丹溪手镜·发黄》云"发黄，由湿热相交也，主在脾经"。

NOTE

张仲景何言"脾色必黄",而不谓"肝色必黄"?一者,脾属土,在色为黄。二者,脾恶湿,湿困脾郁,下注膀胱多致小便色黄;脾主四肢、肌肉,脾湿郁滞,则四肢苦烦不安;脾统血,湿瘀血分,行于体表则必见身尽黄。三者,脾为后天之本,气血生化之源,若化源不足,肌肤失养,土色外露,可见肤色黄而不泽之虚劳萎黄。

(2)久病及肾　肾为先天之本,十二经之根,肾中阴精阳气又易损易耗。若黄疸病失治、误治,日久不愈,转伤于肾,精亏血瘀可致肾虚,此即"久病及肾"。若房事过劳,疲劳过度,也可损伤肾脏,则为"过劳伤肾",证属女劳疸之变。此外,"五脏之伤,穷必及肾",若脾虚气弱不能充养肾脏,亦可造成肾虚则为虚劳萎黄。

4. 辨预后转归　根据内容不同,可分为两点。

(1)预后判断　《金匮》主要着眼于以下两方面:①时日判断:本篇第11条云"黄疸之病,当以十八日为期,治之十日以上瘥,反剧为难治"。说明黄疸病向愈或增剧,可以18日为期。若经过治疗,10日左右症状减轻,为正胜邪退,预后较好;反之若病情加重,邪盛正虚,预后较差。提示黄疸病的治疗应抓住时机,早期治疗,有利于疾病向愈。②热重难治:第12条云"疸而渴者,其疸难治;疸而不渴者,其疸可治"。提示湿热黄疸化燥化火,里热炽盛者,病势发展,病位较深,难治;反之病邪尚浅,里热不盛,病情稳定则易治。

(2)误治失治　黄疸病有可下之证者,下之黄退。但下之不当,致湿热久陷血分,久久熏蒸,血分瘀结,可变为黑疸。例如,第7条"酒疸下之,久久为黑疸",症见目青面黑、皮肤不仁、虽黑微黄、大便正黑等湿热内蕴、瘀血内结诸症。"久久为黑疸",提示黑疸的形成有一较长的过程。

5. 辨兼证变证　体现张仲景辨证的细致。其内容分为两方面。

(1)辨兼证　黄疸病以身黄为特征,若初起伴恶风汗出、发热、脉浮之证,属表虚内热不重;若在发病过程中,兼见往来寒热、胸胁苦满、腹痛而呕,是土壅木郁,少阳失和,属黄疸兼少阳证;若迁延日久,症见大便秘结、少腹急满等,证属黄疸兼胃肠燥结血瘀。

(2)识变证　太阴虚寒黄疸病,虽有腹满,治当温运脾阳,散寒除湿。若误用苦寒之剂,使中焦阳气大伤,胃失和降,则发为哕逆,此即本篇第20条所论。因此,对黄疸腹满,慎当辨其寒热、虚实,免生误治变证。

(三)治疗思路

1. 但利小便　黄疸病的发生湿为主因,祛湿为其正治之法。故本篇第16条提出"诸病黄家,但利其小便"的治疗大法,与第8条"黄家所得,从湿得之"前后呼应。小便不利与湿邪互为因果,无论是外感湿邪,或是湿困中焦,影响水液代谢,可致小便不利;而小便不利,湿无外出之路,内蕴困脾,瘀阻血分,转输流布而行于体表,则见发黄及湿遏诸症。通过利小便可使体内热、毒、火邪随湿邪排出,故后世有"治湿不利小便,非其治也","治黄不利小便,非其治也"之说。可见,利小便是祛除内湿的最佳途径和方法,代表方有茵陈蒿汤、茵陈五苓散、栀子大黄汤。

2. 活用八法　利小便虽为黄疸的正治之法,然"瘀热以行"的病机还表明"热""瘀"皆为黄疸病发生的关键,而湿热黄疸又较寒湿多见,故清热利湿、活血攻瘀为又一正治之法。例如,第8条"热在里,当下之",就直接指出泄热、下瘀,给邪以出路,篇中茵陈蒿汤、栀子大黄汤、大黄硝石汤等皆属此列。然而黄疸病的病因证候多有兼夹,清、下、利小便显然不能完全满足治疗需要，故又有汗、吐、和、温、消、补之变法。第16条之"假令脉浮，当以汗解之"，提示黄疸病初起见恶风汗出、脉浮，兼表而内热不重者，可以桂枝加黄芪汤、麻黄连翘赤小豆汤汗而治之；第6条"欲呕者，吐之愈"，可以瓜蒂汤。再如第22条"男子黄，小便自利，当与虚劳小建中汤"之补法；第21条"诸黄，腹痛而呕者，宜柴胡汤"之和法；第14条"硝石矾石散"之消瘀利湿相兼。至于温法可见于《伤寒论》第256条"于寒湿中求之"，虽未给出方药，后世多予茵陈术附汤治疗。

3. 治疗禁忌 根据黄疸病的辨证不同，其禁忌各有区别。

（1）热盛黄疸，忌用火攻 热盛黄疸治当清热、攻下，若误用火劫，强迫出汗，以致在里之热不得外解，反与火邪互相抟结，其热愈增，便会出现"两热所得"之一身尽发热而黄、肚热等里热炽盛诸症。

（2）寒湿发黄，禁用苦寒与攻下 寒湿发黄多为太阴虚寒，湿从寒化，治当温中散寒，除湿退黄，此即"寒湿中求之"之意，不可泄热攻下。若误用苦寒之剂，必重伤脾胃之阳，致胃气上逆而哕，或其他变证丛生。

【方药配伍特色与应用研究】

本篇载方11首，根据各方配伍特点与功效侧重点，分为清热利湿退黄、攻下除湿退黄、和解退黄、补虚退黄、发汗除湿退黄、消瘀润导退黄、涌吐除湿退黄、和胃理湿8类，兹就主要代表方剂的方药配伍特色、临床应用与现代研究加以论述。

（一）清热利湿退黄

该类方剂通过清热利湿使湿邪从小便排出，是"但利其小便"治疗大法的具体体现。其配伍结构如茵陈配栀子、茵陈配茯苓、茵陈配大黄、栀子配大黄，代表方如茵陈蒿汤、茵陈五苓散、栀子大黄汤。

1. 茵陈蒿汤 本方重用茵陈蒿清湿热，退黄疸，为治疗湿热黄疸要药。大黄入血分，泄热活血退黄，与茵陈蒿相配，清湿热解毒，且可除血中瘀热，故"一宿腹减"而热瘀去。栀子清利三焦，与茵陈蒿相配，清热利湿而通利三焦水道尤佳；与大黄配伍，则泻火除烦、凉血解毒更增。三药合用，退黄效果最佳，故有"湿热黄疸第一要方"之美誉。

本方适用于三焦湿热俱盛的黄疸病，以身黄、腹满、小便不利为主症，用于阳明瘀热之发黄，效果最佳。按原方剂量特点及方后注，茵陈宜大量、久煎，能更好地发挥茵陈退黄的作用。若配入活血药可加速退黄。本方虽有较强退黄效果，但三药性苦寒，易损脾伤胃，故当注意保护脾胃，中病即止。

作为治疗黄疸的经典方剂，茵陈蒿汤对肝细胞性黄疸、胆汁郁积性黄疸、溶血性黄疸及新生儿病理性黄疸等均有疗效，具有作用稳定、无明显毒副反应等特点，被广泛应用。临床上在常规西医治疗的基础上加用茵陈蒿汤，可加速黄疸消退，改善预后。

实验研究表明，茵陈蒿汤具有保肝利胆、抗炎镇痛、抑制肝细胞凋亡等作用。有学者研究发现，荣肝合剂和茵陈蒿汤复方可以通过抑制凋亡因子Fasl和Bcl-2表达的调节，减少慢性免疫性肝损伤小鼠细胞凋亡，减轻肝组织的病理损害。本方还有显著降低高脂饲料引起的实验大鼠的甘油三酯、血清胆固醇和低密度脂蛋白的作用；并能抑制肝纤维化，其对肝纤维化和肝硬化的保护作用呈现出剂量依赖性。

2. 茵陈五苓散 本方由茵陈蒿末与五苓散相合，用量为2∶1。重用茵陈蒿清热利湿为主，为退黄主药；辅以五苓散通阳利水，淡渗除湿，以增利小便之功，使湿邪从小便而去，且猪苓利水而不伤阴，滑石清热利湿，白术健脾燥湿，利水消肿，配合茯苓使脾健湿化，运化有权，并可防止渗利过度损伤正气，是湿热黄疸的通治方。

本方主治黄疸病湿重于热证疗效肯定，症见身色淡黄，小便短少不利，纳呆，苔腻不渴，可用原方茵陈蒿与五苓散 2∶1 的剂量比。临证时，对瘀热在里不去，湿重难化，病程尚短，黄疸严重者，可用茵陈五苓散酌加活血化瘀、芳香化浊之品，效果甚佳。若太阴寒湿发黄证轻者，可重用五苓散通阳利水除湿为主，辅以茵陈蒿清热利湿退黄，变清热利湿退黄为散寒除湿退黄，此乃茵陈五苓散之变治，即《伤寒论》第 259 条 "……身目发黄……以寒湿在里不解故也……于寒湿中求之" 的具体运用。由于茵陈蒿退黄效果较佳，后世在此基础上衍生出茵陈术附汤、茵陈理中汤以适用于太阴虚寒发黄。

作为清热利湿的代表方剂，茵陈五苓散除了用于黄疸病湿重于热证外，还可用于痰浊眩晕。临床研究表明，本方可治疗代谢综合征，具有缓解炎症，减轻胰岛素抵抗的作用。实验研究发现，本方具有抗动脉粥样硬化作用，下调 bcl-2 mRNA 的表达；并能直接清除自由基，降低脂质过氧化物水平，提高 SOD 活性，调节机体免疫功能，对免疫性肝损伤有保护作用。

3. 栀子大黄汤 本方由栀子豉汤合大黄、枳实组成，方中栀子、豆豉清心除烦，以解心中懊侬热痛；大黄、枳实相配，泄热从肠腑而出；大黄、栀子相配，功同茵陈蒿汤，泻火除烦，凉血解毒，导湿热之邪从便而去。

本方用于治疗湿热中阻，气机不利之热重湿轻黄疸病，症见心中懊侬热痛，身黄如橘子色，身热口渴，不思饮食，小便黄赤，或大便秘结等，如急性黄疸型传染性肝炎及其他黄疸病，也可用于无黄疸型肝炎。

现代有学者认为，中医治病不应拘泥于疾病的西医诊断，只要方证相应即可取效。例如，以加味栀子大黄汤治疗冠心病心绞痛热结血瘀证，证实该方在改善心绞痛症状、心电图指标、中医证候方面有显著疗效。实验研究发现，栀子大黄汤能明显改善胆汁酸、总胆红素水平，减少毛细血管通透性，具有较好的利胆抗炎作用。

以上三方皆为湿热黄疸常用方，均以身目发黄、色泽鲜明、小便不利为主症，属阳黄证。其中，茵陈蒿汤适用于三焦湿热俱盛黄疸病，以茵陈蒿为君药，阳明瘀热发黄最佳；茵陈五苓散适用于湿重于热的黄疸病，重用茵陈蒿，辅以五苓散通阳利小便，利湿运脾力胜；栀子大黄汤适用于热重于湿的黄疸病，以栀子为君药，除烦和胃泄热尤强。

（二）攻下除湿退黄

该类方剂通过攻下使湿、热、瘀从二便排出，适用于热盛里实，或湿瘀相合的黄疸病。其配伍结构如大黄配硝石、栀子配黄柏、硝石配矾石，代表方如大黄硝石汤、硝石矾石散。

1. 大黄硝石汤 本方以性寒而趋下的大黄配硝石，攻下瘀热、湿郁之热实以治其本；再用栀子配黄柏清里泄热退黄，祛湿解毒。四药合用，使湿、热、瘀之邪从二便而去，则湿热黄疸自除，是 "热在里，当下之" 的代表方剂，赵以德称本方为 "下黄疸之重剂"。

本方适用于黄疸热重于湿，里热成实者，症见身黄如橘子色，自汗出，溲赤，腹部满胀疼痛拒按，大便干结，苔黄脉沉实等。临床上可用于黄疸重证，如亚急性重症肝炎、急性传染性肝炎大便燥结者。

现代研究证实，大黄硝石汤能降低湿热黄疸模型大鼠血清酶活性、血清总胆红素水平，具有利胆退黄药效作用；明显改善肝脏组织病理指标，使之趋于恢复正常；同时对大鼠萎靡不振、不欲进食、嗜睡等异常体征有较大程度的改善。

2. 硝石矾石散 本方之硝石破坚散积，利水消肿，泻下解毒；矾石燥湿化痰，消积解毒。二药皆为石药，易伤胃气，故以大麦粥汁和服，护胃调中，以缓硝石、矾石之悍性。三药合用，能消积化瘀，利湿除满，病随大小便去，以达退黄不伤胃气之效。

本方用于治疗女劳疸兼瘀血湿浊证，临床可不必拘于女劳疸，凡属瘀血湿浊互结的黄疸病，见黄疸反复不退，身黄晦暗，面额黑，腹胀满，大便时溏或呈灰暗色，舌质紫暗诸症，如急性黄疸型肝炎、慢性肝炎、肝硬化腹水、血吸虫病、胆石症、囊虫病、钩虫病、蛔虫病等可以本方治之。然而本方治标为主，对本虚标实者，当注意标本兼治。如有脾虚、肾虚者，宜酌情与扶正固本之剂合用。

实验研究表明，以火硝、白矾为主要配伍组合的硝石矾石散对模型大鼠肝内胆汁淤积的综合疗效较佳。有学者研究还证实，加味硝石矾石散能明显降低小鼠 ALT、AST 活性，抑制 IL-6、TNF-α 的升高，表明该方对免疫性肝损伤模型有很好的保护作用，其量效呈正相关。

（三）和解退黄

一般说来，和解法是针对少阳病少火被郁或邪结胁下，阳气出入枢机不利而设。黄疸病虽病在脾胃，但脾胃有邪易累肝胆，故黄疸病少阳兼证最多，当予和解法枢转气机，祛邪退黄。根据张仲景"观其脉证，知犯何逆，随证治之"原则，或选和解少阳之小柴胡汤，或用两解少阳阳明之大柴胡汤。

1. 小柴胡汤 本方以柴胡配黄芩之寒凉，解郁清里透外，使气郁得达，火郁得发；半夏配黄芩辛开苦降，散结力强；人参配柴胡、半夏、黄芩之辛开苦降、里清外透，有助提邪外出；人参、大枣、甘草、生姜补虚和中。诸药合用，辛开、苦降、甘调，可通利三焦，宣通内外，和畅气机以利退黄。

该方适用于黄疸病过程中兼见往来寒热、胸胁苦满、腹痛而呕等少阳病见证者，如治疗慢性乙型肝炎，具有抗炎保肝、解热镇痛、预防肝癌作用。本方临床应用范围广，常用于内科的消化系统、循环系统、内分泌系统、血液系统、免疫系统、呼吸系统、泌尿系统、神经系统，以及妇科、男科、五官科等疾病，凡属少阳枢机不利者，皆可使用。

实验研究表明，本方对实验性肝损伤模型能保护肝细胞，抑制肝细胞损伤，促进肝细胞再生，从而改善肝功能、增强肝脏的修复能力。研究还证实，本方可抑制细胞增殖及诱导异常增殖细胞凋亡，具有免疫调节作用。

2. 大柴胡汤 本方为小柴胡汤去人参、甘草，加大黄、枳实、芍药，增量生姜组成，方中柴胡配黄芩和解少阳，大黄、枳实泻阳明热结，芍药破结止痛，半夏、生姜止呕，大枣调和营卫。诸药同用，内外相合，既和解少阳，又泻阳明之热结以退黄。

本方适用于黄疸属少阳阳明并病者，以里热渐盛、腹痛便秘为特点。临床上可治疗病毒性肝炎、胆囊炎、胆石症、急性胰腺炎、脂肪肝等。实验研究表明，本方能利胆和降低括约肌张力，故可治疗胆囊炎、胆石症、急性胰腺炎。因其能降低血脂，还可治疗高脂血症。此外，该方还具有免疫激活功能和抗炎作用，其抗炎强度大于小柴胡汤。

（四）补虚退黄

此法适用于虚劳萎黄，本篇第 22 条中的男子"黄"指"萎黄"，属脾胃虚弱，肌肤失于濡养之虚黄，非湿郁发黄，因湿郁发黄必小便不利。代表方如小建中汤。

小建中汤 本方乃桂枝汤倍芍药，重用饴糖而成。方中饴糖甘以润之，入脾能补虚乏，和脾润肺；倍用芍药敛营养阴，与饴糖相配以酸甘化阴，为君药，而长于补脾气之阴；再配以阴柔之大枣，又能益气生津，以滋脾阴；佐以桂枝、生姜辛温益阳，有阳生阴长，以刚济柔之意；再配以甘草补益脾气，辛甘化阳。如此则脾气得复，中气自立，肌肤得养，萎黄可愈。

本方调和阴阳，建中补虚，适用于脾胃虚弱，气血亏虚，肌肤失于濡养而致的虚黄证，以皮肤发黄无泽、小便清利，伴见气短懒言、倦怠乏力，或手足烦热、咽干口燥为特点。临床上对溶血性黄疸、黄疸病恢复期属气血亏虚者可以本方加减治疗。此外，本方还广泛用于多种消化系统虚弱性病证、产后虚证及病后虚热等证属气血阴阳失调侧重于气阴虚者。实验研究证实，本方可提高实验动物非特异性免疫功能，抑制毛细血管通透性，具有抗炎和免疫调节作用。

（五）发汗除湿退黄

该类方剂通过发汗，使湿、热之邪从毛窍而出，起到退黄作用，此乃黄疸病之变治法，对后世论治黄疸病的思路大有启发。该法适用于黄疸初起，湿邪郁于肌表，伴恶风汗出、发热、脉浮之证。根据"就近驱邪"的原则，使湿邪从汗而解。代表方如桂枝加黄芪汤、麻黄醇酒汤。

1. 桂枝加黄芪汤 本方由桂枝汤加黄芪组成，方中重用桂枝汤解肌发汗，调和营卫力强，轻用黄芪益气固表，得桂、姜之辛托邪外出，使病去而表不伤。

本方为辛温之剂，适用于黄疸初起症见恶风汗出、发热、脉浮，属表虚内热不重之证。若表实而内有湿热者，可用《伤寒论》麻黄连翘赤小豆汤。

国内有学者以桂枝加黄芪汤治疗肝硬化黄疸患者，疗效显著；并对胡萝卜素血症之表虚湿郁、营卫失调者具有退黄止汗作用。由于该方能调和营卫、通行卫阳，故可用于气虚受邪，营卫不和的过敏性鼻炎、慢性荨麻疹、慢性湿疹。

2. 麻黄醇酒汤 本方为《黄疸病》篇附方，名曰《千金》麻黄醇酒汤。方中麻黄发汗解表，清酒助之。本方适用于黄疸初起湿热不甚，兼见恶寒重发热轻、无汗脉浮紧等风寒湿郁之表实证，但临床上应用不多。

后世医家陈元犀在《金匮方歌括》中对本方做了精辟剖析："麻黄轻清走表，乃气分之药，主无汗表实证。黄疸病不离湿热之邪，用麻黄醇酒汤者，以黄在肌表营卫之间，非麻黄不能走肌表，非美酒不能通营卫，故用酒煮，以助麻黄发汗。汗出则营卫通而内蕴之邪悉从外解耳。"

（六）消瘀润导退黄

该法消瘀补虚，用于胃肠燥结血瘀的萎黄。症见肌肤淡黄或晦暗，小便通利色不黄，腹胀，大便干结不畅，舌淡苔薄，脉细。代表方如猪膏发煎。

猪膏发煎 本方由猪膏、乱发组成。猪膏行血脉，润燥通便；乱发入血和阴，活血消瘀。二药合用，可补肠中津液，使气血畅行，瘀滞消除，湿瘀之邪从二便而出，则黄疸消退。

本方适用于胃肠燥结血瘀的黄疸，原文之"诸黄"当活看，主要泛指燥结血瘀之萎黄，以肌肤淡黄或晦暗、小便利而色不黄、腹胀便干为主症，非指一切黄疸病，湿热黄疸更不宜。

临床研究表明，本方可用于病毒性肝炎、慢性盆腔炎、肝硬化腹水、慢性附件炎、老年性便秘等属津亏燥热瘀血发黄证。现代药理研究认为，乱发烧灰主要成分为优质角蛋白，含有水分、灰、脂肪、氮、硫及少量的黑色素等，能消瘀、止血、利水，主治吐衄、齿衄、崩漏等，与张仲景用"乱发"作用相类。

（七）涌吐除湿退黄

涌吐除湿法的运用，本篇以瓜蒂汤示之，意在使水湿痰浊之邪吐而去之。第5条云"酒黄疸，或无热……其脉浮者先吐之……"第6条云"酒疸，心中热，欲吐者，吐之愈"。皆取因势利导之法。

瓜蒂汤 本方为《黄疸病》附方。瓜蒂亦名瓜丁，别名苦丁香，味苦性寒有毒。《神农本草经》认为瓜蒂"主治大水，身面四肢浮肿，下水，杀蛊毒"。《伤寒类要》云其"治急黄喘息"。《金匮要略语译》云"瓜蒂长于涌吐，借吐法得汗以驱除肌表皮肤之水湿，寓有自然发汗的用意"。因此，瓜蒂汤在黄疸病中取其除湿以退黄，体虚亡血者不宜使用。

临床有报道用5%瓜蒂浸出液治疗传染性肝炎；或以散剂鼻腔内吹入或吸入，治疗传染性肝炎、肝硬化；或制成苦丁香（甜瓜蒂）丸（片）口服，治疗急慢性肝炎。有实验研究表明，瓜蒂中有效成分苦味素有显著退黄、降酶、降浊，抑制肝细胞变性、坏死，阻止肝内纤维组织增生，并提高细胞免疫能力。研究还发现，有效成分甜瓜素，服后可见呕吐、下利，说明其具有刺激胃肠道、兴奋呕吐中枢的不良反应，还有麻痹呼吸中枢的作用；服用30个以上瓜蒂可发生毒性反应，甚则死亡。

（八）和胃理湿

此法是为本篇第20条黄疸误治变为呃逆证而设，代表方如小半夏汤。

小半夏汤 本方由半夏、生姜组成。方中半夏辛温，化饮降逆止呕；生姜辛散，温中降逆，且能制半夏之悍性。二者相配，散寒化饮，止呕力强，待脾胃和调哕止后，再辨治黄疸病。本方的临床应用与研究，详见第十二章痰饮病。

【病证研究与展望】

黄疸之名首见《内经》，其对黄疸病的病因病机、证候和治疗散见于各篇，未成系统。《金匮》将黄疸病专篇论述，其所论黄疸病既有肤黄、目黄、溲黄的"皆发黄"（狭义黄疸）；也论述无目黄、溲黄，仅肤黄之虚劳萎黄和肾虚女劳之黄的广义黄疸，所涉及病证较后世中医内科学的黄疸病更为广泛。兹就后世对本篇中谷疸、酒疸、女劳疸、黑疸等黄疸分类证名研究做简要介绍。

结合原文及后世研究认为，谷疸的病因病机主要是饮食不节加之劳倦内伤，损伤脾胃，湿热、寒湿郁滞，脾失健运，久久波及血分而发。以身体尽黄（身黄、目黄、溲黄）、寒热不食、食难用饱、食即头眩、心胸不安、发烦腹满、小便不利为特点，类同西医学的黄疸型肝炎、淤胆型肝炎等。

酒疸因酒食不节，加之内伤劳倦，脾胃受伤，运化失常，致使酒之湿热毒邪积于中焦脾胃，湿热交蒸，久久波及血分而成。以身目发黄、胸中烦闷而热、不能食、小便黄赤不利为主症，酒疸的转归可有吐后自愈，或病情加重变为黑疸的预后不良证。大多数学者认为，酒精性肝病与酒疸相类，如伴有黄疸的酒精性肝炎、酒精性脂肪肝可归属酒疸范畴；亦有学者认为，酒疸属病毒性肝炎的迁延期，可参考。

女劳疸是由长期、慢性的内伤杂病逐步发展而成，可因脾虚日久，湿浊内生，湿邪郁滞气机又无法外泄，入于血分而发黄；或因女劳及其他调摄失宜而重伤脾气，不能化生气血精微，五脏俱不足，脾肾两败而成。症见身黄色晦暗，额上黑，五心烦热，脘腹胀满，少腹拘急，不食，欲吐，大便稀溏等，慢性迁延性肝炎、肝硬化与女劳疸相类。

黑疸是黄疸误治失治，迁延不愈，瘀血内停的不良转归，以目青面黑，但肌肤虽黑微黄为特点。有学者认为，黑疸与重症阻塞性黄疸和肝硬化晚期表现为黄疸颜色逐渐加深成深绿色、绿褐色或黑色相似，其"大便正黑"可为合并消化道出血的表现；"皮肤爪之不仁"为久病入络，瘀血内停之征；由于肝功能损伤，影响胃肠道功能，故可见"心中如噉蒜薹状"的食后胃中饱胀、灼热、嘈杂之症。可见，黑疸与胆汁淤积形成的肝硬化等慢性肝损害相类，属黄疸病的晚期。

【疑难梳理】

1. 如何看待本篇第 11 条对黄疸病预后的判断？

2. 本篇第 12 条对黄疸病发病及治疗后果的预测反映了张仲景什么学术思想？

3. 原文 14 条为何根据日晡所不发热，反恶寒，即判断为"女劳得之"？

4. 瓜蒂汤为什么既可治疗暍病，又能治疗黄疸病？

第十六章　惊悸吐衄下血胸满瘀血病

《惊悸吐衄下血胸满瘀血病》篇论述惊、悸、吐血、衄血、下血和瘀血等病。篇中胸满仅为瘀血的一个症状，由瘀阻气机所致，不是独立病名，故本篇仅探讨张仲景关于惊悸病、吐衄下血病（出血病证）、瘀血病证的辨治规律与特点。

第一节　惊悸病

【发病特点与辨治思路】

惊与悸是两种临床表现，悸是自觉心中跳动不安。但突然受惊，必然导致心悸；心悸又易并见惊恐，二者每相联系，故多惊悸并称。本篇论惊悸虽仅 3 条，却概括了惊悸的成因与治疗，具有一定的启发性。

（一）发病特点

从有关惊悸的 3 条原文，可以窥知张仲景对惊悸发病的认识，再结合其他篇章涉及惊悸证治的条文，惊悸的发病特点可体现为以下 4 个方面。

1. 惊由外界刺激引起　惊是突然遭受外界刺激而引起的惊恐、精神不定，卧起不安。关于其成因，《素问·脉解》云"恶人与火，闻木音则惕然而惊者，阳气与阴气相搏，水火相恶，故惕然而惊也"。提出惊的概念及致惊的原因。本篇承袭《内经》的精神，第 1 条云"寸口脉动而弱，动即为惊"，借助"动脉"这一脉象，既指出惊证心无所依，神无所归，心气乱而不能自持，呈现脉动的外在表现，也揭示卒受外界惊恐刺激，导致心神不定的病因病机。正如赵良仁《金匮方衍义》谓："盖惊自外物触入而动属阳，阳变则脉动。"徐彬云："惊乃邪袭于心，在实边，故其寸口脉动，动者有粒如豆也。"尤怡亦言："动即为惊者，因惊而脉动，病从外得。"

2. 阳虚痰扰亦致惊　本篇第 12 条云"火邪者，桂枝去芍药加蜀漆牡蛎龙骨救逆汤主之"，文字甚简，当与《伤寒论》第 112 条互参。据此原文，从方测证，可知本证属于心阳虚，心神不敛，复被痰扰的惊狂证。张仲景在指出"动即为惊"之后，另列此条于篇中，显然是提示惊证也可由阳虚痰扰所致。

3. 气血虚弱可生悸　本篇第 1 条云"寸口脉动而弱……弱则为悸"。以弱脉揭示心悸的成因与心血虚弱有关。徐彬注曰："悸乃神不能主，在虚边，故其寸口脉弱"。赵良仁也言："悸自内恐而生，属阴，阴耗则脉弱。"李彣则谓："悸因气虚，故脉弱而无力。"而《血痹虚劳病》篇第 13 条小建中汤证候中的"悸"，以及《伤寒论》第 102 条"伤寒二三日，心中悸而烦者，小建中汤主之"，均佐证本条所指的气血虚弱可引发心悸的理论。

NOTE

4. 痰饮凌心也致悸　本篇第 13 条"心下悸者，半夏麻黄丸主之"，与首条"弱则为悸"对举，说明气血虚弱、痰饮凌心均可引起心悸。其实，在《痰饮咳嗽病》篇张仲景即明确指出痰饮是致悸的常见原因，如该篇第 12 条"水停心下，甚者则悸"，以及第 30 条小半夏加茯苓汤主治证中所包括的"膈间有水，眩悸者"。

（二）辨识特点

1. 辨脉虚实为示范　列于本篇首条的"寸口脉动而弱，动即为惊，弱则为悸"，为从脉象辨识惊和悸之大纲。诊得寸口脉象如豆粒转动的为动脉，属惊证；若细软无力，重按始见的为弱脉，属悸证。由于卒受惊恐，心无所倚，神无所归，心气乱而不能自持，故脉动摇不宁。若气血亏虚，心脉失于充养，脉气无力鼓动，脉必细软无力。当然，脉动可因惊而得，但并非见到动脉都是惊；悸的原因有多种，不是凡见弱脉都是悸。脉动、脉弱作为诊断惊、悸的典型脉象，临证时还须运用其他诊法，四诊合参。

2. 询因察由不可省　黄竹斋《伤寒杂病论集注》云"《资生篇》曰：'有所触而动曰惊，无所触而动曰悸；惊之证发于外……悸之证在于内'"。明确区分惊悸的不同成因，具有鉴别意义。然而，病者是否突然遭受外界刺激，疾病发作时有无外因影响，惟有详细询问才可得知。又第 12 条之"火邪者"，是指使用熏、熨、烧针等法，强迫发汗后引起疾病的一种致病因素，只有了解病人的治疗史才能获知的信息。所以，通过问诊知晓起病缘由，是诊察惊悸必不可少的环节。

3. 详看兼症自不言　本篇第 12、13 条原文都非常简略，或只言起因或仅述主症。然而参看《伤寒论》与《金匮·痰饮咳嗽病》篇有关原文不难发现，在诊治惊悸时，细察其伴随兼症也是必不可少的。如桂枝去芍药加蜀漆牡蛎龙骨救逆汤所致惊证的阳虚表现及卧起不安等症状，类似小半夏加茯苓汤证属于痰饮致悸的半夏麻黄丸证，或可兼呕吐痰涎、眩晕、心中痞、短气等。

4. 辨悸部位助审因　《金匮》涉及悸证的原文不止本篇，在《血痹虚劳病》《奔豚气病》《痰饮咳嗽病》等篇均有"悸"的内容。张仲景论悸之部位，有心中悸、心下悸、脐下悸之分，前者多属心血亏虚，心神失养所致；后两者多系水饮妄动所为。因此，诊治悸怔时，应详辨"悸"所发生的部位，有助辨证。

（三）治疗思路

1. 虚实不同法当异　如本篇第 1 条所示，惊悸可有外受惊恐与气血内虚之别，既然病因不同，治法自当有别。后世治惊之法，多遵循《素问·至真要大论》所言"惊者平之"。因虚治悸者，则当求其所虚，分别补之。如《血痹虚劳病》篇小建中汤便可治疗脾胃虚弱，阴阳两虚，气血不足之心悸。

2. 通阳涤痰镇摄疗惊　本篇对于火邪误汗，导致心阳虚损，神气浮越，兼痰浊内扰之惊狂者，用桂枝去芍药加蜀漆牡蛎龙骨救逆汤温通心阳，重镇摄敛，兼以涤痰治之。

3. 蠲饮宣阳降逆治悸　至于水饮凌心之悸者，张仲景则用半夏麻黄丸蠲饮宣阳，降逆平悸。正如尤怡所言："此治饮气抑其阳气者之法。"这与小建中汤之补虚不同。

【方药配伍特点与应用研究】

（一）通阳涤痰，重镇安神

桂枝去芍药加蜀漆牡蛎龙骨救逆汤　本方复见于《伤寒论·辨太阳病》篇。结合其原文可知，本方主治火劫发汗太过，损伤心阳，神气浮越，兼痰浊内扰引起的惊狂、卧起不安等病证。方用桂枝汤去芍药之阴柔以复受损之心阳，加牡蛎、龙骨重镇安神，固摄潜敛；蜀漆涤痰逐邪。全方体现"通阳"与"镇摄"的配伍特点。

临证运用本方不必拘泥于火邪致惊，凡属心阳不足，痰浊内扰，心神不宁而见惊狂、卧起不安等症者，均可用之。

现代用此方治疗失眠、心律不齐（如心动过速、频发性早搏、房颤或房扑、房室传导阻滞、病态窦房结综合征）、癔症、神经官能症、更年期综合征、精神分裂症、遗精症等符合上述病机者。现代研究发现，本方具有发汗解热、抗心律失常、抗迷走神经作用，以及健胃制酸、镇静安神、减低兴奋性、抗疟、抗流感病毒等效应。

（二）蠲饮宣阳降逆

半夏麻黄丸　本方主治水饮导致的心下悸。方中麻黄与半夏相配，既能宣发阳气，又可蠲饮降逆。为防麻黄之辛过于发散阳气，故以蜜丸小量，缓缓图之。

临床应用半夏麻黄丸首当明辨悸的部位在心下，即胃脘处；其次既为水饮致悸，必有饮邪内停之征，即或兼咳吐涎沫，或喘或呕，舌淡苔白腻或白滑等症状。临床报告此方可治疗心下悸、心律失常、心肌炎、风湿性心脏病、支气管炎、支气管哮喘、贲门痉挛、幽门水肿、急慢性胃炎等证属心阳不足、水饮上犯者。

【病证研究与展望】

后世研究大多将惊悸概括在心悸病证中，多版《中医内科学》教材中明确指出"心悸包括惊悸和怔忡"，并认为心悸既可为仅发于心的病变，也可以是他脏病变波及于心的多脏腑病变。本病虚证居多，或为本虚标实。病因方面，本篇只举出外界刺激、心血不足、水停心下和火邪几个方面。现今多认为其病因病机本为气血不足，阴阳亏损，标为气滞、血瘀、痰浊、水饮。辨证分型为心虚胆怯、心气不足、心脾两虚、心阴亏虚、心阳不振、水饮凌心、心脉瘀阻等。本篇虽只涉及脉证 3 条，治方 2 首，但为临床辨证和论治奠定了基础。现代对惊悸病的研究亦多阐释，但其主要贡献集中在对张仲景方剂的化裁应用。如有研究者在半夏麻黄丸基础上自拟复窦合剂（党参、炙麻黄、仙灵脾、半夏、川芎等），治疗慢性心律失常，并随症加减，疗效显著。

【疑难梳理】

注家对桂枝去芍药加蜀漆牡蛎龙骨救逆汤中所用蜀漆有何不同看法？

第二节　出血病证

【发病特点与辨治思路】

吐血、衄血、下血，皆为血脉之病，同属血证范围。关于血证，《内经》早有记载，《灵枢·百病始生》云："卒然多食饮则肠满，起居不节，用力过度，则络脉伤，阳络伤则血外溢，血外溢则衄血。阴络伤则血内溢，血内溢则后血。"因其发病机理和病变部位不同，故证有寒热虚实之分，治有温凉、补泻之异。

（一）发病特点

张仲景对出血病证成因的论述不似《内经》详尽，原文中明确指出吐血原因的仅一条，除此以外之吐血、下血、衄血原因，我们只能通过以方测证，或由果析因加以推论。

1. 心火亢盛，迫血妄行致吐衄 通过对本篇第 17 条 "心气不足" 的考校与解释，结合该证主治方泻心汤的功效可以推知，火热迫血妄行是吐血、衄血的成因之一。

2. 湿热熏灼肺胃或灼伤肠络而吐血、便血 第 7 条指出："夫酒客咳者，必致吐血，此因极饮过度所致也。" 酒为本湿标热之品，过饮极易酿生湿热，若酒毒湿热熏灼肺胃，则可致吐血。此外，无论是否饮酒，只要湿热蕴结大肠，伤及肠络，亦可导致大便出血，如第 16 条所论之近血证即属此列。

3. 脏腑虚寒，阳失固摄亦可出血 本篇多处论及脏腑虚寒引起的出血，如第 14 条 "吐血不止，柏叶汤主之"；第 15 条之远血黄土汤证。两条原文虽未明述其成因，但柏叶汤温中止血，黄土汤温脾摄血，由此推之，此吐血、便血，均系脾胃虚寒，血失统摄之故。而第 8 条之 "寸口脉弦而大，弦则为减，大则为芤，减则微寒，芤则为虚，寒虚相击，此名曰革，妇人则半产漏下，男子则亡血"，直接指出脏腑虚寒，阳虚不能固护于外，是导致出血的常见原因。

（二）辨识特点

对出血病证的辨识，张仲景沿袭一贯的重视脉诊、脉症合参的特点，具体包括以下几方面。

1. 从大便与出血的先后推断便血部位 第 15 条云 "下血，先便后血，此远血也"。第 16 条云 "下血，先血后便，此近血也"。两条原文对举，提示对于大便出血者，可通过了解大便与出血的先后关系，初步判断出血的部位。

2. 参脉症审热势，辨吐、衄血预后 脉症合参是推断疾病预后与转归的重要方法，而热性吐、衄血证的热势则与其预后有关。第 2 条云 "师曰：尺脉浮，目睛晕黄，衄未止；晕黄去，目睛慧了，知衄今止。" 通过观察有无肝经郁热上扰之目睛晕黄与相火不潜的尺脉浮，判断衄血预后。第 6 条云 "夫吐血，咳逆上气，其脉数而有热，不得卧者，死"。则凭借是否有脉数、身热、不得卧等脉症，审视其热有无鸱张之势，以预测吐血是否已临危候阶段。

（三）治疗思路

本篇对出血病证的治疗，虽然只有 4 方，但却清晰地展现了张仲景治疗出血病证的思路。

1. 审因施治求其本 本篇对于出血病的治疗，首先注重消除致病之因，这对后世颇有启发意义。例如，柏叶汤、黄土汤所治的吐血、便血证，俱为中气虚寒所致，故两方分别以温中止血、温脾摄血为法；对湿热蕴阻肠道的便血证，则用赤小豆当归散清利湿热为主；而心火亢盛引起的吐、衄血证，又用泻心汤清热泻火以止血。可见，消除引起出血的根本原因，是张仲景治疗出血病证的关键环节。

2. 止血对症顾其标 在治疗出血病证时，除了针对病因施治外，张仲景还对症选用一些止血药，以增强治标的效果。例如，柏叶汤主治中焦虚寒吐血证，方中干姜温中止血，艾叶温经止血，都为治本而设，惟柏叶苦、涩、微寒，虽不能消除病因，但《名医别录》载其 "主吐血"，故能清降上逆之势，并兼收敛止血。同理，黄土汤中除灶心黄土、附子、白术针对脾胃虚寒之病本外，阿胶之止血、黄芩之苦寒防止温燥太过，何尝没有兼顾出血之标的用意。

3. 出血有时需补血 本篇治疗出血的 4 首主方中，只有黄土汤配伍滋补阴血的干地黄、阿胶，这是耐人寻味的。多数出血病证在消除病因后，其血自止，故在柏叶汤、赤小豆当归散、泻心汤中都没有滋养阴血的药物，惟独黄土汤例外，也许这正是值得注意的地方。是否可以这样认为，在消除致病之因时，或针对出血量较大的病证，在不会助邪、恋邪的前提下，酌情使用一两味厚味滋补阴血药，对于止血扶正是有益的。

4. 治出血勿忘化瘀　从赤小豆当归散取当归、泻心汤中用大黄，似乎可以窥见张仲景在治疗出血病证时的一个思路，即止血时不要忽略化瘀。因为离经之血即是瘀血，本篇将出血与瘀血合论可能亦寓此意。

5. 出血谨记禁汗　本篇第4条"衄家不可汗"与第9条"亡血不可发其表"均提到失血者虽有表证也不可使用汗法，可见张仲景对正气的重视。因血汗同源，相互维系，若失血者再汗，是犯虚虚之戒，后患必将接踵而至。

【方药配伍特色与应用研究】

（一）温中止血

1. 柏叶汤　本方仅有4味药，方中侧柏叶苦、涩，微寒，能清降上逆之势，兼收敛止血；干姜辛热，温中止血，辅以艾叶温经止血；马通汁微温，能引血下行，亦善止血。四药合用，共奏引血归经、温中止血之效。本方主治中焦虚寒吐血证，可见吐血反复发作，且每次吐血量不多，持续不断，并伴面色萎黄、血色淡红或暗、形倦神疲、舌淡苔白、脉虚数无力等现象。

现代临床报告此方用于治疗胃出血、消化道溃疡、汗疱疹、慢性子宫内膜炎、崩漏、血小板减少性紫癜等疾病而证属虚寒出血者。现代研究发现，柏叶汤能提高血清 TXB_2 水平、降低 $6\text{-keto-PGF}_{1\alpha}$ 浓度，增强血小板凝集性，缩短凝血酶原时间及活化部分凝血活酶时间，抑制溃疡出血。

2. 黄土汤　本方温补与滋阴共用，使其温而不燥，滋而不滞，实为温阳养血止血之良方。方中灶心黄土与白术、甘草相配，补脾土而涩肠止血；炮附子性温，与白术、甘草共用，温助脾阳；地黄、阿胶滋养阴血，且能止血；尤妙以苦寒之黄芩为反佐，避免附子等药温燥太过。全方共奏温摄止血之功。

临床选用本方的依据为便血色暗，面色萎黄，四肢不温，脉沉细或弱或沉缓，舌淡白，或伴脘腹冷痛或隐痛，喜温喜按。其病机属于中焦虚寒，脾失统摄，血从下渗。

此方不仅主治大便出血，也可治疗符合上述病机的呕血、衄血乃至妇科出血、男科血精等多种出血性疾病，如临床报告用此方治疗顽固性鼻出血、溃疡性结肠炎、上消化道出血、消化性溃疡出血、食管下段静脉曲张破裂出血、痔疮出血、儿童慢性细菌性痢疾、崩漏、血小板减少性紫癜、大肠癌等。还有医家将本方用于久泻、产后呕吐、口腔溃疡、缺血性中风恢复期等。现代研究发现，黄土汤（用赤石脂代替灶心土）对大鼠虚寒型溃疡性结肠炎有良好的治疗作用，其机制可能与抑制巨噬细胞移动抑制因子、Toll 样受体4表达、减少炎症反应、促进结肠黏膜修复有关。另有学者利用脾胃虚寒性出血小鼠模型，观察黄土汤方和黄土汤去黄芩方的作用，发现二者均能缩短凝血时间，明显降低小鼠的溃疡面积，但黄土汤方优于黄土汤去黄芩方。由此得出结论：黄芩在黄土汤中的配伍意义，并非仅为佐制，应同时具有止血作用。

（二）清热利湿，解毒活血

赤小豆当归散　虽然赤小豆当归散方仅两味药，却体现了水（湿）血共治的特点。该方亦用于狐惑病酿脓期的治疗，可知其有清热利湿、行血排脓的作用，故尤怡称之为"排脓血除湿之良剂也"。

临床应用本方的主症有大便下血，色鲜红，或夹脓液，大便不畅，或伴腹痛，苔黄腻，脉濡数。其病机为大肠湿热，迫血下行。

现代用此方治疗痔疮下血、肛周脓肿、口腔溃疡、白塞病、尖锐湿疣、渗液性皮肤病、妇女前阴溃疡、男子阴茎溃烂、尿路感染、眼底出血等证属湿热浸淫血分者。

（三）清热泻火

泻心汤　本方黄连泻心火，黄芩泻上焦火，大黄兼具泻火消瘀之功。全方虽无凉血止血之药，却能发挥止血之用，因本证系心火亢盛，迫血妄行，而本方"直泻三焦之热，热去而吐衄自止矣"（《医宗金鉴》）。

此方应用广泛，凡因火热充斥，迫血妄行的吐血、衄血、便血、尿血等多种出血证，均可应用本方。诸如痞证、血证、疔疮走黄、丹毒疔肿、急性结膜炎、急性胃炎、黄疸、败血症、月经不调、代谢综合征、细菌性痢疾、口腔炎、痤疮、结节性红斑、带状疱疹、银屑病、癫痫、糖尿病肾病、胃癌术后等属火热炽盛者，以及失眠、精神分裂症等属心气不定的精神疾患亦可选用。现代研究发现，本方具有镇静、保护胃黏膜、抗消化性溃疡及抗惊痫等作用。

【病证研究与展望】

《金匮》有关吐血病证的辨证论治对后世启发很大，篇中列举虚寒、热盛两类吐血，创立温中止血的柏叶汤和清热泻火的泻心汤，并注重药物的煎服方法，成为后世辨治吐血病证的规矩准绳。例如，《景岳全书·血证》认为："凡治血证，须知其要，而血动之由，惟火惟气耳。故察火者但察其有火无火，察气者但察其气虚气实。知此四者而得其所以，则治血之法无余义矣。"将血证的治疗归纳为治火、治气、治血三个原则。《先醒斋医学广笔记·吐血》提出吐血三要法中的"宜降气不宜降火"。这些均是在张仲景有关吐血病治疗上的发挥。

本篇所论出血病证包括吐血、衄血、大便下血，涉及西医学多个系统的病变。例如，便血中的近血后世称为"肠风下血""脏毒"，近人认为与痔疾、肛裂相关；而远血则多与上消化道出血关系较密切。现代医家对《金匮》出血病证的研究，大多是对本篇方剂的应用，如后世医家根据异病同治的原则，将主治便血的黄土汤拓展用于鼻出血、妇科胎漏及非出血性疾病等，从临床实践的角度促进了本篇理法方药的不断发展。

【疑难梳理】

1. 本篇第 3 条"从春至夏衄者太阳，从秋至冬衄者阳明"，是辨病位还是推测病性？
2. 怎样理解本篇第 2 条"目睛晕黄"在衄血病预后判断中的意义？
3. 主治虚寒吐血的柏叶汤中为何寒温药并用？
4. 本篇的吐血是否都属于胃出血？
5. 本篇第 4 条的"衄家不可汗，汗出必额上陷"，从临床角度应如何理解？

第三节　瘀血病证

瘀血病证是血行不畅，阻滞于经络脏腑之间，或血不循经，溢于脉外，蓄积于体内所引起的病证。张仲景根据瘀血形成的原因、瘀阻部位、瘀滞程度及病程久暂之不同，处以不同的治法，实开瘀血病辨证论治之先河，为后世瘀血学说的发展奠定了坚实基础。

【发病特点与辨治思路】

（一）发病特点

1. 半产可留瘀　本篇第 10、11 条详论瘀血的脉症，并明确提出"瘀血"病名，《金匮》其他篇章亦多处提到干血。篇中虽没有对瘀血病证的发生进行阐述，但在其他篇章中有明确的记载，如《妇人杂病》篇第 9 条云"曾经半产，瘀血在少腹不去"。清晰地揭示了流产是导致瘀血的原因之一。

2. 因虚可致瘀　《血痹虚劳病》篇第 18 条指出："五劳虚极羸瘦……食伤、忧伤、饮伤、房室伤，饥伤、劳伤、经络营卫气伤，内有干血"。从此条可见，劳伤脏腑经络、营卫气血虚损，亦可致瘀。

（二）辨识特点

望诊辨瘀有特征　第 10 条指出："病人胸满，唇痿舌青，口燥，但欲漱水不欲咽，无寒热，脉微大来迟，腹不满，其人言我满，为有瘀血。"其中"唇痿舌青"和"口燥，但欲漱水不欲咽"，被认为是辨别瘀血的两大指征，特别是舌质紫暗或舌边尖有青紫色瘀斑，有明确的诊断价值。此外，在其他篇章中也有瘀血症状的论述，如《血痹虚劳病》篇第 18 条云"肌肤甲错，两目黯黑"；《黄疸病》篇第 7 条云"目青面黑，大便正黑，皮肤爪之不仁"，都是瘀血见症，应前后互参，融会贯通。在诸多瘀血证候中，"唇痿舌青"作为望诊所得的特异性指征，客观性强，故为诊断瘀血病证的重要依据。

（三）治疗思路

本篇第 11 条提出治疗瘀血"当下之"的法则，此与《素问·阴阳应象大论》"血实者决之"一脉相承。"当下之"，是攻下瘀血之意。本篇并未给出具体的治法及方剂，临证时当根据瘀血病情的寒热、轻重、缓急及部位不同，采用化瘀或逐瘀等不同方法治疗。《金匮》其他篇中的活血化瘀方，如下瘀血汤、大黄䗪虫丸、抵当汤等均可随证选用。

【病证研究与展望】

瘀血之名，始于张仲景，有关瘀血的多种治法，也首推《金匮》。《伤寒》《金匮》二书载治瘀方近 30 首，如下瘀血汤、鳖甲煎丸、温经汤、当归芍药散、桂枝茯苓丸、抵当汤等，初步构建了瘀血证理法方药辨证论治体系雏形，为瘀血学说的形成奠定了良好的基础。隋唐时期，巢元方的《诸病源候论》、孙思邈的《千金要方》、王焘的《外台秘要》等著作，均将瘀血作为一个独立证候并在有关疾病的病机中阐述，使活血化瘀治则在理论和方药等方面得到进一步发展。宋代的方书广泛介绍活血化瘀方剂，如《局方》的失笑散、《圣济总录》的虎杖散等。金元时期，李东垣和朱丹溪等名家从不同角度丰富和发展了瘀血理论，并自成体系。明代李时珍《本草纲目》立有瘀血药专篇，共收集活血化瘀药 150 种；《普济方》提出久病致瘀的观点，强调久病者应当调血的治疗原则；《景岳全书》对血瘀证也有独到的见解，提出了先行气后活血、先补血再化瘀的治疗思路。清代诸多著名医家为血瘀理论的完善做出贡献，叶天士于《临证指南医案》对瘀血重症及有干血内结者主张用蟅螂、土鳖虫、水蛭等虫类药物，承袭张仲景的用药经验，并提出"久病入络"的理论，倡导祛瘀通络之法，将瘀与络有机结合。唐宗海《血证论》详述各种出血证的证治及气、血、瘀三者的相互关系，强调祛瘀生新，主张"凡吐衄，不论清、凝、鲜、黑总以祛瘀为先"。王清任的《医林改错》注重辨瘀血的脏腑经络、气血虚实、病位病因，首次将瘀血理论系统化、条理化，并创制补阳还五汤、血府逐瘀汤、少腹逐瘀汤等治瘀方剂。

瘀血证的诊断，舌质变化是最基本的依据。不论瘀阻部位、瘀结时间及程度如何，必定会从舌质上反映出来。现今公认的瘀血证典型表现为：疼痛如针刺，痛有定处，拒按，常在夜间加剧。肿块在体表者，色呈青紫；在腹内者，紧硬按之不移；或出血反复不止，色紫暗，中夹血块，或大便色黑如柏油；面色黧黑，肌肤甲错，口唇爪甲紫暗；或皮下紫斑，或肤表丝状如缕，或腹部青筋外露，或下肢筋青胀痛等；在妇女则常见经闭；舌质紫暗，或见瘀斑瘀点，脉象细涩。

近年来，对《金匮》瘀血证的研究不断深入，以此为基点不断发挥，日臻完善。目前研究发现，血瘀证多伴有全血黏度、血浆黏度、红细胞压积升高，血小板聚集性增强，电泳时间延长，体外血栓形成的干湿量及长度增加，纤维蛋白原增高等病理变化。另有部分研究认为，瘀血证除与上述病理异常有关外，与血管内皮细胞的损伤、动脉粥样硬化、局部缺血缺氧、血栓形成、微循环障碍、炎症病理过程、免疫功能障碍、结缔组织代谢异常、细胞增殖性病变、内脏病理肿大、内脏及肢体血流量分布异常等病理变化过程有关。

第十七章　呕吐哕下利病

呕吐、哕、下利病均涉及胃肠，发病或因脾胃虚弱，升降失序；或因邪气停留，传导失职，其治均以恢复脾胃纳化功能为关键。三种病证可单独出现，也可合并发生。《呕吐哕下利病》篇分别论述呕吐、哕、下利病的发病特点和辨证论治规律，在以胃肠为核心的同时，强调审证求因，对临床有重要指导意义。

第一节　呕吐病

【发病特点与辨治思路】

呕吐由胃气上逆所致，虚实寒热均可导致。本篇综合呕吐的各种发病原因和临床常见证型，并根据其发病急缓、病情轻重，详加论述。下面对篇中呕吐病的发病特点、辨治思路等加以分析。

（一）发病特点

1. 胃气上逆为基本病机　本篇论呕吐条文共 19 条，或因胃寒、胃热，或因饮邪停留，或因他脏有病影响于胃。概而言之，呕吐的发生总不离胃，而胃气上逆为基本病机。就寒热虚实而言，主要涉及虚寒、实热两个方面。

（1）胃气虚寒致呕吐　第 3 条云"胃中虚冷""不能消谷"，可致"朝食暮吐，暮食朝吐，宿谷不化"，所谓"胃气无余"，"朝食暮吐，变为胃反"。又云"寒在于上，医反下之，令脉反弦，故名曰虚"。《医宗金鉴·金匮要略注》云"朝食暮吐者，寒也"，突出此种呕吐的虚寒性质。第 8 条和第 20 条所述或因胃阳不足，寒饮内停，胸阳被郁，或因中阳不足，寒饮不化，胃寒气逆，亦均属中阳不足的胃寒呕吐。

（2）胃有实热致呕吐　第 17 条"食已即吐"，属胃肠实热之呕吐，体现热性急迫的特点，因肠间实热壅滞，腑气不通，浊气不降，上干于胃，胃热上冲而致。第 11 条是热犯于肠，兼及于胃而呕利并见。

（3）寒热错杂亦可致呕吐　第 10 条"呕而肠鸣，心下痞者"，是寒热互结中焦，脾胃升降失常，脾失升清，胃失和降，故致呕吐肠鸣、心下痞诸症。

（4）他脏有病及胃致呕吐　呕吐不离于胃，又不仅仅在胃，发病还与肝、脾、肠、少阳相关。如 9 条"干呕，吐涎沫，头痛者，茱萸汤主之"。此呕吐为胃阳不足，肝经寒气犯胃，寒饮上逆所致。第 11 条邪热内犯胃肠，第 17 条胃肠实热积滞，均属肠中有热，上犯于胃之呕吐。

第 5 条"趺阳脉浮而涩，浮则为虚，涩则伤脾，脾伤则不磨，朝食暮吐，暮食朝吐，宿谷不化，名曰胃反。脉紧而涩，其病难治"。文中"涩则伤脾"，"脾伤则不磨"，强调脾气不足或脾阴被伤，皆可影响胃的受纳腐熟，使胃失和降，上逆而呕吐。脾与胃相表里，故胃失和降与脾的功能失调密切相关。少阳邪热犯胃也是呕吐的常见类型，如第12条"呕而发热者"，用小柴胡汤和解少阳枢机，是热郁少阳，邪热迫胃，胃气上逆之呕吐。

2. 痰饮为致呕诸因之要 在论呕吐的条文中，张仲景论痰饮最多。本篇第2、9、12、13、18、19、20条，从多个角度对痰饮呕吐详加辨析，提出先呕却渴、先渴却呕、呕后不渴3种痰饮呕吐的情况，指出"为水停心下"，"此属饮家"，"心下有支饮"。在证治方药上，第12条"诸呕吐，谷不得下者，小半夏汤主之"，以小半夏汤治"诸呕吐"，一是本方为止呕良方，二是就杂病而言，胃寒停饮者最为多见。第18条"吐而渴欲饮水者"之反复呕吐，也是痰饮呕吐的特点。第13条痰饮"呕吐而病在膈上"，初愈"思水者"，仍从饮邪治疗，以防止饮邪再停致病复发，都充分体现了张仲景论呕吐发病重视痰饮的特点。

3. 病有轻重缓急 第5条之"胃反"，为虚寒呕吐重症，若再见"脉紧而涩"，是病势进展，病更深重，故云"其病难治"。

第18条"胃反，吐而渴欲饮水者"，此"胃反"指反复呕吐之症，病势较缓，其呕吐与口渴交替出现，病情不重，但需抓住脾虚饮停的问题关键。

胃热呕吐，病势多急迫，第17条"食已即吐"及第11条"干呕而利"即体现这一特点。

第14条呕吐病证见脉弱，小便自利清长，四肢厥冷，身有微热，是阳微阴盛，格阳于外的危急重证，故云"难治"，急需四逆汤回阳救逆。

（二）辨识特点

1. 据呕吐特点求病因 张仲景根据呕吐的特点和伴随症状辨别寒热属性及邪气性质，以审因论治，治病求本。

第17条"食已即吐"，呕吐急迫，是肠中实热浊气犯胃而致，宜从下治之。第11条干呕与热利并见，是热迫于肠，上及于胃。虚寒胃反"朝食暮吐，暮食朝吐，宿谷不化"，则反映脾胃虚寒，中焦无火，不能腐熟运化水谷的病机特点。

第20条"干呕，吐逆，吐涎沫，半夏干姜散主之"；第8条"呕而胸满"；第9条"干呕，吐涎沫，头痛者"，均突出吐涎沫这一胃寒与寒饮主症。当然，这类呕吐还可伴其他虚寒征象。除了突出呕吐清水涎沫的特点外，张仲景论痰饮呕吐时，还每每关注呕与渴的关系，或呕后不渴，或先渴却呕，或吐而渴欲饮水的呕渴交替，如第2、18、19条，均从呕渴出现的先后及呕后是否欲饮来审证求因、推测预后、辨证选方，临床有一定参考价值。

2. 辨病别脏腑 通过呕吐的表现及兼症特点，辨别呕吐相关脏腑，若呕吐是他脏有病影响胃，需他脏与本脏同治。

第9条"干呕，吐涎沫，头痛"者，其呕吐伴有颠顶冷痛，是胃与肝同病，由肝寒犯胃，寒饮上逆而致。

第11条呕吐与下利并见，第17条呕吐与便结同见，皆是胃肠同病，一是热迫于肠，上犯于胃；一是热壅肠腑，上干于胃，二者治疗有异。

第15条"呕而发热者"，为呕吐伴口苦、胸胁苦满、往来寒热等症，是热郁少阳，邪热迫胃，胃气上逆所致。

3. 辨胃反病与胃反症 本篇言"胃反"者，一指胃反病，一指胃反症。第3、4、5、16

条论胃反病，其呕吐的特点是"朝食暮吐，暮食朝吐，宿谷不化"。此种呕吐因于脾胃虚寒，不能腐熟运化水谷，反出于胃，病情较重。若脉转为紧涩，紧主寒，为阳虚，涩主津亏阴伤，其病伴形体消瘦，乏力，大便燥结，粪如羊矢，舌淡红，脉细弱，是病情进展，病势深重，故云"其病难治"。第18条所言"胃反"，属胃反症，是反复呕吐之意，以"吐而渴欲饮水"、呕吐清水痰涎、呕渴交替为特征，是中阳不足，胃中停饮，饮阻气逆所致，病势多缓，预后较好。

4. 辨呕吐可下与禁下之证 第6条云"病人欲吐者，不可下之"。病人欲吐，是病邪在胃，病位偏上，当从胃治，不可逆其病势，禁用下法；若无腑气不通、浊气上冲症状者，亦不可用攻下之法，故有欲吐禁下之忌。当然，若呕吐是肠间实热邪气停滞所致，又不可拘泥此说，如第17条"食已即吐"，因肠中实热积滞，腑气不通，浊气犯胃而致，又以下法治之。可见张仲景治呕，关键在审证求因、审因论治，不可执一而论。

（三）治疗思路

1. 和胃降逆为主 呕吐是胃气上逆所致，不论虚实寒热，均以和降胃气为基本治则，包括直接用和胃降逆药物，如半夏、生姜等，达到降逆和胃的效果；或辨证用药，消除病因，使邪气上逆之势下降，达到胃气和降之效，如大黄甘草汤用大黄通腑以降胃气等。

第12条"诸呕吐，谷不得下者，小半夏汤主之"，是以半夏、生姜降逆和胃治"诸呕吐"。此为止呕祖方，临证通过加味可用于寒热虚实等不同类型呕吐。

当然，还须辨虚实寒热随证施治，如第8条"呕而胸满者，茱萸汤主之"。其证属胃阳不足，寒饮上逆，治以吴茱萸汤温胃散寒，降逆和胃。

第16条"胃反呕吐者，大半夏汤主之"，属胃反病寒燥之证，表现胃寒脾弱，肠道燥结，此时温阳则碍阴，滋阴则伤阳，故以大半夏汤补虚润燥，和胃降逆。

第11条"干呕而利者，黄芩加生姜半夏汤主之"，是邪热内犯胃肠，干呕与下利并见之证，治用黄芩加生姜半夏汤清热燥湿止利为主，又与和胃降逆止呕并用。

第17条"食已即吐者，大黄甘草汤主之"，是针对胃肠实热积滞的呕吐，治以大黄甘草汤泻热去实，使胃气上逆之势得降，达到止呕的效果。

第19条"吐后，渴欲饮水而贪饮者，文蛤汤主之"，是吐而伤阴，热郁于内，吐后饮热互结于中者。文蛤汤能清热生津散水止呕。

第10条"呕而肠鸣，心下痞者，半夏泻心汤主之"，是寒热错杂之证。寒指脾气虚寒，热指胃肠湿热。本证在上胃气不降，在下脾失升清。半夏泻心汤辛开苦降，寒热并用，以消痞开结，降逆和胃。

呕吐治疗，尚须结合致呕脏腑论治。第15条"呕而发热者，小柴胡汤主之"，是热郁少阳，邪热犯胃致呕，当和解少阳与和胃降逆同用，小柴胡汤在和解少阳、清泄少阳邪热的同时，兼用生姜、半夏和胃止呕。

第9条"干呕，吐涎沫，头痛者，茱萸汤主之"，是肝胃同病，胃虚停饮，肝寒上逆的呕吐，故以吴茱萸汤温肝暖胃，散寒降逆以止呕，此为肝胃同治法。

2. 重视化饮止呕 本篇治疗呕吐大多用生姜、半夏，在13首治呕方中，有9首应用生姜或干姜与半夏的药物组合，体现张仲景尤为重视饮邪致呕。第12条"诸呕吐，谷不得下者，小半夏汤主之"，对于胃中停饮，寒饮上逆之呕吐，用小半夏汤散寒化饮，和胃降逆以止呕；小半夏汤是化饮和胃的代表方，也被后世誉为止呕祖方。第18条"胃反，吐而渴欲饮水者，茯苓泽泻汤主之"。《金匮要略浅注》云"今有夹水饮而病胃反，若吐已而渴，则水饮从吐而俱出矣；若吐未已而渴欲饮水者，是旧水不因其得吐而尽，而新水反因其渴饮而增，愈吐愈渴，愈饮愈吐，非从脾而求转输之法，其吐与渴，将何以宁"。第13条"呕吐而病在膈上，后思水者，解，急与之。思水者，猪苓散主之"。痰饮呕吐初愈，用猪苓散健脾利水，《金匮要略心典》谓"呕吐之余，中气未复，不能胜水，设过与之，则旧饮方去，新饮复生，故宜猪苓散以崇土而逐水也"。此亦从饮论治。一般呕吐、反复呕吐、呕吐初愈等，均从饮治，体现了张仲景重视化饮和胃的治呕思想。

3. 不可见呕止呕 需要注意的是，呕吐既是一种病证，又可以是驱邪外出的途径。本篇第1条指出"呕家有痈脓，不可治呕，脓尽自愈"，言胃内有痈脓毒邪所致的呕吐，是正气祛邪的表现，此时不可止呕，须解毒排脓，治痈脓之本，待热清毒除，痈脓消尽，胃气自降，呕吐便止。对病人欲吐，病位偏上者，当因势利导，或治以涌吐之法，助正气驱邪，使邪去胃气和；治疗务治病求本，要审因论治，而不可见呕止呕，以防闭门留寇。

4. 服法用量不可忽视 呕吐病人，临床用药要注意药物煎法、服法用量等，如生姜半夏汤方后注"煮取一升半，小冷，分四服，日三夜一服"；大黄甘草汤采用"煮取一升，分温再服"；半夏干姜散"煎取七合，顿服之"；茱萸汤"温服七合，日三服"。由此可见，张仲景对呕吐病证常采用少量频服及冷服的方法，以使药力持续，在充分发挥药物作用的同时，注意减少药物对胃的刺激，防止拒药不纳，以达到最佳用药效果。

【方药配伍特色与应用研究】

本篇治疗呕吐病的方剂有13首，根据各方功效的侧重点不同，可分为化饮和胃，温胃降逆，清热和胃，辛开苦降，和胃补虚润燥，并有回阳救逆及宣肺清热、散水止呕之法。兹就各方药配伍特色与临床应用、现代研究加以论述。

（一）化饮和胃

此为张仲景治呕吐病证最常用的治法，通过选用适当方药，在温化水饮的同时，达到胃气得降、呕吐自止的治疗目的。常用化饮和胃的配伍结构是半夏配生姜。代表方剂如小半夏汤、半夏生姜汤及《痰饮咳嗽病》篇小半夏加茯苓汤。干姜半夏散、茯苓泽泻汤、猪苓散等也属于此类方剂。

1. 小半夏汤 本方主治水饮所致呕吐，《痰饮咳嗽病》篇第28条也载有本方。本篇第12条云"诸呕吐，谷不得下者，小半夏汤主之"。《金匮玉函经二注》云"呕吐不得下者，有寒有热不可概论也……此则非寒非热，由中焦停饮气结而逆，故用小半夏汤"。这种呕吐以呕吐清水痰涎为特征，多伴有不能纳谷、口不渴、心下痞之症，是胃中停饮，饮气上逆的呕吐。就杂病而言，呕吐有寒、热、虚、实之分，以胃寒停饮最为多见，故以小半夏汤主之。方中半夏开结化饮降逆和胃气，生姜散寒和胃止呕吐，共奏温化水饮、降逆止呕之功。

小半夏汤为止呕祖方、专方，本方半夏和生姜配伍的基本用药结构，被广泛应用于治疗呕吐的方剂中，生姜半夏汤、黄芩加半夏生姜汤、小柴胡汤和《痰饮咳嗽病》篇小半夏加茯苓汤均以半夏、生姜为止呕核心药物，是本方灵活运用的具体体现。小半夏汤具有较强的和胃止呕作用，临床通过适当配伍，可用于多种疾病过程中出现的呕吐，如梅尼埃病、肿瘤化疗后、反流性食管炎、胃手术后功能性排空障碍、慢性肾功能衰竭等导致的呕吐，其中以辨证属水饮呕吐者最为适宜，其他原因导致的呕吐应配伍相应的药物。

临床医家应用本方的思路，一是取小半夏汤治疗饮邪内停，胃气上逆之呕吐；二是以半夏、生姜配伍温凉补泻不同药物，用于寒热虚实不同原因导致的呕吐。

实验研究表明，小半夏汤对小鼠胃和小肠推进运动有影响，能够改善胃排空和小肠的推进作用，并对豚鼠离体肠管自主收缩平均张力、振幅和频率有影响，提示小半夏汤止呕作用的基本机理。

2. 生姜半夏汤　这是运用生姜、半夏治疗呕吐的又一首方剂。本方重用生姜且取汁，在于辛散寒饮郁结，以舒展胸中阳气，畅达气机，用于寒饮搏结胸胃，心胸中阳气受阻，肺胃气机升降不利之似呕不呕，似喘不喘，似哕不哕，彻心中愦愦然无奈者。生姜半夏汤治疗的呕吐常由慢性消化道疾病所引起，如慢性胃炎、胰腺炎、胆囊炎等，可随证加味运用。

3. 半夏干姜散　本方由半夏和干姜两味药组成。干姜配半夏，以温中散寒化饮，和胃降逆止呕，并用浆水煮散甘酸调中安中，治疗中阳不足，寒饮内停的呕吐证，如第20条云"干呕，吐逆，吐涎沫，干姜半夏散主之"。临床应用本方除见呕吐涎沫外，还当有胃脘冷痛，喜温畏寒，干呕，口淡不渴，舌淡，苔滑，脉缓滑等。本方常用于急慢性胃炎所致呕吐，也可用于高血压病所引起的呕吐。关键在于审查病机，随证治之。

4. 茯苓泽泻汤　本方主治胃中停饮，呕渴并见的呕吐病证，如第18条"胃反，吐而渴欲饮水者，茯苓泽泻汤主之"。反复呕吐，呕渴交替，在于中阳不运，饮停气逆，其辨证要点为反复呕吐，吐出清水痰涎或夹杂食物，还可见胃脘痞满、头眩、心悸、口淡无味，舌质淡红，苔薄而润，脉缓而滑等。本方由苓桂术甘汤加泽泻、生姜组成，加泽泻则长于健脾利水、通阳化饮，加生姜长于温胃散饮，和胃止呕。诸药合用，使脾气健，饮邪去，胃气和，则呕渴自愈。

临床可用本方治疗慢性胃肠炎所致呕吐，也可用于胃神经官能症和其他消化道疾病引起的呕渴。本方加味还可治疗慢性胃窦炎幽门水肿、慢性原发性高血压、动脉粥样硬化及糖尿病性胃轻瘫、慢性肾炎、高脂蛋白血症等。临床研究发现，茯苓泽泻汤加味治疗高脂血症疗效显著；治疗糖尿病性胃轻瘫优于西沙必利，临床治愈率有显著差异。

5. 猪苓散　第13条云"呕吐而病在膈上，后思水者，解，急与之。思水者，猪苓散主之"。呕后饮去病解思水，"当少少与饮之，令胃气和则愈"，因此时胃阳初复，当防新饮复生。猪苓散用猪苓、茯苓、白术健脾利水，促使中阳恢复健运，气化水行，新饮不生，以避免呕吐复发。三味为散亦取"散者散也"之意。

本方可治疗急慢性胃炎所引起的口干欲饮及神经性疾患等所致呕吐，还可用于脾虚泄泻、小儿单纯性消化不良、肝硬化腹水等属脾虚饮停者，并常与他方合用。

（二）温胃降逆

吴茱萸汤　本方为代表方，由吴茱萸、人参、生姜、大枣4味药组成，能温肝暖胃、降逆止呕，用于胃虚寒凝的呕吐、胸满病证，以及肝寒犯胃，寒饮上逆的干呕、吐涎沫、头痛病证。

临床常辨证用于神经性呕吐、神经性头痛和胃肠功能障碍性疾病等表现呕吐头痛者。

实验研究表明，本方最佳组合为方中四药同用；其温脾止泻可能与抑制胃肠运动，解除肠痉挛，促进肠吸收有关；对大鼠应激性胃黏膜出血和溃疡有明显的减轻作用，且能使溃疡大鼠胃液分泌减少，降低胃液浓度。

（三）清热和胃

这类方剂有 3 首，分别为黄芩加半夏生姜汤、小柴胡汤、大黄甘草汤，方中除有生姜或配半夏和胃降逆外，还用黄芩清热或大黄泄热。

1. 黄芩加半夏生姜汤　本方是黄芩汤加半夏生姜组成，主治湿热蕴结，邪热下迫所致的干呕下利病证，常见于急性胃肠炎。本方也可用于胃及十二指肠溃疡、细菌性痢疾、阿米巴痢疾、胆囊炎及神经性呕吐等病证。实验研究表明，该方具有抗菌、抗炎、解热、镇静、镇吐、缓解平滑肌痉挛等作用。

2. 小柴胡汤　本方主治少阳郁热犯胃"呕而发热"者，其发热为往来寒热，并伴口苦咽干、胸胁苦满、心烦喜呕等。欲止其呕，必解其少阳邪热，故予小柴胡汤和解少阳，和胃降逆。方中柴胡、黄芩直达少阳，和解清热；人参、甘草、大枣安中补虚；生姜、半夏二味止呕之圣药，和胃降逆。诸药使邪热得除，枢机得利，胃气得和，则呕吐自止。

本方可常常用于消化系统炎症性病证，如病毒性肝炎、胆囊炎、急性胃炎、药物性肝炎、胆汁反流性胃炎等；泌尿系统疾病，如急慢性肾炎、肾盂肾炎、尿路感染等；精神神经系统疾病，如神经症、癫痫、抑郁或躁狂等；另外，病毒性心肌炎、梅尼埃病、多种发热病证，属热郁少阳者，亦可用本方治疗。

国内外有关小柴胡汤的临床研究与实验研究发现，本方能减轻急性肝细胞的损害，抑制肝硬变的进展，促进肝细胞损害的再生，防止向慢性肝损害转变。本方有明显的利胆作用，能促进胆汁分泌及排泄，提高胆汁中胆酸及胆红素的含量，发挥利胆作用。还可调节机体的免疫功能，有一定降压、镇静、镇痛、抗动脉粥样硬化与抗肿瘤作用。

3. 大黄甘草汤　本方用于胃肠实热呕吐，病由肠间实热积滞，腑气不通，浊邪上逆犯胃所致。呕吐之因在下，故用之通腑泄热。这种呕吐常由急性胃炎引起，本方也可用于腹部手术后呃逆、急性胆囊炎、胆道蛔虫症、急性胰腺炎、急性肝炎、肠梗阻、食管癌、脑血管疾病、糖尿病、慢性肾功能不全等多种疾病出现本方证者。

实验研究发现，大黄甘草汤可通过促进肠道动力，减少炎症细胞因子及自由基释放等机制，维护肠黏膜屏障，对大鼠急性重症胰腺炎并发肝损伤及肺损伤有保护作用。

（四）辛开苦降

半夏泻心汤　本方是寒热互结于中焦，气机升降失调所致呕吐病证的常用方剂。全方寒温并用，辛开苦降，对后世医家影响较大。叶天士、吴瑭、薛生白、王孟英等温病学家，都曾宗本方而化裁苦辛宣泄、苦降辛开、苦降辛通等法为治。临床以呕吐、心下痞满、肠鸣下利、大便不实、苔白黄腻、舌质淡红，脉濡或弦等为本方主症，其总体疗效，以全方的药物组合最佳。

本方常用于急性胃炎、消化性溃疡、胃肠功能失调等病所引起的呕吐，如幽门螺杆菌（Hp）相关性胃炎、幽门梗阻、胃肠神经症、慢性胆囊炎等；还可用于反流性食管炎、慢性肝炎、早期肝硬化、口腔黏膜溃疡病、神经性呕吐等多种病证。

临床研究表明，用本方加味治疗反流性食管炎，在改善临床症状方面有显著疗效，且副作用小。治疗 Hp 相关性胃炎，能改善症状，减轻胃黏膜炎变，对 Hp 感染有较好的清除作用。治疗食管癌化疗引起的毒副反应，患者生存质量明显优于单纯化疗者，有改善机体免疫功能和减毒作用。

实验研究提示，本方有抗炎、抑制 Hp、抗黏膜损伤、促进胃黏膜再生修复、促进胃动力、提高胃蛋白酶活性等作用。半夏泻心汤及其拆方研究发现，各组中药对胃电节律失常大鼠均能降低模型大鼠胃电慢波变异系数；对慢性胃溃疡模型，甘补组药物在促进溃疡愈合、降低愈合后溃疡复发方面发挥着主要作用，而全方组则表现出最佳效果。对 Hp 相关性胃炎，拆方研究各组中，甘补组能明显提高胃液游离酸、总酸度及胃蛋白酶活性，提示本组药物对于保护胃黏膜、促进腺体细胞再生及其功能恢复，改善胃的分泌具有良好作用；苦降组能减小胃底肌条的收缩幅度，甘补组、辛开苦降组、全方能明显减小胃底肌条的收缩幅度。其止泻作用与抑制消化道前列腺素 E3 产生，增加肠道液体吸收有关。

（五）和胃补虚润燥

大半夏汤 本方主治虚寒胃反病呕吐，以朝食暮吐、暮食朝吐、心下痞硬、乏力、少气、形体消瘦、大便燥结如羊屎等为特点。原方重用半夏和胃降逆，人参补虚建中，白蜜补虚润燥。后世医家常与小柴胡汤，或二陈汤，或吴茱萸汤，或旋覆代赭汤等方合用，治疗急慢性胃炎、胃及十二指肠溃疡、神经性呕吐、顽固性贲门失弛缓症、胆囊术后食管反流症，也用于贲门痉挛、胃癌、食管癌、肿瘤化疗后胃肠道反应等，属于中焦虚寒、胃气上逆者。

临床及实验研究通过对胃起搏区电生理活动的观察，发现大半夏汤对顺铂所致家鸽呕吐的止呕作用，与其纠正胃肌电慢波频率及节律有关。

（六）回阳救逆

四逆汤 本方为代表方，主治呕吐伴小便清长、四肢厥冷、身有微热之症，属阳气衰微，阴盛格阳，阴寒上逆，并有虚阳外脱之势者。本证虽见呕吐，但病机关键在阳气衰微，故不用降逆止呕，而在回阳救逆。方中附子生用，配以干姜，温阳散寒，回阳救逆；炙甘草和中补虚。后世常用本方救治阳微阴盛，格阳于外的危急之证。

临床上四逆汤用于急慢性胃肠炎吐泻过多，或急性病大汗出而见阳气虚衰证候者。也常用于循环系统疾病，如风湿性心脏病、心力衰竭、休克、心肌梗死伴发心源性休克、完全性右束支传导阻滞、病态窦房结综合征；呼吸系统疾病，如肺气肿、支气管哮喘，以及其他疾病。辨证属阳气大虚，阴寒极盛者也可用之。

临床研究及实验研究提示，四逆汤加味有改善左心功能、调节血脂代谢、保护心肌、抗休克等作用。对缺血性脑卒中长期给药，有预防脑梗死复发的作用。

（七）宣肺清热，散水止呕

文蛤汤 本方为宣肺清热、散水止呕的代表方，用于"吐后，渴欲饮水而贪饮者"，具有生津止渴而兼透热达邪之效，使饮邪得散，故方后云"汗出即愈"。段富津《金匮要略方义》认为："文蛤汤之用药，有类麻杏甘石汤与越婢汤，盖皆为表里同病而设。"

关于文蛤，历来有两种看法，一种认为是东海之蛤而有纹者，即花蛤；另一种认为是五倍子。此处当以花蛤为是。

【病证研究与展望】

"呕吐"病名最早由张仲景提出，并设本篇专门论述，篇中根据呕吐的表现，有"呕""吐""干呕""胃反"之名，以区别不同主症特点，指导辨证论治。呕吐证候不一，病因多端，病机复杂，本篇从独特视觉论述呕吐病证的虚实、寒热、轻重、缓急及辨证治疗，是后世辨治呕吐的重要基础。呕吐的概念古今有所不同，近年有学者把《金匮》"呕吐病"分为一般“呕吐”和“胃反”病，分别加以论述，值得参考。

后世沿用《金匮》“呕吐”的病名，并加以继承和阐发。《医学心悟·呕吐哕呃逆》指出：“呕者，声与物俱出。吐者，有物无声。哕者，有声无物，世俗谓之干呕。东垣以此三者，皆因脾胃虚弱，或寒气所客，或饮食所伤，以致气逆而食不得下也。”关于呕吐的寒热性质，《景岳全书》认为：“胃寒者十有八九，内热者十止一二。”呕吐除与脾胃关系密切外，还可涉及他脏，如《沈氏尊生书·呕吐源流》谓：“呕苦水则由邪在胆，胆上乘胃，故逆而吐胆汁，以致所呕为苦水也。”由于呕吐是西医学多种疾病中常见症状之一，故本篇有关呕吐的辨治思路与方药被广泛应用于西医学的多个病种之中，如急慢性胃炎、胃肠炎、胃及十二指肠溃疡、胃肠功能失调、反流性食管炎、慢性胆囊炎、胰腺炎、慢性肝炎、早期肝硬化、口腔黏膜溃疡病、神经性呕吐、肿瘤化疗后等。

《金匮》将“朝食暮吐、暮食朝吐、宿谷不化”为特点之呕吐名曰“胃反”，后世称为“反胃”“翻胃”。《奇效良方·翻胃门》认为：“夫反胃者，本乎胃……多因胃气先逆，饮酒过伤，或积风寒，或因忧思悒怏，或因蓄怒抑郁，宿滞痼癖，积聚冷痰，动扰脾胃，胃弱不能消磨谷食，遂成此证。”从临床看，胃反可见于反复发作的神经性呕吐、贲门痉挛、贲门失弛缓症、幽门梗阻（水肿、狭窄、痉挛）、胃癌、胃扭转、肿瘤放化疗后胃肠道反应等。有学者认为，胃反可为噎膈之前期表现，宜配合必要检查，可供参考。

【疑难梳理】

1. 如何理解虚寒胃反病出现脉数。

2. 怎样理解文蛤汤方既治“吐后，渴欲得水而贪饮者”，又“兼主微风，脉紧，头痛”。文蛤汤证的病机是什么？

第二节　哕　病

哕病在《内经》中已有记载，《金匮》将其作为一个独立病证，论述了本病的发病特点和辨证论治的基本规律。

【发病特点与辨治思路】

本篇从以下几个方面论述哕病的发病特点和辨治规律。

（一）发病特点

1. 胃膈气逆发为哕　哕即呃逆，是胃气上逆动膈所致，表现气逆上冲，喉间呃呃连声，不能自制。

2. 虚实寒热均可致哕　哕之发病有虚实寒热之别，第 22 条和第 23 条一寒一热，前者为寒气及胃，气逆动膈致哕，属实；后者“哕逆者，橘皮竹茹汤主之”，《金匮要略心典》云“胃虚而热乘之，则作哕逆”，是胃虚有热，上逆作哕。

（二）辨识特点及治疗思路

1. 病在下部属实用利下　第 7 条“哕而腹满，视其前后，知何部不利，利之则愈”。针对实邪致哕提出治法。哕病见腹满，病在下部属实证，但邪有两途，一可因水湿阻滞，气机不利，见小便不利者，病在前，治以渗湿利水法；一可因里实积滞，肠腑不通，气逆于上，必大便秘结，

NOTE

病在后，治以通下之法，腑气得通，哕逆自止。可见，临证不能见哕止哕，当审症求因治之。

2. 分辨虚实与寒热　本病仅设两方，第 22 条属实，为胃寒气逆动膈致哕，病情轻浅，故云"下咽即愈"；第 23 条属虚，为胃虚有热，气逆上冲致哕，伴有虚烦、口干、少气、脉虚数等，多见于久病体弱或大吐下后正虚者。橘皮汤与橘皮竹茹汤，一温一清，前方散寒降逆、通阳和胃，属温散降逆之法，用于胃被寒郁，气机冲逆之干呕、哕逆之证；后方清热补虚、和胃降逆，属清补降逆之法，宜于胃虚有热，气逆作呃之证。

3. 重视理气降逆和胃专药　橘皮汤与橘皮竹茹汤中，均有橘皮、生姜，且生姜皆重用至半斤。橘皮辛香而行，善梳理气机，《神农本草经》谓之"主胸中瘕气，逆气，利水谷，久服去臭下气"；《名医别录》载"下气，止呕咳"，《本草纲目》云"其治百病，总取其理气燥湿之功。同补药则补，同泻药则泻，同升药则升，同降药则降"。而生姜为"呕家圣药"，长于降逆和胃。两药合用，使胃气和降而顺，呃逆自止。

【方药配伍特色与应用研究】

张仲景治疗呃逆的橘皮汤和橘皮竹茹汤，针对本病总属胃失和降、气逆上冲动膈的特点，均用橘皮、生姜二味理气和胃，降逆止呃，故张景岳云"致呃之由，总由气逆"。橘皮竹茹汤与橘皮汤一温一清，代表呃逆的两种治法。

（一）散寒降逆

橘皮汤　本方由橘皮、生姜组成，具有散寒和胃降逆之功。本方药味少，临床可随证加味或与他方合用，可用于膈肌痉挛、颅脑术后顽固性呃逆、神经性呕吐等。有报道，陈皮、生姜提取物还用于治疗胸痹证，《胸痹心痛气短病》篇主治胸痹轻证的橘枳姜汤就含有这两味药。

（二）清热降逆

橘皮竹茹汤　方用竹茹、人参、甘草、大枣补虚清热而不伤胃，合橘皮、生姜理气和胃降逆。后世医家在本方基础上化裁治疗呃逆的新方，如宋代严用和的橘皮竹茹汤为此方去大枣，加赤茯苓、枇杷叶、麦门冬、半夏而成，主治胃热多渴，呕哕不食者；吴瑭《温病条辨》之新制橘皮竹茹汤也系本方去人参、甘草、大枣，生姜改用生姜汁，加柿蒂组成，主治胃热呃逆而胃气不虚者。《金匮》橘皮竹茹汤可治疗反流性食管炎或膈肌痉挛、胃癌放化疗后所致呃逆；亦可用于肿瘤化疗引起的消化道反应、神经性呕吐、慢性肾功能衰竭与重症肝炎引起的顽固性呕吐、心律失常、糖尿病胃轻瘫、妊娠恶阻等辨证为胃虚有热者。

【病证研究与展望】

关于哕病，本篇提出实证、胃寒、胃虚有热 3 种类型，内容简明扼要，治法有通利二便、理气散寒、补虚清热三法，为后世哕病的辨证论治奠定基础。篇中所立两方是临床治疗哕病的基本方剂。哕病可见于西医学的膈肌痉挛、胃炎、胃扩张、胃神经官能症、胸腹手术后等疾病中，临证表现哕逆证候者均可参照本篇内容辨治。

第三节　下利病

【发病特点与辨治思路】

本篇的下利病包括后世泄泻和痢疾两种疾病。其成因复杂，病机各异，下利之病总不离于肠，关键在于大肠传导失职，也与脾肾相关。

（一）发病特点

1. 虚寒下利主责脾肾   本篇论述下利的原文有 24 条，其中属虚寒性质的有 12 条，对于此类下利，张仲景多责之于脾肾。第 24 条指出"五脏气绝于内者，利不禁"。尤怡注曰："五脏为阴，阴者主内，阴绝不守于内，则下利不禁。"突出五脏亏虚，阴失内守，致下利不止的病机。五脏之中，脾肾二脏尤关紧要，因脾为后天之本，肾为先天之本。本篇无论在判断虚寒下利预后时，还是治疗虚寒下利，都非常重视脾肾。

2. 湿热蕴肠致热利   篇中涉及湿热下利的有第 25、29、32、43 条共 4 条原文，其下利多类似于后世的痢疾。魏荔彤注第 25 条时指出："此滞下之病，非飧泄之病也。"陈念祖分析第 43 条证候的病机为"热利下重者，热邪下入于大肠"。"热利"二字，概括了本证性质属实热，有别于虚寒下利，其中还有湿邪作祟，这从白头翁汤方体现的治法可以窥知，尤怡深谙张仲景之意，认为"此湿热下注，及伤寒热邪入里作利者之法"。

3. 有形实积亦作利   除了湿热蕴肠可导致下利外，本篇第 37、38、39、40、41 条还论述实热、食积、燥屎等有形之实邪引起的下利。例如，徐彬注第 37 条指出："此言下利有实邪者。"沈明宗认为第 38 条证候"此亦食滞之利也"。程林分析第 39 条证"滑为有宿食"。吴谦解释第 40 条证候为"下利差后，至其或年，或月，或日而复发其利者，此宿食积病，攻之不尽故也"。第 41 条原文明言"下利谵语者，有燥屎也"，曹家达认为"此即世俗所谓热结旁流"。这类下利可能包括后世的泄泻与休息痢。

（二）辨识特点

1. 辨有无脓血   本篇的下利病包括泄泻和痢疾，二者虽病位均在肠间，但发生发展规律不同，治疗也有异，故首当别之，而大便中有无脓血是其辨别关键。症见大便次数增多、质地稀薄而无脓血者为泄泻，有脓血者为痢疾。本篇第 31、36、37、38、39、41、44、45、46、47 条所论均属泄泻，其主症仅言下利或伴腹痛等；而第 25、29、32、42、43 条之证当为痢疾，故有脓血、里急后重等主症。

2. 详察泻下特点   本篇在论下利时，突出不同病因病机所致下利的特点，如第 25、33、34 条脾肾阳衰下利（泄泻）的特点是下利清谷或利不禁；第 47 条气虚久利（泄泻）症见气利，即大便滑脱，随矢气而出；第 31 条湿盛下利则为下利气，即下利时矢气频频；第 32、45 条的热利却见下重、便脓血。值得注意的是，便脓血亦可见于虚寒下利，如第 42 条桃花汤证，只是前者之脓血色鲜艳，后者之脓血色晦暗。当然，除详察泻下特点外，还需观察其他脉症。

3. 观邪正消长测预后尤重脉   下利病证的基本病机总属大肠传导失职，若病情较重或日久不愈，易伤及正气，故邪正的消长决定着下利病证的预后良恶，而仲景在判断邪正消长变化和预后转归时，尤其重视脉象。例如，第 25 条指出湿热痢疾"脉大者，为未止；脉微弱数者，为欲自止"，提示实证下利，邪气盛者，病未止；邪气去，病向愈。第 27 条指出"下利有微热而渴，脉弱者，今自愈"，表明虚寒下利出现微热、口渴为阳气来复之兆，再见脉弱，是邪气亦衰，故病将愈。类似据脉察正邪消长判断预后的条文还有第 26、28、29、30、35 条。

4. 虚寒下利兼表须辨缓急   第 36 条指出"下利腹胀满，身体疼痛者，先温其里，乃攻其表"。结合《脏腑经络先后病》篇第 14 条论表里同病急者先治时，也以"下利清谷不止"为例，可知虚寒下利兼表时，尤须分辨表里缓急，以免囿于先表后里的常法，误犯虚虚之过。

（三）治疗思路

1. 实积下利用下法 本篇第 37、38、39、41 条属实邪积滞下利，第 40 条为下利愈而复发，诸证本以下利为主症，然均由有形实邪内停所致，故用攻下的大承气汤或小承气汤驱逐实邪，体现通因通用的精神。

2. 表里同病急者先治 第 36 条"下利清谷，不可攻其表，汗出必胀满"，是脾肾阳虚之下利兼表证，此时虽然有表邪未解，亦应急温其里，而不可轻用汗法攻表，故云"温里宜四逆汤，攻表宜桂枝汤"。

3. 湿盛下利利小便 第 31 条"下利气者，当利其小便"，指出湿盛下利的治法。湿邪内盛，蕴结肠道，壅滞气机，故见下利气。用利小便法治之，导里湿下出，气机通畅，气利自止，此即后世"急开支河"之意，是利小便以实大便。

4. 下利滑脱取涩法 与脾肾阳衰、阴寒内盛的 36、45 条用四逆汤、通脉四逆汤回阳救逆、破除阴寒治其根本不同，第 42 条、第 47 条都运用固涩法，以治久利之标。第 42 条"下利便脓血者"，为脏气虚寒，久利滑脱之证，予桃花汤温摄固脱止利；第 47 条"气利"，是中气下陷，气虚不固，治以诃梨勒散涩肠固脱止利。

【方药配伍特色与应用研究】

下利病的治法涉及下法、清法、温法、涩法、利小便法，其中利小便有法无方。下面就前四类方剂进行分析。

（一）通下止利

大承气汤和小承气汤 两方均用于邪实内结于肠的下利病，属通因通用之法。两方中均用大黄泄热攻积，荡涤肠中实邪；厚朴、枳实行气导滞，只是两方厚朴、枳实用量有别。此外，大承气汤中还有芒硝润燥软坚，泄热导滞。两方所治之实积下利应具有如下特点：腹痛拒按，或按之尤甚，或得泻痛减，泻下臭秽且不畅，舌红苔黄燥，或苔垢浊且燥，脉滑或迟滑或滑数有力等。其病机属于实邪（包括实热、宿食、燥屎）积滞肠腑，气机壅阻。临床研究发现，大、小承气汤所治下利病证常由消化系统炎症性疾病引起，如急性肠炎、急性胰腺炎、急慢性痢疾、急慢性胆囊炎等。大承气汤加味还可治疗肠梗阻、脑出血、流行性出血热、脓毒血症导致的肠功能障碍、呼吸窘迫综合征等属实热邪实内结，腑气不通者。

实验研究发现，大承气汤具有如下作用：①促进胃肠蠕动，增加胃肠容积。②增加胃肠毛细血管通透性。③降压、降低餐后血糖、降低血脂及血液黏度等。临床研究还发现，对于急性脑出血病人，大承气汤能减轻脑组织水肿，促进血肿的吸收。此外，对脑功能衰竭伴肠功能衰竭患者也有一定治疗价值。

（二）清热止利

白头翁汤 本方用于"热利下重者"，症见下利脓血，其色鲜艳，肛门灼热，腹痛，里急后重，舌红苔黄腻，脉数等，是由于湿热蕴结大肠，阻滞气机，热壅血郁，腐灼肠道脉络而致。方中四药俱能入大肠经，其中白头翁、黄连、黄柏均善除肠中湿热，白头翁还能清血分热毒，黄连、黄柏可泻火解毒；尤妙在秦皮一味既可清热燥湿，又能收涩止痢，此与三味苦寒清热燥湿解毒药相配，秦皮之涩并无闭门留寇之虞。现代研究发现，本方具有抗炎杀菌及修复溃疡等作用，常用于治疗细菌性痢疾、溃疡性结肠炎、阿米巴痢疾，也可治疗急性泌尿系感染及肝脓肿、滴虫性及霉菌性阴道炎等，临证时可视具体情况加减运用。

（三）温阳止利

1. 四逆汤　在本篇，本方用于虚寒下利兼表而里急者。病由脾肾阳虚，阴寒内盛，复兼表证，虽表里同病，却并未循先表后里之常法，因里之虚寒为急，故先救里后治表，用四逆汤温里回阳；待阳复利止，里阳充实，表证仍在者，再用桂枝汤解表散邪，调和营卫。该方现代研究及应用参见呕吐病中。

2. 通脉四逆汤　本方主治脾肾虚寒、阴盛格阳、真寒假热之下利危急重症。本方较四逆汤重用附子，倍用干姜，以急驱内寒，破阴回阳，通达内外。现代临床可用于少阴病严重的下利、吐泻证，以及急性传染病高热重症后期、雷诺病、糖尿病合并下肢动脉硬化症、病窦综合征等与本证病机相符者。

（四）涩肠止利

1. 桃花汤　本方温中涩肠固脱，主治虚寒下利脓血之证，适宜于久利不止，脾胃虚寒，气血不固，滑脱不禁者。方中赤石脂涩肠固脱，干姜温中散寒，粳米养胃和中。本方常用于慢性阿米巴痢疾、慢性菌痢及某些急性菌痢、肠伤寒后便脓血等证属虚寒证者，也可治疗抗生素相关性肠炎、慢性溃疡性结肠炎等慢性腹泻之虚寒，下利气血不固者。

2. 诃梨勒散　本方为肠滑气利证而设，主治久病中气虚寒，气虚肠滑不固之下利气者，以利下无度、滑脱不禁为特点，须确属纯虚无邪者方可用之。诃梨勒即诃子，煨用之专以涩肠固脱止利，并用粥饮和服，取其益肠胃而补中气，达到涩肠止利、收敛固脱之功。本方临床也可用于虚脱不禁之久咳、久泻。

（五）清宣郁热

栀子豉汤　本方功能清透泄热，解郁除烦。方中栀子质禀轻浮，可清心除烦；豆豉清薄宣透，能解胸中郁热，张仲景将二药合用，专治心胸中无形之郁热内扰引起的心烦、懊㤏等，如《黄疸病》篇栀子大黄汤中也有此药对。下利后"虚烦"，按之心下濡，是余邪未净，无形邪热内扰所致，故用该方治之。栀子豉汤现代临床主要用于植物神经功能紊乱、神经症、焦虑症等表现本证者，也可治疗胃炎、肝炎、胆囊炎等与本证病机相符者。实验研究发现，本方可改善胰岛素抵抗，降低血糖；还可作用于肾素－血管紧张素系统，降低外周血管阻力，使自发性高血压大鼠及糖尿病心血管并发症动物模型的血压下降。

【病证研究与展望】

本篇的下利病，包括后世泄泻和痢疾两种病证。

篇中可归属泄泻的条文，涉及湿盛泄泻、虚寒泄泻、实热泄泻和实积泄泻，其证有急有缓，张仲景侧重急性泄泻及重症的治疗，并论述其预后转归，为本病的辨证论治奠定基础。后世在此基础上有所发展，认为泄泻的基本病机是脾虚湿盛，侧重对慢性泄泻的认识。泄泻病可见于西医学中急／慢性肠炎、胃肠功能紊乱等肠道疾病，以及某些食物中毒等以腹泻为主要表现者。其他疾病伴见泄泻者，除治疗原发疾病外，在辨治方面亦可联系本篇内容治疗。

本篇中以大便脓血、腹痛、里急后重为主症的下利，可归入后世痢疾病，可见于细菌性痢疾、阿米巴痢疾、溃疡性结肠炎等，若主要临床表现与本病相似者，均可参照本篇论治。

【疑难梳理】

1. 本篇第24条"六腑气绝于外"与"五脏气绝于内"，究竟是呕吐、哕、下利的总病机还是虚寒下利的病机？它体现了《金匮》的什么学术思想？

2. 从本篇第 25、26、27、28、29、30、32、34、35 诸条关于下利病的预后论述中，能总结出哪些规律？

3. 如何认识"下利肺痛，紫参汤"这条原文所述的主症、主药？

第十八章 疮痈肠痈浸淫病

《疮痈肠痈浸淫病》篇是《金匮》论述外科疾病的专篇，介绍痈肿、肠痈、金疮和浸淫疮4种疾病的辨证、治疗及预后。

第一节 痈 肿

痈，古做癰。在中医文献中有内痈和外痈之分，内痈指发生于内部脏腑的痈肿，如肺痈、肠痈。本节讨论的是外痈，指发生在体表皮肉间的痈肿。其特点是局部光软无头，红肿疼痛（少数初起皮色不变），或伴有恶寒、发热、口渴等全身症状。

【发病特点与辨治思路】

（一）发病特点

1. 营卫郁阻，气血凝滞发为痈肿　本篇第1条论述痈肿初期的脉症："诸浮数脉，应当发热，而反洒淅恶寒，若有痛处，当发其痈。"细究上述脉症产生的机理不难发现，邪热内蕴，营卫郁阻，气血凝滞是此期的关键病理环节。

2. 热毒结聚，血肉腐败酿生痈脓　第2条"热者为有脓，不热者为无脓"，不仅通过以手触按体表患处判断痈肿成脓与否，还揭示了痈脓形成的病机。手按患处有明显热感，表明内在热毒已结聚，必致血肉腐败发生痈脓。正如《灵枢·痈疽》所言："大热不止，热胜则肉腐，肉腐则为脓。"

（二）辨识特点

1. 参脉症，辨内外科病　脉症合参，是张仲景学术特点之一，本篇第1条也体现了这一特点。"诸浮数脉，应当发热，而反洒淅恶寒，若有痛处，当发其痈"。条文论述了痈肿初起时的脉证。脉浮数，既可主表热，也可主痈肿，故临证见此脉当别之。表热证见脉浮数，应伴发热，其身痛多为全身痛楚，即"一身尽疼"；而症见洒淅恶寒，不能自持，说明不是一般的外感疾病；再"若有痛处"即是痈肿的主症，因其痛在局部，由内有热毒，营卫郁滞所致。

2. 按肌肤，察有脓无脓　按诊辨脓是医者运用手和指端的感觉，对病人体表痈肿部位进行触摸按压的检查方法，属于切诊中的按诊。有诸内必形诸外，既然内有热毒积聚，血肉腐败，故在外可根据病变局部的热感来辨别脓的有无。第2条云"诸痈肿，欲知有脓无脓，以手掩肿上，热者为有脓，不热者为无脓"，就是通过触按痈肿表面皮肤感知热度。热感明显的，为热毒已聚，有脓；无热感的，是热毒未聚，无脓。本篇首次提出以手触按皮肤热度辨别痈肿有脓无脓的方法。虽然从外科学看，这一时期的辨脓法尚处于初步形成阶段，但对后世外科学的手法辨脓具有积极的启发作用。

【疑难梳理】

"当发其痈"的"发"字是指将发生痈肿还是表示痈肿应当采取的治法？

第二节　肠　痈

肠痈属内痈之一，临床表现以少腹肿胀、痞满疼痛为主症。肠痈记载始见于《素问·厥论》："少阳厥逆，机关不利，机关不利者，腰不可以行，项不可以顾，发肠痈不可治，惊者死。"本篇则论述肠痈的脉症及其辨治。

【发病特点与辨治思路】

（一）发病特点

营卫壅阻，热毒结聚在肠　肠痈的发生与热毒内结，营卫壅阻有关。本篇第3条所言"时时发热，自汗出，复恶寒"，显然非邪在肌表之征，而是热毒内蒸营阴，壅遏卫气所致。正如程林《金匮要略直解》注云："《内经》曰有所结，气归之。内既有痈，则营卫稽留于内而不卫外，故令有发热汗出、恶寒也。"

（二）辨识特点

1. "痈"分内外别脏腑　《金匮》疾病的名称，以发病部位命名是常用方法之一。痈肿病变，由于热毒结聚，正气与邪气抗争，故见发热。营血郁滞，经脉不通，故见疼痛。例如，《肺痿肺痈咳嗽上气病》篇第2条"数则为热"，第1条"咳即胸中隐隐痛"；《疮痈肠痈浸淫病》篇第1条"应当发热……痛有定处"，第4条"少腹肿痞，按之即痛如淋……时时发热"。这些条文都指出痈肿的共有症状为发热和疼痛。依据发病部位不同，而有肺痈、肠痈、痈肿等名。其中表现为胸中痛者，为痈发于肺，当诊为肺痈；症见少腹按之疼痛者，是痈发于肠，故诊为肠痈；而局部肌肤疼痛者，为痈发生在肌肤，应诊为痈肿。

2. 按腹部辨肠痈积聚　肠痈与积聚均为气滞血瘀于腹内，都可见腹部胀痛。《五脏风寒积聚病》篇第20条指出"积者，脏病也，终不移；聚者，腑病也，发作有时，展转痛移"，说明积聚是指体内包块，积为血瘀在脏，故结块有形，痛有定处；聚为气滞于腑，故胀痛位置游移不定。本篇第3条言肠痈脓已成者，因"腹皮急……如肿状"，与积聚类似，通过"按之濡"则知其为肠痈，而非积聚，由此提示按诊腹部拘急处的软硬程度可鉴别肠痈与积聚。肠痈为痈脓内结于肠，气血郁滞于腹，故腹皮拘紧，按之濡软，无明显坚实感，与积块有别。

3. 询小便别肠痈、淋证　肠痈与淋证均可出现腹部拘急胀痛。《消渴小便不利淋病》篇第7条"淋之为病，小便如粟状，小腹弦急，痛引脐中"，指出石淋因砂石停积膀胱，阻碍气机，故小便淋沥涩痛，并伴小腹挛急疼痛，牵引脐部。本篇第4条"肠痈者，少腹肿痞，按之即痛如淋，小便自调"，指出通过问询小便自调与否鉴别肠痈与淋证。肠痈为少腹胀满、压痛，可放射至前阴，但小便正常，与淋证有别。

4. 合脉症察脓成与否　本篇论肠痈仅2条，一为脓已成，一为脓未成。第3条以"身无热，脉数"判断"肠内有痈脓"。第4条以"时时发热，自汗出，复恶寒"之症，结合脉象判断脓成与否，若"脉迟紧者，为脓未成"；而"脉洪数者，脓已成"。据此推知，张仲景是以有无发热与是否脉数合参判断脓成与否，《百合狐惑阴阳毒病》篇第13条可谓佐证。

NOTE

（三）治疗思路

1. 清热解毒排脓为专法 本篇肠痈主治方两首，治法虽异，但都蕴含清热解毒排脓法，如大黄牡丹汤中的大黄、丹皮均可清热，大黄能解毒，冬瓜仁擅排脓。薏苡附子败酱散中败酱草兼具清热解毒、消痈排脓之功。可见，无论脓成与否，肠痈都离不开清热解毒排脓之法，因热毒结聚肠间致痈是发病关键。

2. 脓成、未成治有别 虽然肠痈无论脓已成还是脓未成，都要运用清热解毒排脓法，但因二者在病机、证候方面皆有不同，故其具体治疗同中有异。脓未成者，若热毒聚结于肠，营卫壅阻，正邪交争剧烈，当攻下通腑，荡热逐瘀；脓已成者，虽肠中热毒仍在，但肉腐化脓，正气已受损，故不宜再用攻下法，以免脓毒溃散。所以，在第4条张仲景强调"其脉迟紧者，脓未成，可下之……脉洪数者，脓已成，不可下也"。

【方药配伍特色与应用研究】

本篇治肠痈载方两首，即大黄牡丹汤和薏苡附子败酱散。两者一汤一散、一急一缓，前方专于攻邪，后方祛邪兼扶正气。

（一）泄热逐瘀

泄热逐瘀法适用于肠痈脓未成的实热证，通过攻下通腑以泄热，活血化瘀以消痈肿。肠痈急证适宜于汤剂泻下，代表方为大黄牡丹汤。

大黄牡丹汤 本方主治肠痈热毒瘀结证。方用大黄、芒硝泄热通腑，逐瘀破结，取大承气之意，其泻下通腑之力强；牡丹皮、桃仁凉血化瘀，大黄与桃仁相配具有峻逐瘀血的作用，《妇人产后病》篇下瘀血汤即有此配伍；冬瓜仁排脓消痈，与桃仁相配能活血消痈，《肺痿肺痈咳嗽上气病》篇千金苇茎汤亦有该药对。诸药合用，共奏泄热通腑、化瘀排脓、消肿散结之功。

由于本方具通腑逐瘀之效，孙思邈在此方基础上加减化裁，组成朴硝荡胞汤，方由大黄、朴硝、桃仁、牡丹，加当归、细辛、厚朴、桔梗、赤芍、人参、茯苓、桂枝、甘草、牛膝、陈皮、虻虫、水蛭、附子而成，主治妇人胞宫瘀阻不通导致"立身已来全不产，及断绪久不产三十年者"。

大黄牡丹汤主治急性肠痈，症见右下腹阑门处疼痛、压痛（可放射至前阴），并伴发热、微恶寒，小便自调，大便干结，舌红苔黄，脉滑数者。此方临床常用于治疗急性阑尾炎，还可治疗胆囊炎、胆石症、急性胰腺炎、盆腔炎、眼科疮疡、重型肝炎、混合痔等病属热毒瘀结于内者。

临床医家选用本方的常见依据有三：一是肠痈病；二是病机属热毒瘀结的病证；三是以局部红肿热痛、疮疡病变为主的病证，兼见大便干结者更宜。

临床研究发现，大黄牡丹汤具有以下作用：促进术后肠道恢复，能减少肠鸣音恢复、通气时间、排便时间；能降低术后血清一氧化氮、TNF-α、细胞间黏附分子-1的水平。降低急腹症患者外周血内毒素含量，抑制炎症介质的产生。能调节创伤后全身炎症反应综合征炎性反应系统和抗炎性反应系统之间的平衡紊乱。

大黄牡丹汤的实验研究表明，本方具有下列药理作用：增加腹膜粘连大鼠血浆t-PA含量，降低血浆PAI含量，使腹膜粘连减轻。能缓解小鼠结肠局部的炎症，降低血清中TNF-α和IL-1β的水平。能明显降低外周血和肠道中的调节性T细胞的数量，并提高血清中的IL-10和

转化生长因子 –β（TGF-β）的含量。由此证实，大黄牡丹汤在抑制炎症方面有较好的作用。

（二）解毒排脓，振奋阳气

对于肠痈病程较久，热毒内结而正气已虚者，在清热解毒排脓的同时，兼以振奋阳气。因其病缓，可用散剂，代表方为薏苡附子败酱散。

薏苡附子败酱散　方中薏苡仁甘淡，微寒，能清热排脓，善消内痈，故千金苇茎汤用之治疗肺痈；败酱草辛苦，微寒，清热解毒，消瘀排脓，祛瘀止痛，二药共奏清热解毒、排脓消痈之功。附子性味辛热，振奋阳气，兼以散结。从三药之药量配比可见，本方仍以清热为主，故重用甘淡的薏苡仁，苦寒的败酱草次之，轻用辛热的附子，意在顾护阳气，又不至于助邪。全方如此组合，恰恰紧扣本证病程较久，虽热毒内蕴，气血郁滞，然而局部血肉已腐败化脓，气血内伤，正不胜邪的病机特点。本方药量单位为分，服用时"取方寸匕……顿服"，体现服药量小，意在缓。《胸痹心痛短气病》篇薏苡附子散亦是薏苡仁、附子同用的方剂，用于胸痹急症，温阳通痹止痛，方中所用大附子十枚（炮）（相当于十七两左右），薏苡仁十五两，且"服方寸匕，日三服"，重用附子，服用量大，意在峻。

薏苡附子败酱散用治慢性肠痈，主要证候为腹皮拘紧，按之濡软，肌肤甲错，无发热，舌苔白，脉数而无力。临床上常用此方治疗符合上述病机特点的阑尾周围脓肿、慢性阑尾炎，以及盆腔内的其他慢性炎症，如慢性结肠直肠炎、慢性盆腔炎、慢性附件炎、输卵管积液、卵巢囊肿、慢性前列腺炎、精囊炎；胸腹部其他化脓性病变，如支气管胸膜瘘、胸腔脓肿、肝脓肿等；并可治疗乳腺小叶增生、痤疮、疱疹样皮炎等疾病。临床医家选用本方的常见依据有二：一是慢性肠痈或其他胸腹腔内脓肿；二是病机属热毒内蕴，瘀结局部，兼阳气不足，或湿热蕴结，阻遏阳气者。

【病证研究与展望】

本篇是《金匮》论述外科疾病的专篇，为后世中医外科发展奠定了基础，明代陈实功《外科正宗》有关肠痈的论述继承张仲景理论，并做了较大的发展与提高。近现代对肠痈的研究主要体现在以下几方面：①诊断方法研究：如在本篇按诊基础上对肠痈腹诊进行研讨。②治法研究：除了肠痈应用本篇治疗方法以外，还将其拓展用于内科、妇科、皮肤科等多种疾病的治疗。③方药研究：主要是对大黄牡丹汤作用机理的研究。

肠痈病名首见于《素问·厥论》，继而在《金匮》中详论该病的证治。后世医家有视肠痈疼痛部位命名者，如天枢穴附近作痛者名大肠痈，关元穴附近作痛则谓小肠痈；亦有据症区分肠痈者，如右腿屈而不伸的名曰缩脚肠痈，绕脐而生者为盘肠痈。中医外科学设专篇论述肠痈。不少学者认为，本病相当于西医学的急性阑尾炎、回肠末端憩室炎、克罗恩病等。

现代对大黄牡丹汤的临床研究及实验研究较多，而对薏苡附子败酱散的研究多为临床观察，对其作用机理的深入探讨较少。究其原因，由于大黄牡丹汤所治为急证、重证，容易引起重视。然而从临床实践看，肠痈急重症往往有手术的干预；相反，薏苡附子败酱散所治的一些慢性疾病，多宜采取保守治疗，且临床疗效确切，显示中医的长处，其作用机理应当予以进一步探讨。

【疑难梳理】

1. 大黄牡丹汤所治肠痈究竟是有脓还是无脓？

2. 肠痈既属热毒积聚肠间，为何反见"脉迟紧"，并据此判断"脓未成"；而脉洪数，则

NOTE

脓已成?

3. 怎样理解大黄牡丹汤方后注"有脓当下;如无脓,当下血"?

4. 薏苡附子败酱散方后注"顿服,小便当下"为何意?

第三节 金 疮

疮,古为"创",指外伤。金疮是指被刀斧等金属利器所致的外伤。

【发病特点与辨治思路】

(一)发病特点

外伤致病,内扰气血 金疮虽为外伤,然而必内扰气血。本篇5条见脉"浮微而涩",浮微为气虚外浮,涩为阴血不足。金疮必致失血,造成阴血不足,血为气之母,气又易随血脱而虚。所以,金疮病因虽由外伤所致,但内部的气血也会受到影响。

(二)辨识特点

脉同病异,审证别因 第5条指出"寸口脉浮微而涩",既可见于失血,也可由于汗出,因阳气失于固护,可致阴津或血液失于内守,对此脉同而病异的现象,张仲景根据血汗同源的理论,运用问诊与望诊加以辨识,"设不汗出",或查见身有创伤,则知是失血造成。

(三)治疗思路

本篇治疗强调金疮内外合治,既有外伤方药外用,又有内服方药调畅气血,总以止血不留瘀、排脓不伤正为原则。

【方药配伍特色与应用研究】

(一)活血止血,温清并用

王不留行散 金疮外伤出血,故当先予止血。本方活血止血,温清并用,即为此而设。温可通经脉,散瘀血;清可除血热,令血止。方中王不留行、蒴藋、川椒、干姜、厚朴为温通经脉、活血行气之药;桑白皮、黄芩、芍药为清热止血之品。全方体现活血止血的特色,使止血不留瘀,气血疏通,肌肤得养,金疮自愈。

本方服法灵活,内服、外用均可,"小疮即粉之,大疮但服之,产后亦可服"。小的创伤可直接外用,大的创伤及产后出血可以内服。应用时不必拘于大疮、小疮,以内服、外用并举为宜。

现代临床选用本方依据有二:一是外伤;二是局部气血瘀滞的病证。常用于创伤久不愈合、慢性盆腔炎、痛风性关节炎、眼球穿通伤术后、剖腹产切口感染(金疮不敛)、人工流产不全(胞宫血瘀)、引产刮宫不净(胞络瘀阻)等。

(二)开肺调气排脓

排脓散、排脓汤 从方名便知二方均有排脓作用。排脓散由枳实芍药散加桔梗、鸡子黄组成,《妇人产后病》篇治疗产后腹痛的枳实芍药散方后注亦有"兼主痈脓"记载,但彼方枳实、芍药各取等量,此方则重用枳实,意在行气破滞为主;鸡子黄补虚,使脓去而正不伤。由于枳实、芍药偏治胃肠气分、血分病变,故排脓散以治肠痈或胃痈为主。排脓汤是桔梗汤加生姜、大枣而成,《肺痿肺痈咳嗽上气病》篇用桔梗汤治肺痈"咽干不渴,时出浊唾腥臭,久久吐脓如米粥者",故知排脓汤以治肺痈为主。不过桔梗汤中甘草量大于桔梗,而本方桔梗大于甘草。以上两方中皆有桔梗,邹澍认为:"排脓何以取桔梗?盖皮毛者肺之合,桔梗入肺畅达皮毛,脓自当以出皮毛为顺。"此外,脓为有形之物,乃血肉腐败所化生,欲排之必赖气之推动,故此二方用桔梗开肺调气以排脓,可见桔梗为排脓要药。

排脓散可治疗急性化脓性炎症、鼻渊;排脓汤可用于化脓性扁桃体炎。临床选用二方的依据主要是局部有痈肿的病证。实验研究表明,排脓散可抑制炎症渗出,具有抗炎作用。

第四节 浸淫疮

浸淫疮是一种皮肤病,病情顽固,起病时范围较小,先痒后痛,分泌黄水,随黄水浸淫皮肤而范围扩大。

【发病特点与辨治思路】

(一)发病特点

湿热火毒为因 本篇论浸淫疮原文仅 2 条,内容简略,但从第 8 条用擅长泻火解毒、清热燥湿的黄连粉主治本病推测,浸淫疮的成因与湿热火毒有关。

(二)辨识特点

察发病特点,测预后顺逆 对于皮肤病,不但要仔细观察局部的表现,还要注意其发展蔓延的态势,以推测预后顺逆。第 7 条云"从口流向四肢者可治,从四肢流来入口者不可治"。是根据邪气之内外、浅深大致判断疾病的顺逆,如果浸淫疮从四肢渐传向口,向心而行,预示病邪由外入里,为逆,难治;若疮由口向四肢蔓延,离心而行,预示病邪由里向外,为顺,易治。

【方药配伍特色与应用研究】

本篇只记载黄连粉一方,惜未见药物组成。仅从黄连一味主药来看,能清心泻火,燥湿解毒,外敷患处与内服均可。予"粉"剂型外用治疗皮肤病,对后世外科学有所启发。

现代医家用黄连粉治疗湿疹、疮毒、手足口病等热毒性病证。

NOTE

第十九章　趺蹶手指臂肿转筋阴狐疝蛔虫病

《趺蹶手指臂肿转筋阴狐疝蛔虫病》篇所论趺蹶、手指臂肿、转筋、阴狐疝、蛔虫病又被称为"杂病之杂病"，历代注家、学者多认为因其不便归类，又无法各自成篇，故而合入一篇。但细细揣摩后不难发现，此5种病证虽病因各异、治法殊途，相互间却并非毫无互通点，它们或以肢体感觉、行动异常为特征，或以突发剧烈腹痛为主症，病机多与经筋相关，故张仲景将五者合论，有利于比较鉴别与归纳总结。篇中所论病机、治法、方药多为示范性举例，故研习者需深入领会，举一反三。

第一节　趺蹶病

趺蹶，指行动不便，只能前行，不能后退的病证。对于本病的病证特点，注家虽众说纷纭，但大致可归纳为两种，一者认为"蹶"为"僵直"之义，"趺蹶"指足背僵硬、运动障碍的疾病；另一种观点认为"趺蹶"当作"跌蹶"，即由倾跌而致蹶，"蹶"为"僵仆"义。

【发病特点与辨治思路】

（一）发病特点

病在太阳经　本篇第1条指出此病辨别要点为"其人但能前，不能却"的行动障碍，即可步行前进但无法或难以后退行走，这种特定步态的障碍既不同于中风的"半身不遂"，也异于历节的"不能屈伸"。

本病症状出现在下肢，足三阴、三阳经，阴维、阳维脉，阴跷、阳跷脉均行于下肢，而原文示本病病机为"太阳经伤"，足太阳膀胱经经行于背腰部及小腿后侧，若太阳经经气不利，则其循行处经筋肌肉屈伸异常而导致无法后退行走。

（二）治疗思路

针刺调节太阳经气　《金匮》作为论述内伤杂病的专著，所论病证多为正虚邪犯、本虚标实之属，治疗多以内服为主或结合外用，而此处对该病的治疗仅提到针刺法，结合《脏腑经络先后病》篇中"适中经络，未流传脏腑，即医治之。四肢才觉重滞，即导引、吐纳、针灸、膏摩，勿令九窍闭塞"，以及血痹轻证"宜针引阳气，令脉和紧去则愈"的治法，说明《金匮》认为此病病位表浅，病情轻微，单纯针刺即可达到恢复太阳经气的目的。

具体治法为"刺腨入二寸"。腨，音湍，或通"踹"而从其音义，指腓，即小腿肚。《素问·脏气法时论》曰："肺病者，喘咳逆气，肩背痛，汗出尻阴股膝髀腨胻足皆痛。"《灵枢·寒热》曰："腨者，腘也。"既已辨明此病为太阳经伤所致，故治疗当从太阳经入手。足太阳膀胱经循脊背贯头足，小腿后侧为其所过之处，故以针刺法疏通经气以达到局部治疗的目的。对于具体穴位，临床多取承山穴。

原文所示"二寸"的针刺深度与现代针灸学所言的"二寸"有别，因古今度量衡有差异，如吴承洛《中国度量衡史》指出东汉一尺约合现代 23.04 厘米。目前临床多以八分至一寸为度。

【病证研究与展望】

现代中医已无"趺蹶"之名。从症状上看，此病类似于西医学的风湿性关节炎、类风湿关节炎、痛风性关节炎、强直性脊柱炎。有学者依据明代赵开美《金匮要略方论》影印本将本篇第 1、2 条合为一条，以及文字学考证，认为"趺蹶"应为"趺蹷"，是指患者行路不稳、跌跌撞撞、前行较易、后退较难，如果后退，极易发生跌仆的状态；结合《内经》有关"僵仆"的原文提出，趺蹶病就是西医学的帕金森病，而第 1 条便是中医学对帕金森病的最早记载。另有医家根据《金匮》注家与《辞海》《淮南子》《说文解字》等参考书，将"趺蹶者"解析为足背僵，即踝关节活动障碍，跛行颠仆；"其人但能前，不能却"，释作踝关节向前活动时受碍不明显，向后活动则疼痛加重且明显受碍，并辅以一则临床验案佐证。上述观点见仁见智，可供参考。但同时也说明，"趺蹶"这一古病名究竟与现代哪些病证相关，尚有待临床进一步观察总结。

【疑难梳理】

1. 历代医家对"趺蹶"有哪些不同看法？

2. 趺蹶与西医学哪些疾病相关？

3. "刺腨入二寸"究竟是指"趺蹶"的治法，还是导致"趺蹶"的原因？

4. 如将"刺腨入二寸"看作"趺蹶"治法，其所指穴位有哪些？

第二节　手指臂肿病

手指臂肿病是以症状命名，以手指、臂部肿胀或肌肉跳动为主症的一种病证。

【发病特点与辨治思路】

（一）发病特点

风痰留滞经络，上肢肿动不举　本篇第 2 条指出，手指臂肿病的症状为"病人常以手指臂肿动，此人身体瞤瞤"。上肢肿胀为津液不运，聚为痰湿，停于局部的表现，可因邪阻气机所致，亦可见脾气虚馁失于运化者。风为阳邪，上行主动，痰为阴邪，易阻遏经络气血及阳气，二者相合为患，则出现上肢水津不布的浮肿及阳郁不达的肌肉跳动。

（二）治疗思路

祛痰护脾　原文所示本病突出症状为上肢肿胀、局部肉瞤，由风痰涌动、阳郁不达所致，病属邪盛重于正虚，故治当祛邪为主。除原文中的藜芦甘草汤外，还应参考《金匮》其他篇章中祛除痰湿的方法，并同时顾护正气，尤其是中焦脾胃运化之机，以杜绝生痰之源，防止病情反复。

【方药配伍特色与应用研究】

藜芦甘草汤 本方为《金匮》有方无药的五首方剂之一,从方名推测其主药为藜芦和甘草。藜芦辛寒有毒,《本经》云其"主蛊毒,咳逆,泄利,肠澼,头疡,疥瘙,恶疮,杀诸虫毒,去死肌"。后世将其作为涌吐膈上风痰之要药。甘草生用清热解毒,炙用健脾和中,与藜芦相配者应为炙甘草,一能解藜芦之毒,二能缓解涌吐后胃中不适,三能甘缓调补中气,以绝生痰之源,不失张仲景标本兼治、攻补兼施之治痰主旨。此方为攻除实邪之吐法的具体应用,因病状在上,故涌吐风痰亦是仲景因势利导法的又一体现。

原文虽未见藜芦甘草汤具体药味,但其祛痰护脾、标本兼顾的治法对后世治疗因风、湿、痰邪所致的肢体局部肿胀有重要指导意义。例如,宋代王贶《全生指迷方》之指迷茯苓丸,方中茯苓、枳壳、半夏、风化朴硝、生姜汁,共奏燥湿和中、化痰通络之效,与藜芦甘草汤之法相同,治疗中脘留伏痰饮、臂痛难举、手足不得转移的病证效验颇丰。实验研究证明,藜芦所含之总碱具有明显而持续的降压作用,同时可导致心率减慢、呼吸抑制或暂停等,应慎用。

【病证研究与展望】

现代临床多将此病归入风湿病一类,以藜芦甘草汤与祛风药合用加以治疗,确有较好疗效。古今有学者将本病原文与跌蹶病原文归为同一段解析,即把"手指臂肿动""身体瞤瞤"作为跌蹶病的症状。据此,原文既论述了跌蹶病的病因,也指出内服藜芦甘草汤涌吐风痰与针刺小腿部疏通太阳经气的内外同治法。

【疑难梳理】

1. 后世医家对本篇第2条所述主症有哪些不同看法?

2. 本篇第2条所论宜作杂病解还是宜作杂病的一个证候看?

第三节 转筋病

转筋病是一种筋脉失于温养而拘挛作痛的病证,多见于下肢,甚则牵引小腹拘急疼痛。其病因或为素体气阴不足,或为暴受寒冷凝滞筋脉,或为湿浊内阻,郁久化热,热甚伤津。

【发病特点与辨治思路】

(一)发病特点

阴伤阳馁,病在筋脉 本篇第3条谓此病"其人臂脚直"。《医宗金鉴》认为"臂与背,古通用。臂脚直,谓足背强直不能屈伸,是转筋之证也"。但脚之古义为小腿,有时也指整个下肢,《说文解字》云"脚,胫也"。"脚"在西汉中期始有"足"之意,魏晋时方完全同"足"义。因此,"臂脚"之义可作上肢与下肢解,即本病症状可见于四肢。原文示其脉象为"上下行,微弦",即寸关尺三部皆见强直失于柔和之微弦脉,此或因阴液耗损致筋脉失养,或由阳气虚馁失于温煦。临床中本病多因湿浊内阻,郁久化热,热盛伤津,或素体阴津、气血不足,或暴受寒冷凝滞筋脉,导致筋脉失于温养。原文尚提及"转筋入腹"的症状,提示所病筋脉应内行入腹,而十二经脉均行于四肢而向内络属于腹中脏腑,故转筋甚者,病变可循经入腹,出现筋脉挛急经由大腿内侧牵引小腹作痛。

（二）治疗思路

利湿泄热，解毒舒筋　针对本病或湿热内盛，或阴津耗损，或寒凝筋脉的病因病机，当治以清热除湿、滋阴温阳、活血通络之法，以复筋脉柔和之性。第3条用一味鸡屎白制成鸡屎白散泄热利湿，解毒舒筋，作为治疗转筋病的专方专药。

【方药配伍特色与应用研究】

鸡屎白散　《神农本草经》认为，鸡屎白"主消渴，伤寒，寒热"；《名医别录》认为其"破石淋及转筋，利小便，止遗溺，灭瘢痕"；《本草纲目》载其"下气，通利大小便，治心腹鼓胀，消癥痕"。后世医家也多认为鸡屎白具有利水泄热、祛风解毒的功用。此方在临床中除可治疗本病外，还可用于治疗与筋脉痉挛有关的其他病证。

温病学派代表医家王孟英受本方的启发，用蚕矢汤（晚蚕沙、宣木瓜、大豆黄卷、醋炒半夏、焦山栀）治疗热性霍乱转筋。

【病证研究与展望】

本病民间俗称"腿肚子转筋"，中医学的"足挛急""脚挛急"与本病主症类似，有学者称本病为"筋癖""挛癖"，西医学称之为"腓肠肌挛痛""腓肠肌痉挛"，"不安腿综合征"也可见转筋症状。本病发作多在霍乱吐泻后，以及夜间、过度活动、受凉后。临床多以辨证处方、针灸、穴位注射、按摩治疗本病，木瓜和蚕沙常作为专药。

【疑难梳理】

1. 转筋病与痉病如何鉴别？

2. 综合历代医家所论，转筋病应如何辨治？

第四节　阴狐疝气病

阴狐疝气病是一种发作性阴囊偏大偏小、时上时下，可伴有局部剧烈疼痛及腹痛的病证。

【发病特点与辨治思路】

（一）发病特点

寒滞肝经，症如狐性　本篇第4条云"阴狐疝气者，偏有小大，时时上下"。"阴"字提示发病部位在阴部；"疝"在《说文解字》中指腹痛，又可从会意字角度理解为出现山状突起；"偏有小大，时时上下"，说明包块具有反复发作、形态不定的特点。其或左或右、出没无时的特点，与狐之情状相类，故名之曰"狐疝"。包块平卧时可缩入腹里，每因起立或走动时坠入阴囊，轻者仅有重坠感，重者出现少腹剧痛。原文未提示病因病机，而《灵枢·经脉》云"是主肝所生病者，胸满，呕逆，飧泄，狐疝，遗溺，闭癃"。《医宗金鉴》亦云"诸疝厥阴任脉病，外因风寒邪聚凝，内因湿热为寒郁"。结合原文用蜘蛛散测之，本证多与寒气凝结厥阴肝经有关。

（二）治疗思路

循经论治，温通散结　本病治以蜘蛛散。蜘蛛破结通利，配桂枝辛温入厥阴肝经以散寒气，专散沉寒结疝。全方共奏辛温通阳、疏肝理气之效。

NOTE

【方药配伍特色与应用研究】

蜘蛛散　本方针对证属寒凝肝经者而立。方中蜘蛛性微寒，味苦，入肝经，有小毒。蜘蛛之性，隐匿而高悬，既坠而能升，恰与阴狐疝气"时时上下"之性相合，故本方依同气相求之理取其破厥阴肝经气结之功。更用温通厥阴之桂枝，以散除经络寒气。二药相合，阴寒结气得散，则阴狐疝气病除。在煎服法方面，因蜘蛛之寒性与病证之阴寒之性相左，故焙焦入药，以减其寒性，也可去其毒性。方后注嘱以"饮和服"或制成"蜜丸"服，亦可去其毒性，同时散剂及丸剂便于携带，可作救急之用。另外，"日再服"的服用频次相对较低，可防止毒性积累。

本方目前专用于阴狐疝气病的治疗，犹以小儿腹股沟斜疝为主。临床亦可见以肉桂易桂枝，或加用柴胡、川楝子、荔枝核等疏肝理气之品，或参照本方散寒破结、疏肝理气之法立方者，均获较满意疗效。

【病证研究与展望】

本病与《五十二病方》中的"穨"病类似，作为病名则最早见于《素问·骨空论》"男子内结七疝"中的狐疝，后世医书亦对其有诸多发挥。例如，《医学心悟》云"疝者，少腹痛，引睾丸也"。《证治汇补》云"疝必睾丸先痛，次连小腹，次攻胸胁，有自下而上之象"。《诸病源候论》《备急千金要方》、《儒门事亲》对其分类亦有不同见解。根据原文中"时时上下"的特点，本病相当于西医学的"腹股沟斜疝"，虽症状表现在阴囊睾丸处，但实为小肠从疝孔脱出，非睾丸本体受病的睾丸炎或附睾炎等，亦非阴囊肿大偏坠的睾丸鞘膜积液。

有关本病主治方中蜘蛛的品种，医家有所探讨。由于蜘蛛种类繁多，大多有毒，多数医家主张用悬网之大黑蜘蛛，不可误用花蜘蛛。《雷公炮炙论》云："勿用五色者，兼大身上有刺毛生者，并薄小者，以上皆不堪用。须用屋面南有网，身小尻大，腹内有苍黄脓液者真也。"有医家选用酷似张网蜘蛛的袋蜘蛛（又名口袋虫、壁口袋、土口袋），此虫各地皆有，左右各五足，作网如口袋。制备时去其头足，置瓦上或铜器上微火焙干，以气香色黄为度，研细末备用，不可煅，否则效减。由于现代药房中多不备蜘蛛，临床亦有用地龙或败酱科植物蜘蛛香替代者，但所治病例较少，疗效有待进一步观察。

【疑难梳理】

后世对阴狐疝的辨治有何发展？

第五节　蛔虫病

蛔虫病是指有蛔虫寄生于肠道的寄生虫病，以发作性脐腹部剧烈疼痛，其至吐蛔、四肢厥冷为特征。

【发病特点与辨治思路】

（一）发病特点

里寒虫动，气机逆乱　本篇第5条云"腹中痛，其脉当沉，若弦，反洪大，故有蛔虫"。指出腹痛是本病的主要症状。常见腹痛之脉当沉或弦，但该病反见洪大脉，又无热势，结合临床其他症状，可推知为蛔动气逆之象。此乃蛔虫病区别于其他疾病腹痛的要点。

第7条所述为因蛔虫窜动而致四肢厥冷的"蛔厥"。患者因"脏寒"而"静"，蛔虫"上入膈"则"复时烦"，且此"烦"呈现出因蛔虫"闻食臭出""须臾复止"的发作性，说明本病以脏寒为主，不过因虫性窜动而出现类似热扰心神之烦及气机逆乱之厥。

（二）治疗思路

虫扰痛剧，安蛔缓图　本病之"吐涎，心痛"状皆因蛔虫作祟，理应杀虫以去除病因。然而蛔动痛发时腹中拘挛绞痛，痛苦难当，宜急则治标，先安蛔止痛为要。且第6条中"毒药不止"说明曾以毒药杀虫而未效，故改用甘草粉蜜汤安蛔缓痛，待病势稳定后，再施杀虫。第8条中治疗蛔厥的乌梅丸亦为安蛔之剂而非杀虫之方，使蛔虫遇酸则止，得苦则定，得甘则静于上，得辛则伏于下。

临床中，若虫疾初起时首用驱虫药，常难以收效，故后世治虫亦多秉承本篇"先安后驱"的原则。

【方药配伍特色与应用研究】

（一）安胃缓痛

甘草粉蜜汤　方中甘草、粉、蜜，皆为甘平安胃之药，取"甘以缓之"意，以缓解疼痛。临床可用于已服过杀虫药而仍然腹痛者；亦可用于妊娠合并胆道蛔虫症、胃及十二指肠蛔虫症、蛔虫性肠梗阻等。此外，以原方或加味，还可治疗因蛔虫毒素导致的精神神经病变而辨证为中气虚弱者，如神经衰弱、过敏性荨麻疹、十二指肠溃疡等。

临床研究发现：①甘草粉蜜汤在胆道蛔虫病剧痛发作时，作用甚佳，对大便秘结者亦有快速的疗效。②甘草粉蜜汤合黄芪注射液治疗白细胞减少症疗效显著。

（二）温脏安蛔

乌梅丸　本方有温脏、安蛔、止痛之功，同时又是《伤寒论》厥阴病的主方。方中酸、甘、苦、辛共存，寒热并用。方中乌梅安蛔止痛，并敛肝泄热；桂、附、川椒、细辛、干姜辛热温脏伏蛔；黄连、黄柏苦寒清热安蛔；人参、当归补益气血，以扶正祛邪。全方共奏清上温下、安蛔止痛之功。后世温病学家叶天士在此方基础上发展创新，衍生椒梅汤、连梅汤、减味乌梅丸、人参乌梅汤、加减人参乌梅汤等方。

乌梅丸方所治病证较广，尤以消化系统病运用较多。临床医家用本方化裁治疗胆道蛔虫病、蛔虫性肠梗阻、慢性特异性溃疡性结肠炎、肠易激综合征、小儿肠系膜淋巴结炎、慢性萎缩性胃炎、十二指肠球部溃疡、十二指肠壅积症、糖尿病性胃轻瘫、胆汁反流性胃炎、反流性食管炎、胆囊鞭毛虫症、急性胆囊炎、胆石症、胆汁性肝硬化继发肝肾综合征、急慢性菌痢、感染性休克、宫颈癌术后呕吐、稳定性劳力性心绞痛、冠心病室性早搏、帕金森病等多种疾病，表现为寒热错杂、虚实并见者，均获较好疗效。综上可见，无论内、外、妇、儿各科，凡属厥阴肝病及其经络循行区域中出现的寒热虚实夹杂病证，以及疾病后期、慢性病久治不愈者，都可辨证选用本方调治。

实验研究发现，乌梅丸具有以下药理作用：①可麻醉蛔虫虫体，明显抑制蛔虫的活动能力。②有促进胆囊收缩和排泄胆汁的作用。③对 Oddi 括约肌有明显的迟缓扩张作用。④能促进肝脏分泌胆汁量，降低胆汁的 pH 值。⑤有明显的镇痛作用。⑥有抗疲劳和耐缺氧作用。⑦能抑制肠黏膜血管活性相关肠肽的表达，促进 P 物质表达，降低胃残留率，提高小肠推进率，通过促进大鼠胃肠功能恢复对溃疡性结肠炎起到治疗作用。⑧可有效提高 2 型糖尿病大鼠外周组织（肝脏、骨骼肌、脂肪组织）AMP 蛋白激酶的表达。

NOTE

临床研究还发现，乌梅丸煎剂有利于增强网络使用者自我控制能力，提高网瘾群体的心理健康水平。

【病证研究与展望】

蛔虫病多见于小儿，本篇中治法较为局限，后世《太平惠民和剂局方》《小儿卫生总微论方》《小儿药证直诀》《卫生宝鉴》《景岳全书》《幼科发挥》《幼科折衷》《育婴家秘》等医籍中多有论述。现代临床以驱虫、杀虫、安蛔、补益脾胃为治则，应用健脾化虫法、穴位注射法、中药保留灌肠法、中西医结合疗法等治疗。

【疑难梳理】

1. 乌梅丸的配伍用药与制剂有何特点？对后世有哪些启发？

2. 为何现代医家常用本方治疗消化系统疾病？

第二十章　妇人妊娠病

妊娠病是指妇人在怀孕期间，发生与妊娠有关的疾病，也称胎前病。

《妇人妊娠病》篇对妊娠病进行较全面系统的论述，包括妊娠的诊断、妊娠与癥病的鉴别、妊娠呕吐（恶阻）、妊娠腹痛、妊娠下血、妊娠小便难、妊娠水气、胎动不安等。此外，还提出安胎养胎的方法以保证胎儿正常生长和发育。其内容精当，为后世妊娠病治疗奠定了基础，也对研究妊娠病辨证治疗规律具有重要的指导作用。

【发病特点与辨治思路】

妊娠病为一类疾病，虽然包括数种疾病，但皆发生于妊娠期间，总与妊娠相关，故也存在共性。下面就从《金匮》所论妊娠病的发病特点、辨治思路加以分析。

（一）发病特点

1. 与肝脾关系密切　胎在母腹，赖母体气血濡养，而肝藏血，主疏泄；脾为气血生化之源。肝血足则胎得养，脾运健则气血充。若母体肝血不足，脾运不健，易致脏腑气血失调，或无以助养肾元，或酿湿蕴热，续致胞胎失养，影响胎儿发育，甚至导致胎动不安、流产、子肿等。此外，肝血不足，也易疏泄失司，致孕妇情绪抑郁（即现之"妊娠抑郁症"者），也不利胎元。

2. 可影响胎元　凡妊娠病，皆有伤胎动胎之弊，或致胎动不安、胎萎不长、早产难产等；篇中设"胞阻""伤胎"等妊娠专病词，意在强调妊娠病皆可影响胎孕。如妊娠腹痛或因肝脾失和，血虚湿滞，胎元失于濡养，发育受损；或因胞宫阳虚寒凝，胎儿不能内守，发生早产。妊娠下血，冲任脉虚，不能固摄胎元，易致胎儿陨落。妊娠小便不利，虽病在膀胱，却也影响肾气，肾主生殖，气主固摄，也可使胎元不稳等。

（二）辨识特点

1. 重视妊娠诊断和鉴别诊断　张仲景强调妊娠首要是明确诊断，一方面要明确是否属妊娠，如第1条指出"妇人得平脉，阴脉小弱，其人渴，不能食，无寒热，名妊娠"。确诊为妊娠后，其相关疾病才遵妊娠病辨治原则施治。其次，即便妇人经停，也有因癥瘕引起，要与妊娠进行鉴别，如第2条从经停与胎动出现时间、胎动部位、停经前3个月经行情况等进行鉴别。

本篇第1、2条首先论述妊娠诊断和鉴别诊断，提示临床诊治妊娠病，应首先确诊是否为妊娠，以免出现误诊、漏诊。

2. 察妊娠时期　本篇中言及妊娠，措辞有别，第3条谓"怀娠"，第5条言"怀妊"，第4、6条云"妊娠"等，意谓辨治妊娠病，需考虑妊娠早、中、晚不同时期。例如，第5条当归芍药散针对"怀妊"腹痛，意指早期妊娠出现腹痛；第4条胶艾汤针对妊娠"胞阻"，实指整个孕期出现的下血伴腹痛。无论早期腹痛，还是整个孕期出现的出血、腹痛，孕妇情绪皆易紧张，担心引起流产，故治疗时不仅要重视安胎，如用白术、阿胶、艾叶等；并对症治标，如重用芍药以止痛，或用阿胶、艾叶止血；而且还应考虑疏调情绪。妊娠情绪失司乃因肝之藏血入胞养胎，致肝血相对不足，妨碍其疏泄，乃肝郁于血分，故均佐川芎行血中之气以疏调肝郁。附子汤方虽未见，但条文中特别强调"怀娠""六七月"，提示针对妊娠阳虚腹痛，即便宗"有故无殒"之旨，附子这类峻烈有毒之品，也宜妊娠中、晚期使用。此外，张仲景用"子脏开故也"指出这个阶段当考虑防止早产，而非流产，故暖宫作为晚期妊娠重要治法，不可忽视。

3. 辨病之轻重，别胎之安危 妊娠病虽属特殊生理时期所发疾病，但仍须明辨轻重，以更好地切中病情，准确施治及判断胎孕发展。如第 1、6 条皆论妊娠呕吐（后世称为"恶阻"），前者发生于妊娠初期，略为呕恶，或兼口渴、不能食，脉象平和，惟尺部略显弱象，又无外感寒热表现，属孕吐轻证（即今之早孕反应）；后者见"呕吐不止"，提示为妊娠呕吐重证，有别于第 1 条之妊娠正常呕恶反应。妊娠呕吐多非恶证，但第 1 条用"加吐下者，则绝之"，提示如果呕吐兼泄利，则有胎陨之危。再如，不仅重视妊娠腹痛辨治，还将妊娠下血伴腹痛单独命名为"胞阻"，强调病情较单纯腹痛重，治当有别。篇中还用"伤胎""胞阻"强调即便妊娠病损胎元，也有程度轻重之别。张仲景所言"伤胎"发生于妊娠晚期，疾病对胎孕影响较小；"胞阻"则意指病已有阻断胞胎发育之势，病情较重较急。

（三）治疗思路

1. 调和肝脾为基本治法 张仲景认为妊娠病发病与肝脾关系密切，故治疗以调和肝脾为要，与后世重视补肾有较大不同。调肝首重肝之藏血，故常用当归、芍药、地黄、阿胶等养血之品，以充养胎之源；此外，疏调肝气立足于肝郁在血分，故常用芍药、川芎调达血中之肝郁，而非疏散气分肝郁的柴胡等。调脾一方面重视健运脾气，常用人参、白术等，既可保障妊娠期气血生化之源，又能助养肝调肝，还可助先天肾元；另一方面伍茯苓、泽泻、葵子等利湿，以防脾失健运所生湿浊，或湿郁化热扰胎。

2. 谨守病机，有故无殒 方书认为，凡滑利攻下、破血、峻烈、有毒之品，皆为妊娠慎用或忌用。但张仲景不为此说所囿，本《素问·六元正纪大论》"有故无殒，亦无殒也"之意，谨守病机，针对妊娠病属邪实者，大胆用之。例如，治妊娠六七月，阳虚寒凝腹痛的附子汤中的附子温脏散寒暖宫，《张氏医通》云："世人皆以附子为坠胎百药长，仲景独用以为安胎圣药，非神而明之，莫敢轻试也。"治妊娠水气病（后世称"子肿"）的葵子茯苓散用滑利之葵子针对水气泛滥；治妊娠脾虚饮泛致呕吐不止的干姜人参半夏丸中用半夏化饮止呕等。皆体现张仲景辨治妊娠病，不仅当补则补，而且不忌讳使用攻邪法，重在去病安胎，为后世树立了治疗典范。

3. 重视安胎 重视保护胎元，使其正常发育、足月易产贯穿张仲景治疗妊娠各病始终。具体体现在以下两方面：一是辨证论治中配用安胎之品，如被朱丹溪谓为"安胎圣药"的黄芩、白术实源自张仲景；他如阿胶、艾叶也习用之。二是避免药损胎元，整体用药并非过峻，如或多用丸、散缓剂施治，十方中丸散居七。诚如徐彬所云："妊娠以安胎为主，则攻补皆不宜骤，故缓以图之耳。"或服用量小，多为"方寸匕""梧子大""小豆大"。或初服小量，不效再渐增，如第 7 条当归贝母苦参丸先服"三丸"，不知再"加至十丸"；第 4 条胶艾汤先"温服一升，日三服，不差，更作"。或虽宗"有故无殒"之旨，不避附、夏、芎等峻药，但多配伍人参、干姜以制其峻烈或毒性，或用生姜糊丸，小麦汁、大麦粥调服等扶正护胎。此外，除当归散言其"常服"外，一般妊娠病皆效显病去则停服，如第 8 条葵子茯苓散方后指出"小便微利则愈"。

4. 病重药重，病轻药轻　张仲景治疗妊娠病，虽总以缓图为要，但也体现了根据病情轻重缓急"随证治之"，施治体现轻重有别、急缓各异的思想。例如，第 1 条妊娠呕吐轻证，为妊初阴阳失和，予桂枝汤调和阴阳，一味生姜止呕足矣，且证轻不易伤胎，故亦无须配伍安胎之品；第 6 条"呕吐不止"，用药较峻，一方面姜、夏相伍，强化止呕之效，另一方面重证则易伤胎，故配人参大补元气，固摄胎元。再如妊娠小便不利（后世称为"子淋"），第 7 条言"小便难"，强调症状较重，故予当归贝母苦参丸治疗，不仅用苦利湿通淋，还配贝母软坚散结，足证小便不利尚兼小腹胀硬等；第 8 条水气已然更重，下干膀胱致小便不利，上扰清阳致头眩，故用葵子一斤，还配茯苓三两，以泄泛滥之水邪；第 11 条云"不得小便"，"怀身七月，太阴当养不养"，"小便微利则愈"，提示不得小便病情虽急，但只要小便通利，其病即愈，故针刺劳宫、关元即可，不必用药。

5. 剂型服法随缓急各异　张仲景素来重视根据病情缓急选择不同剂型和服药方法，辨治妊娠病也不例外。篇中多用丸散剂，或针对急证、重证（尤其汤液难进时），如当归芍药散治妊娠腹中疠痛、干姜人参半夏丸针对妊娠呕吐不止，丸、散剂虽药力较缓，但胜在可立即取服，并采取少量频服法弥补药力不足。或针对妊娠养胎"常服"，如当归散，取其服用方便，药力缓和，每日少量服用，可养胎助产，也无害胎之弊。而"汤者，荡也"，效力较强，起效较速，多针对病情急迫，汤液能进者，如第 4 条治疗"胞阻"之胶艾汤，必须迅速起到血停痛止胎安之效，且孕患无呕吐等症，自然取足量汤液频服，并密切观察药后反应，若不奏效，即再服。

【方药配伍特色与应用研究】

本篇载方 9 首（其中附子汤方未见），根据各方功效的侧重点不同，可分为调和肝脾、化瘀利水、和胃止呕、安胎、利水清热。兹就各方药配伍特色与临床应用、现代研究加以论述。

（一）调和肝脾

该类方剂针对肝脾失调，肝郁脾虚之证。肝虚气郁则血行阻滞，脾虚气弱则水湿内停，通过调和肝脾，使肝血足而气条达，脾运健而湿邪除。常用的配伍结构是：当归、川芎配茯苓、白术，当归配芍药；剂量特点为调肝养血重于健脾利水，因妊娠虽有湿滞，也不宜下渗太过。代表方为当归芍药散。

当归芍药散　本方调肝养血，健脾利水，体现肝脾同调的原则。方中重用芍药敛养肝血，缓急止痛，当归助芍药补养肝血，配川芎活血，还可行血中之滞气，三药共以调肝，肝血足则气条达；泽泻用量亦较重，意在渗利水气，白术、茯苓健脾利水，三者合以治脾，脾运健则湿邪除。本方针对腹痛而设，故方中芍药当为白芍，且重用以强化缓急止痛之功；用治妊娠病时，方中川芎的用量宜小，因川芎为血中气药，味辛走窜，过重恐有动胎之弊。

使用本方需重视两方面：一是肝血虚少的表现，如面唇少华，头昏，目眩，爪甲不荣，肢体麻木，腹中拘急而痛，或绵绵作痛，或月经量少，色淡，甚至闭经等。二是脾虚水停的见症，如纳少体倦，白带清稀量多，面浮或下肢微肿，小便不利或泄泻等。同时，可见舌淡苔白腻或薄腻，脉弦细。

本方广泛用于妇科、内科、五官科、外科等病证，其病机都与肝脾失调、气郁血滞水停有关。实验研究提示，当归芍药散具有以下作用：①通过对过氧化物的清除作用改善受孕力，促进胎盘发育。②较好地调节脂质代谢，抑制脂质在肝脏的沉积，降低血黏度与红细胞的聚集性。③保护肝细胞，改善肝纤维化。④调节内分泌，抗衰老，调节免疫。⑤化瘀，解痉，镇痛。

（二）化瘀利水

该类方剂针对瘀水互结，通过化瘀利水消除血水阻滞，恢复血水畅达。常用的配伍结构是：桂枝合茯苓，桃仁、丹皮佐茯苓；剂量特点为治血和治水药物剂量相近，以奏血水同治之效。代表方为桂枝茯苓丸。

桂枝茯苓丸　本方体现治血兼治水的特点。癥病瘀积日久，必然阻遏气机，妨碍津液代谢，常继发水液停聚，故治疗时不仅要活血化瘀，还应兼渗利水邪。方中桂枝、芍药通调血脉，丹皮、桃仁活血化瘀，茯苓渗利水邪。一般情况下，方中芍药以赤芍为习用，活血之力较白芍强；若兼腹痛，可赤芍、白芍同用。

本方临床应用非常广泛，凡属瘀血阻滞、水液凝滞的病证，都可使用。如子宫肌瘤、慢性盆腔炎、慢性附件炎及炎性包块、痛经、子宫内膜异位症、输卵管阻塞性不孕症、人流术后恶露不尽、前列腺肥大及其所致尿潴留、盆腔瘀血综合征、闭经、面部色斑等。

临床研究发现，桂枝茯苓丸能够通过降低上半身皮肤表面温度改善眩晕症状，并使皮肤外周血管收缩，防止热量散失。另外，该方对盆腔内瘀血还有增加血流的作用。而按张仲景原意炼蜜为丸较汤剂成分及疗效更为显著。

实验研究表明，桂枝茯苓丸主要有以下作用：①对大鼠实验性子宫肌瘤具有防治作用。②抑制大鼠异位内膜的血管生成，使异位内膜萎缩。③诱导肿瘤细胞凋亡。④显著抑制小鼠前列腺增生。

（三）和胃止呕

该类方剂以和胃止呕为主要治法特点，针对妊娠呕吐，起到呕止胎安的作用。止呕药首选"姜"，欲散邪或通阳多用生姜，温中则取干姜，其用量略重，以复胃气之顺降。制方或调和阴阳，和胃止呕，以桂枝汤为代表方，其中桂枝、芍药、炙甘草同用以调和阴阳，生姜佐大枣和胃止呕；或温补中阳，和胃止呕，以干姜人参半夏丸为代表方，方中干姜配人参温中，干姜协半夏和胃止呕。

1. 桂枝汤　本方针对妇女妊娠早期，胎元初结，阴血渐蓄，归胞养胎，属阴偏胜；而胞胎初长，发育旺盛，属阳偏旺，故阴阳容易出现一时性的偏胜失和，上犯胃气，出现轻微呕恶、不食等症。用桂枝汤滋阴和阳、和胃止呕为法，使呕去胎安。方中桂枝配甘草辛甘化阳，平调阳气；芍药合甘草酸甘化阴，以和阴血；生姜、大枣、甘草调和脾胃，滋生化源，兼以止呕。

选用桂枝汤调治妊娠呕吐轻证的要点是：妊娠早期（一般≤60天），恶心呕吐轻微，伴纳呆不食、精神疲乏，舌脉多无明显异常。

本方除可治疗妊娠恶阻外，还可用于妊娠外感风寒、滑胎、妊娠背冷、妊娠癃闭、乳汁自溢、妊娠汗多等，其病机总与营卫阴阳失调有关。

2. 干姜人参半夏丸　孕妇素体脾胃虚寒，寒饮中阻，加之妊娠后气血蓄于胞宫养胎，使脾胃更失濡养，或初孕食少，不能为后天提供化生之源，致脾胃虚寒愈重，发为呕吐重证，方用干姜人参半夏丸治之。方中干姜配人参温中散寒，扶正补虚；半夏协干姜蠲饮降逆，和胃止呕。四药合用，共奏温中散寒、化饮止呕、和胃安胎之功。

本方制剂颇具特点，其以生姜汁糊为小丸，一是借生姜汁化饮降逆之功，增强疗效；二是呕吐剧烈时小丸易于服用受纳。现在临床多改作汤剂，在服药时加入生姜汁数滴。若呕吐剧烈，汤丸难下，可将诸药碾为细末（或用免煎浓缩颗粒末），频频用舌舐服。

选用此方依据有四：一者呕吐较频繁剧烈；二者呕吐物多为清水或涎沫；三者常伴口淡不渴，或渴喜热饮，纳少，头眩心悸，倦怠嗜卧；四者舌淡苔白滑，脉沉滑或细滑。本方主要用于脾胃虚寒，痰饮上逆之妊娠恶阻、腹痛、呕吐、痞证、眩晕等。

（四）安胎

安胎作为治疗妊娠病的基本原则，贯穿本篇，为后世提供了有效的临床指导。张仲景治疗妊娠各病，不仅宗"随证治之"原则祛病，还将稳定胎元作为首务，并根据具体疾病及病机，分别施以养血止血安胎、健脾安胎、清热安胎、暖宫安胎。养血止血安胎以胶艾汤为代表，以阿胶、艾叶为基本药对，也可佐熟地强化养血作用。健脾安胎以白术散为代表，白术为首选药物，其他如人参也可。干姜、生姜则针对脾胃虚寒，以温中安胎。清热安胎以当归散为代表，黄芩为首选药物。暖宫安胎以附子汤为代表，虽本篇中方未见，但后人多认为系《伤寒论》附子汤，附子、白术的配伍为仲圣常用，后世若惧附子为妊娠忌用之物，则可用艾叶或干姜配白术，或杜仲、续断、桑寄生之属配白术。此外，该类方中常有当归、川芎，其中川芎属辛燥动血之品，一般用量当小，3～6g 为宜。

1. 胶艾汤 本方对冲任虚损，血虚兼寒的妇女下血最为适宜，体现养血止血安胎之法。方中阿胶补血止血，艾叶温经止血，二药均能安胎；干地黄、芍药、当归、川芎养血和血，甘草调和诸药；清酒助行药力。本方为养血止血、调补冲任之祖剂，还兼良好的安胎之效。《太平惠民和剂局方》中的补血调经妇科要方四物汤就是由胶艾汤减去阿胶、艾叶、甘草而成。若用于妊娠出血、胎动不安，方中清酒辛窜，非孕妇适宜，可去之。

本方常用于治疗多种妇科出血病证，包括崩漏、产后恶露不绝、胎漏、胎动不安、滑胎等，涉及西医学的功能性子宫出血、宫外孕、先兆流产、习惯性流产、胎位不正等疾病。其选方要点为，血色浅淡，或偏暗，质地清稀，多伴头晕目眩，神疲体倦，舌淡，脉细等。

实验研究表明，胶艾汤有缩宫止血、止血不留瘀和调节内分泌作用。

2. 白术散 本方主治脾虚寒湿导致胎动不安者，或因素体脾虚不振，或因孕期嗜食冰冷所致，其用方要点为，胎动不安，脘腹疼痛，恶心呕吐，不思饮食，便溏，或伴带下量多，舌淡苔白润或滑，脉缓滑。方中白术健脾除湿，川芎疏调肝气，蜀椒温中散寒，牡蛎收敛固涩。合而用之，共收温中除湿、健脾安胎之功。本方还可运用于羊水过多，脾虚腹痛、呕吐、泄泻诸证。

3. 当归散 本方针对血虚夹热导致的胎动不安，以胎动下坠（一般不伴下血），或腹痛，并伴神疲面黄，烦躁，口干口苦，舌尖微红或苔薄黄，脉细滑偏数为特点。女子孕期易出现肝脾失和，若兼热扰胞胎，则更易使胞胎失养，影响胎儿，故用当归散养血健脾，清热安胎。妊娠时肝血下注胞宫养胎，肝血不足，故用当归、芍药补肝养血；肝血不足，肝易失于疏泄，遂配川芎行血中之气，补而不滞；白术健脾安胎；黄芩清热安胎。诸药合用，使血虚得补，邪热得除，收到邪去胎安、血足胎养的效果。如长期服用，以散剂为佳；短期服用，以汤剂为宜。

本方常用于治疗妊娠腹痛和胎漏（先兆流产），若加补肾之品可预防习惯性流产；选加活血利湿退黄之品还可预防母婴血型不合之新生儿溶血病。

（五）利水清热

妊娠肝脾不和，疏调不利，易发生水湿停滞；孕期胎儿发育旺盛，又易助阳生热；胎儿渐长，则可阻碍膀胱气化，进一步影响水液代谢，形成孕期水湿内停，或与热结，重则损害胎气。因此，虽利水清热为祛邪之法，也不惧用之。水湿内停或兼郁热病变的辨治特点为：①病位多在下焦，发为妊娠小便不利（子淋），以小便不通，或频数量少，或灼热难解，甚至作痛等为特点；也可发为妊娠水肿（子肿），以足踝肿或下肢水肿为多，重者可见全身水肿。②祛邪不损胎：虽水气泛滥，不忌讳渗利清泄之品，但宜采用丸、散，效力较平和。此外，每次服用量宜小，或"小豆大"，或服"方寸匕"，以使病去胎安。③利水多用茯苓、泽泻、葵子，其中轻重有别。水邪偏重，多用茯苓、泽泻；再重，则选葵子。清热用苦参。代表方如当归贝母苦参丸、葵子茯苓散、当归芍药散。

1. 当归贝母苦参丸　本方为妊娠血虚热郁，通调失职，干扰膀胱导致小便难所设，故用当归贝母苦参丸养血开郁，清热除湿。方中当归养血润燥，贝母清热开郁下气，以复肺之通调，苦参清热燥湿而能通淋涩。诸药合用，使血得濡养，热郁得开，湿热得除，水道通调，则小便自能畅利。

然而妊娠小便难，不可通利太过。因孕后阴血下聚胞中养胎，全身阴血相对不足，若渗利太过，不仅耗伤津血，还恐引起滑胎，故原方后注"男子加滑石四两"，说明虽同属一证，但孕妇与男子用药有别。本方还体现下病上取的治疗思路，除清热利湿治下焦外，并佐贝母开郁下气治上焦，正本清源。因此，临床治疗小便难，若单纯清利下焦无效时，可资借鉴。

运用本方治疗"小便难"，以小便短黄不爽，或尿频尿急、淋沥涩痛，伴小便灼热、小腹胀痛为特点。本方除可治妊娠膀胱炎、妊娠或产后尿潴留外，还可用于慢性支气管炎、肾盂肾炎、急慢性前列腺炎、便秘、胃脘痛等疾病。实验研究发现，本方能明显改善小鼠前列腺组织病理结构。

2. 葵子茯苓散　本方针对膀胱气化受阻，水气内停之实证所设。方用葵子滑利通窍，茯苓淡渗利水，两药合用，利水通窍，渗湿通阳。据此，后世叶天士提出"通阳不在温，而在利小便"之说。

葵子又名冬葵子，性滑利，有滑胎之弊，后世医家将其作为妊娠慎用药，如《本草纲目》云其"能利窍通乳，消肿滑胎"。因此，运用本方需注意几点：①症见身肿，小便不通，或伴头晕目眩，舌胖苔滑或腻，脉滑有力等。②该证属于水气内停较重，且患者素体强健者；若素体虚弱或有滑胎史者不宜使用。③本方多于晚期妊娠（8个月至足月）水气泛滥使用。④服药量不可太大。原方虽用葵子1斤，但每次服药量仅为方寸匕（且为两药合用后）。⑤不可久服，小便通利则应停服。

本方还可用于水肿、子痫先兆、急慢性肾炎等。

此外，本篇诸方还体现以下配伍特色：①养血调肝：与源自《伤寒论》的柴胡配白芍有异曲同工之妙的当归、芍药、川芎配伍也具调肝之功，只不过后者是通过养血达到调畅肝气目的的。当归芍药散、当归散皆体现了这一精神。②活血消癥亦可止血：以桂枝茯苓丸为代表，体现《内经》"通因通用"之旨。

【病证研究与展望】

本篇系统地论述妊娠常见病、多发病的主症、治疗原则，并在此基础上详细论述各病的辨证论治，为后世妊娠病辨治奠定坚实基础。综合当代医家对本篇的研究主要分为3个方面。

理论研究：①妊娠各病病名及概念辨识：如强调要明确辨析妊娠胞阻和妊娠腹痛、胎漏，还有学者指出妊娠胞阻和腹痛实为一病等。再如将桂枝茯苓丸所致出血归于"崩漏"；妊娠呕吐统称为"恶阻"，妊娠水气称为"子肿"，妊娠小便不利统称为"子淋"等。②妊娠各病因病机分析：除宗张仲景所论，如认为漏下出血有因瘀血（癥瘕）所致，脾虚饮泛是导致妊娠呕吐的重要病机，妊娠腹痛当辨肝脾不和、冲任血虚、阳虚阴寒外，还有学者指出，妊娠呕吐发生以情绪抑郁、肝气不疏为主因；有研究者从体质学说分析妊娠腹痛病因病机，指出阳虚质、瘀血质、气郁质这三种偏颇体质与妊娠腹痛的发病关系密切。③妊娠病常用治法及本篇用药特点研究：其中围绕本篇将安胎作为妊娠治疗总则的研究较多。此外，对止血法、止吐法及其方药的探讨也颇有临床指导意义，如就当归芍药散、胶艾汤、干姜人参半夏丸组方规律的总结，对阿胶、艾叶，当归、白术，桂枝、茯苓等药对的配伍特点及运用的归纳，都对临床实践具有重要参考价值。

临床研究：这部分内容最多，体现了本篇方剂配伍精当、疗效确切、临床应用广泛等特点，具有较大的指导意义和实用价值。此类研究主要分为两类：①运用本篇方剂治疗妊娠病的体会，包括多样本的临床报道与个案。②活用本篇方剂治疗非妊娠疾病的临床报道或应用心得：如胶艾汤治伤科出血；当归芍药散治疗阿尔茨海默病、偏头痛、慢性盆腔炎；桂枝茯苓丸治疗单纯性肥胖、水肿、痤疮、贪食症；当归贝母苦参丸治疗慢性前列腺炎等。

本篇方剂的实验研究：包括对其药效与作用机制的研究。

综观妊娠病的现代研究，具有以下特点：一是承袭《金匮》辨治思路及理法方药的运用，并进一步深化和完善相关内容，如对篇中方剂的配伍规律及运用特点的分析更为精细；扩展妊娠各病的治法，如补肾安胎法的发展等。二是扩大篇中方剂的临床运用范围，不再局限于妊娠病。三是结合现代技术，更清晰地认识妊娠病的诊断和鉴别，并多角度、多层次，如分子机制、药理作用等方面认识相关方剂。

虽然现代研究大大丰富和发展了《金匮》妊娠病篇内容，但尚存在一些研究缺口和空间，如对张仲景所用妊娠慎用、忌用药的用药指征、剂量、疗程、药后可能出现的不良反应及处理等尚缺乏权威、全面的研究报道。对部分方剂，如葵子茯苓散、当归散、白术散等的药理及实验研究尚不足。此外，本篇不少经方是临床常用的有效方，结合临床实践，对其作用机制、配伍规律、特效药对筛选、量效关系、剂型等进行研究，都具有实用价值。

【疑难梳理】

1. 如何看待张仲景治疗妊娠病时运用附子、半夏、干姜、葵子、川芎等药物？

2. 本篇的胞阻与后世的"胎动不安"有何异同？

3. 当归散、白术散是否为胎动不安而设？

4. 当归贝母苦参丸所治为小便难还是大便难？

5. 你能解析白术散方后的药物增减机理吗？

NOTE

6. 如何理解本篇第 11 条伤胎证的病因病机?

7. 后世医家对孕妇针刺劳宫穴与关元穴是如何认识的?

8. 本篇第 11 条中"怀身七月,太阴当养不养"与后世的逐月分经养胎有何联系?如何看待中医的逐月分经养胎说?

第二十一章　妇人产后病

　　《妇人产后病》篇所论产后病涉及妇人产后易于发生的一些常见病，包括产后三大证（产后痉病、郁冒、大便难）、产后腹痛、产后中风、产后下利、产后烦乱呕逆等。篇中对于上述病证的辨证论治为后世医家辨治产后病奠定了基础，研究《金匮》有关产后病的辨证论治规律，对于全面继承和发扬仲景学说具有重要的理论和实践意义。下面兹就《金匮》所论产后病的发病特点、辨治思路加以分析。

【发病特点与辨治思路】

（一）发病特点

　　1. 津气血多虚　本篇第 1 条指出"新产妇人有三病，一者病痉，二者病郁冒，三者大便难，何谓也？师曰：新产血虚，多汗出，喜中风，故令病痉；亡血复汗，寒多，故令郁冒；亡津液，胃燥，故大便难"。明确指出妇人新产三病，虽病情各异，但亡血伤津则为其共同病机。正如尤怡《金匮要略心典》注曰："三者不同，其为亡血伤津则一，故皆为产后所有之病。"又如产后血虚里寒的腹痛、产后气阴两虚导致的"烦乱呕逆"、产后热利引起的阴血伤等。可见，产后病常存在气血阴津不足的特点。

　　2. 常有瘀血　由于产后恶露排出不畅极易导致瘀血留滞，故妇人产后除常有气血阴津不足外，还多见瘀血停滞，如产后腹痛，篇中就分别列举"腹中有干血著脐下"的下瘀血汤证与产后瘀阻兼里实的大承气汤证。

　　3. 易受外邪　由于产后气血亏虚，卫表不固，腠理疏松，故易招致外邪。第 1 条指出"新产血虚，多汗出，喜中风；亡血复汗，寒多，故令郁冒"。说明产后中风、郁冒的发生均与体虚感受外邪有关。

　　4. 不尽全属虚证　如上所述，产后多有气血阴津不足，但产后病亦非全都为虚证，也有因邪实致病者。如第 5 条气血郁滞腹痛、第 6 条瘀血内结腹痛、第 7 条实热瘀血内结腹痛等。张仲景连举 3 个实证，足见产后病不尽全部属虚。

（二）辨识特点

　　1. 首辨常见病——新产三病　由于产后气血阴津多虚，极易招致外邪侵袭，故在两千多年前的汉代，痉病、郁冒、大便难成为新产后常见的 3 种疾病，张仲景将其列于篇首，意在指导人们准确辨识三病。

　　2. 次辨腹痛特点　产后腹痛，是产妇常见的疾病，本篇所述腹痛，因其病机不同，故治有寒热虚实之异，临床诊治腹痛，须辨证施治。例如，血虚而寒所致腹痛，多腹中拘急，绵绵作痛，且喜温喜按，畏寒怕冷；气血郁滞所致腹痛，多为胀痛，且痛连脘腹，烦满不安；瘀血内结所致腹痛，多为少腹刺痛，固定不移，拒按，按之有硬块，舌质青紫或有瘀斑、瘀点；还有瘀阻腹痛与阳明里热相兼之证，既有少腹痛拒按、痛处固定等瘀阻之征，又有发热烦躁、日

NOTE

晡为甚、食则谵语、不大便等热结胃肠之象。

3. 三辨产后诸病有无正虚 本篇第 8、9 条论产后中风证，前者系产后表虚中风持续不愈证，后者属产后中风兼阳虚证，虽然二者表现不同、治法各异，但都是在正气不足的基础上复感外邪。第 10 条论产后虚热烦呕证，第 11 条为产后热利伤阴证。尽管其证表现迥异，但从第 10 条的"安中益气"及第 11 条的"虚极"不难看出，两证也均存在正气损伤。由此可知，在辨识产后诸病时，当注意辨析有无正虚。

4. 四辨产后邪实当攻证 由于妇女分娩时难免耗气伤血，故以产后易虚。然而产后并非尽属虚证，也有实证，甚者有当用攻下法治疗者，故对于虚实的辨证尤显紧要，否则易患虚虚实实之误。第 6 条云"产妇腹痛，法当以枳实芍药散，假令不愈者，此为腹中有干血着于脐下"，以行气和血治疗无效，反衬出病重药轻。第 7 条云"产后七八日，无太阳证，少腹坚痛，此恶露不尽。不大便，烦躁发热，切脉微实，再倍发热，日晡时烦躁者，不食，食则谵语，至夜即愈"。将大承气汤证的特点清晰展示出来，目的就是防止因误诊导致虚实误治。

（三）治疗思路

根据产后病的上述辨识特点，张仲景在治疗产后病时，既不拘泥于补虚，也未忘扶正。其治疗思路反映在以下 5 个方面。

1. 新产三病注意顾护津血 新产三病虽然各自的病证与病机不同，但亡血伤津则为共同的病机。篇中虽没有为痉病、大便难处方，但第 1 条云"新产血虚，多汗出，喜中风，故令病痉；亡血复汗，寒多，故令郁冒；亡津液，胃燥，故大便难"。其字里行间反复强调新产三病存在津血亏耗的病机，自知治疗此三病当顾护津血。

2. 产后腹痛重视调理气血 产后腹痛，是产妇常见的疾病，其病机有气血虚实的不同。气血是维持人体生命活动的物质和动力，借经络以运行周身，供应机体的需要。妇人以血为本，但血赖气行，如气血充盈，则五脏安和，冲任充盛而无病，故调理气血是产后腹痛的重要治法。例如，血虚里寒证以养血补虚散寒之当归生姜羊肉汤治之；气血郁滞者用行气活血之枳实芍药散治之；瘀血内阻者，以活血逐瘀的下瘀血汤治之；还有瘀阻与阳明里热相兼之腹痛，其治当分缓急、别深浅，先用大承气汤泄热通便以救其急。

3. 产后祛邪勿忘扶正 张仲景治产后诸病，虽未拘于产后多虚而一味用补，但祛邪时亦没忘扶正的原则。例如，本篇产后中风有两证，一为产后体虚，风邪外袭，营卫不和者，予阳旦汤解表祛邪，调和营卫；一为产后中风兼阳虚者，用扶正祛邪、标本兼顾的竹叶汤治之。两方体现治产后中风祛邪不忘扶正的精神。又如，产后烦乱呕逆证，以竹皮大丸清热降逆、安中益气治之；产后利伤阴证，用白头翁加甘草阿胶汤清热利湿，养血和中。此两证均属于祛邪勿忘扶正范畴。

4. 试探性治疗以确定诊断 试探性治疗在本篇主要用于产后腹痛。临床证候十分复杂，有时辨证一时难以明确，即可采取试探性治疗，根据治疗后的反应来调整治法，选择相对应的方药。例如，第 6 条云"产妇腹痛，法当以枳实芍药散，假令不愈者，此为腹中有干血着脐下也，宜下瘀血汤主之"。初诊此产后腹痛，似属气血郁滞，然投以枳实芍药散后，症情无改善，再仔细审查，才明确"此为腹中有干血着脐下"，故改用下瘀血汤治疗，此过程就是张仲景应用试探法治疗后，重新辨清证候、调整治法的过程，具有示范意义。

5. 对产后邪实不避攻邪 张仲景在治疗产后邪实证时，并不忌讳使用攻邪法。本篇最具代表性的就是分别在第 3、第 7 条两度运用大承气汤。前者为郁冒解后转为胃实发热，后者为恶露不尽兼阳明里实热腹痛，两证都属于病情急重，故均选择峻猛攻下的大承气汤。

【方药配伍特色与应用研究】

本篇载方 9 首，根据各方功效的侧重点不同，可分为调和阴阳、攻下祛邪、气血兼治、扶正祛邪。兹就各方药配伍特色与临床应用、现代研究加以论述。

（一）调和阴阳

该类方剂通过调和机体阴阳之气，使阴阳恢复相对平衡状态，达到阴平阳秘，其病则愈。代表方为小柴胡汤、桂枝汤。

1. 小柴胡汤　本方药物可分为 3 组：一为柴胡、黄芩清解少阳经腑之邪热，又能疏利肝胆气机，为和解少阳、表里之主药；二为半夏、生姜和胃降逆止呕，并通过其辛散作用，兼助柴胡透达经中之邪；三是人参、甘草、大枣益气调中，既能鼓舞胃气以助少阳枢转之力，又能补脾胃以杜绝少阳之邪内传之路。其配伍特点为泻中寓补，扶正祛邪，疏透与清泻并用，以透为主，胆胃兼调。诸药共伍，少阳经腑同治，又旁顾脾胃，使气郁得达，火郁得发，枢机自利。小柴胡汤适宜于产后郁冒兼见呕不能饮食、大便秘结证，属血虚津伤，阴阳失调，胃失和降者。临床可用本方治疗外感热病见少阳证，急慢性肝炎、胆胰疾病属阳热者，以及妊娠恶阻、经前期紧张征等。

实验研究显示，小柴胡汤具有以下作用：①抗抑郁作用。②免疫调节与抗肿瘤作用。③激素样及非激素样抗炎作用：如能抑制嗜中性粒细胞的趋化性，稳定细胞膜及溶酶体膜，抑制水解酶的释放及抑制巨噬细胞分解白三烯，从而减轻肝细胞的免疫损伤。④对大鼠肝纤维化有良好的干预作用，可延缓肝纤维化进程。

2. 阳旦汤（桂枝汤）　本方中炙甘草益气和中，合桂枝辛甘化阳以助卫，合芍药酸甘化阴以益营，兼调和诸药。全方仅五味药，配伍严谨，散中有补，滋阴和阳，使风寒外解，营卫和调，自然诸症悉除。适宜于产后体虚、风邪外袭，致营卫不和的中风证，临床可用于符合上述病机的产后发热等。

实验研究显示，桂枝汤具有以下作用：①对小鼠免疫功能的抑制作用：不同剂量、不同途径给药，桂枝汤均能明显抑制小鼠抗体分泌细胞、特异玫瑰花形成细胞，及其脾细胞对牛血清白蛋白诱导的迟发型超敏反应和对 ConA 和 LPS 的增殖反应。进一步的研究表明，桂枝汤有明显抑制小鼠脾细胞产生 IL-2 的作用，这可能是该方免疫抑制作用的主要机制。②具有延迟皮肤排异的功效。③有抗菌消炎作用。④对汗腺分泌具有双相调节作用。

（二）攻下祛邪

该类方剂以泻下药为主组成，通过通大便、排除肠胃积滞、荡涤实热使邪气排出体外。常用的药物组合是大黄配芒硝。代表方为大承气汤。

大承气汤　本方在《金匮》中共出现 5 次，主治热盛动风之痉病、阳明腑实之腹满、宿食积滞于下的实证、实热下利、产后实热瘀结之腹痛及郁冒解后转为胃实发热等不同病证。方中大黄荡涤肠胃，泄热泻结，为君；芒硝软坚润燥，泄热通便，为臣；二药相须为用，荡涤积滞，软坚散结。积滞内阻，则腑气不通，故又以厚朴、积实行气破结，消痞除满，并借其推荡之力以助硝、黄泻结下实，为佐。四药相合，综泻下、软坚、消痞、除满之用，推荡泻下之力甚宏，共成寒下之峻剂。因此，适宜于里实而胀积俱重导致的腹满痛病证，临床可用于符合上

NOTE

述病机的急性胰腺炎、肠梗阻等。

实验研究显示，大承气汤具有以下作用：①降低毛细血管通透性，减少炎性渗出物，降低炎症病灶扩散，明显增强肠蠕动，增加肠血流量等。②对正常和便秘模型小鼠有较强的促进排便和增加肠蠕动作用，从而有助于各种毒性物质的排出。③可诱导急性胰腺炎大鼠胰腺腺泡细胞凋亡而改善胰腺病理改变，其机制可能与增加胰腺组织 NO 含量有关。④有显著抑制血清内毒素、降低炎性细胞因子、解热、抗感染、抗炎、提高机体免疫力的作用，对脑、肺等重要脏器具有明显保护作用。

（三）气血兼治

该类方剂以养血理气化瘀药为主组成，通过补血、理气、活血化瘀来调和气血的偏胜偏衰，使气血功能恢复正常。代表方为当归生姜羊肉汤、枳实芍药散、下瘀血汤。

1. 当归生姜羊肉汤　全方药仅 3 味，却兼顾虚实及气分血分。方中当归养血补虚；生姜温中散寒；羊肉为血肉有情之品，补虚温中止痛，得当归主活血使血中之滞通，得生姜主利气使气中之滞通。本方不仅可治产后血虚里寒的腹痛，也可主治血虚而寒的寒疝和虚劳腹痛。此方还是血虚有寒之人的食疗佳方。本方所治产后血虚里寒腹痛证的主症为腹中绵绵作痛，以少腹部为主，喜温喜按，畏寒怕冷，舌淡苔薄润，脉弦细或沉细等。临床可用于符合上述病机的痛经、月经不调（如月经后期及月经量少）、不孕症、血虚乳少、恶露不止、产后痹痛、虚劳病、白细胞减少症、十二指肠球部溃疡、低血压眩晕等。

实验研究显示，当归生姜羊肉汤具有防病治病、抗衰老、健美的作用。

2. 枳实芍药散　本方虽简，却气血兼治，枳实行气散结治气，芍药和血止痛治血，故对产后气滞血凝、恶露不尽者有良效。临床除用于产后气血郁滞之腹痛外，凡气血郁滞、气机不畅的脘腹痛均可加减使用，还可治疗带状疱疹及顽固性呃逆等。

实验研究显示，枳实芍药散具有以下作用：①对胃肠道运动有双向调节作用。②可降低肠道的敏感性，其机制可能在于调节肥大细胞及其 P 物质的分泌。

3. 下瘀血汤　方中大黄荡逐瘀血，桃仁活血化瘀，䗪虫逐瘀破结。三味相合，破血之力颇猛。用蜜为丸，是缓其性而不使骤发，酒煎是取其引入血分，意在运行药势，以达病所。顿服之，使其一鼓荡平，祛邪务尽。以上三药为张仲景祛瘀常用药组，大黄、桃仁组合尤其常见，除本方外，大黄䗪虫丸、鳖甲煎丸、抵当汤都含有上述药组或药对。本方适宜于产后血瘀内结的腹痛，还可用于符合上述病机的产后恶露不下、闭经、盆腔炎、宫外孕、慢性肝炎、肝硬化、肠粘连、跌打损伤等内、妇、伤科病证。

实验研究显示，下瘀血汤具有以下作用：①抗肝纤维化的作用。②通过抗氧化作用，达到改善肾功能、减少细胞外基质沉积、延缓慢性肾功能衰竭的效果。③改善血液流变学的作用。④改善肾功能的作用：表现为降低肾切除大鼠血清肌酐、尿素氮、24 小时尿蛋白量，提高尿渗透压和内生肌酐清除率，升高血清白蛋白，改善大鼠残余肾的代偿性增生等。

（四）扶正祛邪

该类方剂以扶正药配伍祛邪药为主组成，治疗虚实夹杂之证。代表方为竹叶汤、竹皮大丸、白头翁加甘草阿胶汤。

1. 竹叶汤　本方主要治疗产后中风兼阳虚证。方中竹叶甘淡轻清为君，辅以葛根、桂枝、防风、桔梗疏风解表祛外邪；人参、附子温阳益气；甘草、生姜、大枣调和营卫。诸药合用，邪正兼顾，为后世扶正祛邪法之祖。本方可用于阳虚之体风邪外袭，兼虚阳浮越所致的流行性感冒、神经性头痛、产后发热、妊娠发热、产后缺乳、带下病等。

2. 竹皮大丸 本方重用甘草益气安中，配桂枝则辛甘化气，竹茹、石膏清胃热，白薇退虚热。三药虽为寒凉之品，却并无伤胃之嫌，因方中既有辛温之桂枝，又有味甘之草、枣。诸药配伍，共奏清热止呕、安中益气之功。全方辛甘温与辛甘寒合用，达到清热不伤胃、补气不助热的效果。本方适宜于产后气阴两虚的心烦呕逆证，还可用于符合上述病机的妊娠呕吐、神经性呕吐及更年期综合征、癔症、失眠、小儿夏季热、男性不育症、阳痿、精液不液化症等。

3. 白头翁加甘草阿胶汤 白头翁汤本为治热痢下重之主方，但对于产后阴血不足之人所患热痢，则需兼以扶正，故张仲景在原方基础上加阿胶补益阴血，甘草益气和中，组成清热利湿、养血和中之剂，适宜于产后热利伤阴证。临床不必拘泥于"产后"二字，可用于久利伤阴或阴虚血弱而病热利下重者。

实验研究显示，白头翁加甘草阿胶汤具有抗菌、抗阿米巴原虫、抗炎、增强免疫功能等作用。

【病证研究与展望】

综合当代医家对本篇内容的研究，主要集中在运用本篇方剂治疗产后病及妇科其他疾病的个案及部分大样本的临床报道，或应用某方的心得体会；其次是对产后病治疗法则的研究。对产后病证研究较多的是产后腹痛。本篇的调理气血法及化瘀方剂为后世中医妇科所常用，在癥积、闭经、月经失调、产后腹痛等疾病治疗中收到很好的疗效。目前运用现代科学技术和手段对产后病开展的相关实验研究很少，但临床实践证明，本篇的治则、方药一直指导临床且疗效确切。因此，今后应该加强这方面的研究工作，对临床常用、疗效确切的经方进行药效、量效及方剂配伍原则和规律的研究。

【疑难梳理】

1. 新产三病之一的"郁冒"发展源流如何？

2. 本篇第 7 条既有恶露不尽之少腹坚痛，又有热在里之不大便、烦躁发热、食则谵语，为什么用大承气汤而不选下瘀血汤？

3. 阳旦汤究竟是桂枝汤加味还是桂枝汤原方？

4. 古今学者对竹叶汤所治产后中风证的辨证有何分歧？该证的病机是什么？

5. 本篇第 6 条的"干血着于脐下"与第 7 条的"结在膀胱"是否都是指胞宫有瘀血内停？

第二十二章 妇人杂病

《妇人杂病》篇主要论述胎、产以外的胞宫与前阴部位的一些病证及妇女常见情志疾患。包括月经病、带下病、前阴诸疾，以及热入血室、脏躁、梅核气、腹痛、转胞等病证。本篇第8条云三十六病，千变万端"，即为《脏腑经络先后病》篇第13条所言"妇人三十六病"。《诸病源候论》《千金要方》均作十二瘕、九痛、七害、五伤、三痼，实泛指妇科多种复杂的疾病。

妇人杂病的发病原因虽错综复杂，但本篇第8条将其高度概括为虚、冷、结气3种主要原因。所以，张仲景治疗妇科病多采用补虚、温阳、消瘀、行气的方法。

本篇还强调情志因素致病，提出"或有忧惨，悲伤多嗔，此皆带下，非有鬼神"，认识到情志刺激，如忧愁不乐，或无故悲伤，或时常发怒，均可导致疾病发生，并非鬼神作祟。

妇人杂病病变多端，当辨证施治。第8条提出"审脉阴阳，虚实紧弦，行其针药，治危得安"。即医者必须审脉之阴阳，辨证之寒热虚实，选择合适的针灸或汤药治疗，才能切中病机，使病人转危为安。

本篇治法丰富多彩，内治有汤、散、丸、酒、膏等剂型；外治有针刺、洗剂、坐药、润导等方法。其中不少治法与方药至今仍有效指导着妇科临床。其治疗特点为适应病情需要、给药方法多样。内治突出调理，以活血调血为重。外治注重局部治疗，采用阴道纳药或外阴冲洗等，使药物直接作用于患病部位，以获得更好的治疗效果。

研究妇人杂病相关病证应结合妇人的生理、病理特点，体质状况及临床实际，同时须借鉴现代中西医妇科学的研究成果，如此则有助于对相关病证证治规律和特点的深入认识，亦有助于临床诊治水平的进一步提高。

第一节 热入血室

热入血室是指妇女经期感受外邪，邪气乘虚入于血室；或因阳明热盛时，邪热袭入血室而引起的一种病变，常见发热恶寒或往来寒热，胸胁下满痛，或谵语，昼明暮作，如见鬼状等症；由阳明热盛所致者可见前阴下血。篇中有4条原文涉及热入血室。

【发病特点与辨治思路】

（一）发病特点

1. 多与月经有关 本篇第1至3条言"经水适断""经水适来"，表明其病证多见于妇人行经之际或经断之后，亦可见于非经期之时，如第4条由阳明里热盛所致的热入血室，即是"阳明之热从气而之血，袭入胞宫"（《金匮要略浅注》），迫血下行，导致前阴下血。该病证发病虽与经期无关，但却出现了非经期的下血，故热入血室多与月经有关。究其感邪，有太阳中风、太阳伤寒及热入阳明之不同，其病机注家多认为是外邪乘虚入于血室，邪热与血互相搏结所致，与一般外感热病有所不同。

2. 病位在血室 对于"血室"的含义，后世医家有不同看法，有认为是冲脉者，如成无己《伤寒明理论·热入血室第四十五》云"人身之血室者，荣血停止之所，经脉留会之处，即冲脉是也"。有指子宫者，如张景岳《类经附翼·三焦胞络命门辨》云"子宫者……医家以冲任之脉盛于此，则月事以时下，故名之曰血室"。亦有指肝者，如柯琴《伤寒来苏集·阳明脉证上》云"血室者，肝也。肝为藏血之脏，故称血室"。诸家之言各有所据，然而根据本篇关于热入血室的4条原文所论，可以这样认识血室，即狭义指子宫，广义包括子宫、肝及冲、任脉。因三者或有经络相连，或在功能上密切相关，故宜合参诸家观点。

（二）辨识特点

1. 辨发病与经期关系 虽然热入血室发病原因有所不同，但从《金匮》原文看，其发病多值月经来潮或月经将净之际，如第1条"经水适断"，第2、3条"经水适来"。由此提示，诊断热入血室，须询问其发病与经期的关系。

2. 注意发热特点 由于热入血室与感受外邪有关，故本篇有3条原文中都提及发热表现。例如，第1条"妇人中风，续来寒热，发作有时"；第2条"妇人伤寒发热"；第3条"妇人中风，发热恶寒"。可知，热入血室的发热，既可表现为发热恶寒，也可见寒热如疟，发作有时。

3. 观察神志表现 热入血室为妇女经期感受外邪，邪热内陷，与血相搏结所致，血热上扰心神，可出现神志症状，如本篇第2、3、4条均言及"谵语"，但热入血室之谵语与阳明腑实的谵语有所不同，前者如第2条所言，为"暮则谵语"，后者为食则谵语，如《产后病》篇第7条所论。

（三）治疗思路

张仲景治疗热入血室采用内服小柴胡汤及针刺期门（肝之募穴）之法。

1. 和解枢机 第1条证见寒热如疟，发作有时，病涉少阳，故用小柴胡汤和解枢机，助正达邪，使血室之邪得以清泄，血自畅行，诸证即除。正如尤怡所言："仲景单用小柴胡汤，不杂血药一味，意谓热邪解而乍结之血自行耳。"此恰合《脏腑经络先后病》篇第17条"随其所得而攻之"之意。

2. 泄血室热 第3条症见胸胁满如结胸状、谵语，第4条除谵语外，并见下血、但头汗出。因二者均涉及肝，故用针刺期门法，正如成无己《注解伤寒论》所言："期门者，肝之募，肝主血，刺期门者，泻血室之热。"或言第4条之证始于阳明，但正如陈念祖《金匮要略浅注》所言："然既入血室，则不以阳明为主，而以冲任、厥阴之血海为主。冲任，奇脉也，又以厥阴为主。"

3. 禁用汗吐下 第2条指出："治之无犯胃气及上二焦。"胃气，指中焦。后世注家多认为是禁汗吐下法。热入血室病在里而不在表，故不用汗法损其上焦清气；病在血而不在气，更非气分有形结实，故不可用吐下法伤中焦胃气。

【方药配伍特色与应用研究】

和解枢机

小柴胡汤 方中柴胡、黄芩和解清热，半夏、生姜降逆止呕，人参、甘草、大枣补虚安中。诸药合用，和解枢机，助正达邪，使伏于血室之邪从少阳之枢转而外出。本方是张仲景治疗热入血室的主方，临床一般适用于证情较轻者，或加用清热凉血之品生地黄、丹皮、栀子等；若邪热与血相搏结较深重者，常加清热行瘀药赤芍、丹参、桃仁等。如高学山认为若"热结血甚，可加丹皮、丹参以泄热行血"；黄元御亦指出用小柴胡汤发少阳之邪热，若"不下，然后用下瘀之剂也"。叶天士在《温热论》论及热入血室之治法时指出，在小柴胡汤基础上去甘药加活血药桃仁、归尾、延胡索之品，调气药香附、枳壳、陈皮之属，可供参考。

第二节　脏　躁

脏躁一名始见于《妇人杂病》篇。第6条言其主要表现为"喜悲伤欲哭，象如神灵所作，数欠伸"，治用甘麦大枣汤。

【发病特点与辨治思路】

（一）发病特点

1. 情志不遂是致病的重要因素　原文中虽未明言其成因，但正如徐彬指出"此条即后所谓或有忧惨，悲伤多嗔也"，后世注家根据该病的主症，皆认为其发病与情志相关，或七情过激，或脏气失调，或病缠日久致情志不舒，肝郁化火，伤阴耗液。此外，思虑过度，阴血暗耗而心脾两虚，也可导致本病。

2. 病变脏腑主要责之于心、肝、脾　对本病的病位，后世注家各有侧重，如吴谦谓"脏，心脏也"；赵以德指出"此证因肝虚肺并，伤其魂而然也"；徐彬根据其主症，认为病涉肝、心、胃。综合各家之言及本病的成因，似主要在心、肝、脾。肝郁化火，伤阴耗液，或心脾两虚，营血不足，以致心神失养，躁扰不宁，发为脏躁。

3. 多见于女子　张仲景将脏躁列入《妇人杂病》篇中，提示该病多见于女子，虽男子亦有之。叶天士《临证指南医案》指出"女子以肝为先天"。张仲景在本篇第8条指出妇人之病"结气"是重要的致病因素。肝失疏泄，气机郁滞，易致七情失调。临床中脏躁多见于更年期妇女，主要表现为精神忧郁，情志烦乱等，也为佐证。

（二）辨识特点

点明情志失常为主要特征　第6条言其主症为"喜悲伤欲哭，象如神灵所作"，由前句的"悲伤欲哭"，说明其情志失常的主要表现是情绪低落、抑郁；后句则概括该病属于心神失主的疾病，与此类似的百合病，张仲景亦以"如有神灵者"概之。验之临床，该病可有精神失常，动作、语言不能自主的状况，且稍不如意，极易伤感，时常无故悲伤欲哭，频作欠伸，神疲乏力，心烦失眠，情绪易于波动等。

（三）治疗思路

补益心脾，宁心安神　本病虽始于肝郁气滞，终则脏阴不足，心神失养而躁扰不宁，故张仲景并未用辛香疏郁之品，而是以甘润之甘麦大枣汤主治，因其能"滋脏气而止其燥也"。

【方药配伍特色与应用研究】

补心脾，安心神

甘麦大枣汤　本方为治疗脏躁的主方。《灵枢·五味》云"心病者，宜食麦"，小麦入心经，养心气，安心神；《素问·脏气法时论》云"肝苦急，急食甘以缓之"，甘草、大枣甘润补中缓急，既可甘以补养心脾之虚，又可甘以缓肝之急。全方简练，其性平和，药味皆甘，旨在调治脏腑，使情志安定。唐宗海云："三药平和，养胃生津化血，津水血液下达子脏，则脏不燥，而悲伤太息诸症自失矣。"

本方适宜于脏阴不足，以心脾为甚之脏躁患者。其主要证候有心神不宁，情绪低落或不稳定，无故悲伤欲哭，或喜怒无常，神疲乏力，心烦失眠，舌淡红，苔薄白，脉弦细。临床常用本方治疗精神障碍、抑郁症、更年期综合征、癔症等病证。根据多数医家体会，方中小麦用量宜大，并常加入养血、安神、解郁药以增强疗效，或酌情选择与百合地黄汤、酸枣仁汤、小柴胡汤、半夏厚朴汤、六味地黄汤、温胆汤等方联合运用。

临床研究显示，该方加味是疗效确切且耐受性好的抗抑郁组方，能改善围绝经期症状和抑郁评分，且并非依赖调节性激素水平而发挥作用。可显著提高多动症儿童的社会适应水平，降低行为问题发生率。

实验研究提示，本方具有以下作用：①对药物诱发的呵欠行为有抑制作用，其机理与通过多巴胺、胆碱能神经抑制及中枢性肾上腺素能神经的间接性抑制有关。②能纠正抑郁症模型大鼠行为学变化，其机理与通过对海马保护作用，抑制下丘脑－垂体－肾上腺（HPA）轴过度亢进，增加海马区 BDNF 表达有关。③具镇静催眠作用，能延长戊巴比妥钠诱导小鼠的睡眠时间。④本方加磁石制成的"心瘾散"，具有养心、安神、缓急和镇惊作用，对吸毒而接受脱毒治疗患者所表现的失眠、焦虑、精神紊乱有十分显著的心理抗应激能力。

【病证研究与展望】

关于脏躁病，多数学者认为与癔症、抑郁症、神经官能症及其他抑郁性疾病相关。有人对历代 167 例脏躁医案的统计发现，脏躁出现频数较高的症状有悲伤、哭泣、烦躁、失眠、精神恍惚、心慌、胸闷等，与抑郁症诊断标准十分相似。有学者将脏躁与癔症类比，认为二者在病因、发病人群及症状描述上有相似性，均由精神因素诱发，呈发作性，有不能自主感。癔症以躯体症状为主，脏躁则有大量情志方面的表现。心理行为方面均好发于女性，有相对固定的性格特征，如情绪不稳定，暗示性强。

对本病的治疗，多数医家认为在应用药物治疗的同时，也要注重心理治疗，如针对发病原因、诱因及患者的性格特征采用移易精神、排遣情思等方式，予以良性疏导，解除其思想顾虑，增强治疗信心。

第三节　梅核气

《妇人杂病》篇的"咽中如有炙脔"证，后世称作"梅核气"。《灵枢·邪气脏腑病形》曾有类似病状的描述："胆病者……嗌中介介然，数唾。"明代孙一奎《赤水玄珠》指出："梅核气者，喉中介介如梗状，又曰痰结块在喉间，吐之不出，咽之不下是也。"《医宗金鉴》谓："咽中如有炙脔，谓咽中有痰涎，如同炙肉，咯之不出，咽之不下者，即今之梅核气病也。"可见，梅核气与《金匮》之"咽中如有炙脔"指的是同一病状，皆是形容咽中如有物梗，咯之不出，咽之不下，但饮食、吞咽无碍。

【发病特点与辨治思路】

（一）发病特点

1. 与情志关系密切 本篇第5条虽未明言梅核气病因，但在本篇第8条张仲景已概括妇人杂病的常见病因包括"虚、积冷、结气"，故吴谦《医宗金鉴》注曰"此病得于七情郁气，凝涎而生"。可知本病多由情志不畅，肝失条达，气机郁结，致津行不畅，聚而生痰，痰凝气滞，上阻咽喉之间所致。

2. 病位责之肝脾肺胃 肝主疏泄，性喜条达，恶抑郁，若情志抑郁则伤肝。又脾主运化，为生痰之源；肺主宣降，为贮痰之器。若肝脾失调，脾失健运，痰湿内生，肝郁气滞，气和痰互结，影响肺之宣发、胃之和降，并随肺胃之气上逆，结于肺之门户咽喉，凝结不散，则发为梅核气。

3. 女子发病较多 张仲景将此病置于《妇人杂病》篇，提示该病以妇女多见。古代妇人情绪多郁，肝易失疏泄条达之常而生梅核气，故曰"妇人咽中如有炙脔"。但男子亦间有之。

（二）辨识特点

注意对自觉症状的问询 由于该病与情志关系密切，故病者常伴肝气郁结的表现，如心情抑郁、失眠、胸胁胀满、喜叹息等。因此，诊病时需要关注自觉症状。

（三）治疗思路

重在调畅气机与化痰 本病既由情志不畅，肝气郁结，津聚生痰，痰凝气滞于咽喉之间所致，故治用半夏厚朴汤理气降逆，化痰开结，体现治疗本病重视调畅气机与化痰的特点。方中苏叶芳香疏郁、厚朴行气降气、半夏、生姜降逆等，无疑都是为了使郁结的气机得以调达，以保持津行顺畅；厚朴、半夏、茯苓三药化痰，意在消除与气相搏之痰。可见，调气、化痰是治疗梅核气的两个重要方面。

【方药配伍特色与应用研究】

理气解郁化痰

半夏厚朴汤 本方主治梅核气痰气互结者。方中半夏辛温，降逆下气，化痰开结；厚朴苦温，行气开郁，通利痰滞，二药苦辛相配，增强降气化痰开结之功，《金匮》厚朴麻黄汤中也含此药对。茯苓渗湿健脾，脾运湿去，则痰无由生；生姜辛散化痰，和胃降逆。苏叶味辛质轻芳香，既上达咽喉，又顺气宽胸，宣散郁结。诸药合用，亦有良好的降逆止呕、降气平喘作用。

半夏厚朴汤适宜于痰凝气滞而无热象者。其主要证候有自觉咽中不适，如有物阻，咯之不出，咽之不下，但饮食吞咽无碍，可伴有精神抑郁或胸闷叹息，胸胁胀满，舌质淡，苔腻或白滑，脉弦滑。亦可见喘急咳嗽或脘腹胀满、呕吐呃逆等。临床常用本方加减治疗符合上述病机特点的慢性咽炎、咽异感症、咽神经官能症、上气道咳嗽综合征、气管炎、颈部疾病、抑郁症、焦虑症、癔症，以及反流性食管炎、胆汁反流性胃炎、肿瘤化疗所致恶心呕吐、功能性消化不良、胃轻瘫综合征等。

临床医家选用该方的常见依据有三：一是痰病为患，见舌苔腻或白滑；二是气机失常，气滞或气逆，见咽喉不利，胸脘、胁腹痞闷胀满等；三是有肝气郁结，情志不畅的表现。

临床研究显示，应用半夏厚朴汤加玄参、麦冬、甘草能促进咽喉微波术后黏膜修复，促使疾病及早痊愈。

实验研究提示，半夏厚朴汤具有如下药理作用：①抑制猫对刺激喉上神经所致的喉反射，其中厚朴和紫苏对喉反射有显著抑制作用。②镇静作用：能延长巴比妥类引起的睡眠时间。③抗抑郁作用：本方抗抑郁的活性成分主要分布在石油醚和水溶性部位。该方的抗抑郁机制可能与下列作用有关：一是部分通过对单胺类神经递质系统的整合；二是本方醇提物能改变抑郁状态下生化指标的异常；三是与促进脑源性神经营养因子（BDNF）的表达有关；四是可能与抑制 HPA 轴功能亢进有关。④该方及其组成药物均有促进在体小鼠胃排空和小肠推进功能的作用。拆方研究表明，半夏对小鼠小肠推进功能作用最强，其次分别为茯苓、苏叶、厚朴，生姜此作用最弱；厚朴对胃排空作用影响最大，苏叶、半夏、生姜、茯苓则随其后。

【病证研究与展望】

对梅核气"咽部梗阻不适"的症状，有专家指出，可由咽喉部、骨伤、消化系统、精神及循环系统中的多种疾病所引起。亦有对未发现咽喉部有器质性病变的病人进行心理学分析，认为心理因素在梅核气的发生发展中起诱导作用，该病发生与病人的性格、情绪、社会周围环境密切相关，郁闷或心情不悦，日久均可致病。

第四节　月经病

【发病特点与辨治思路】

（一）发病特点

本篇第 8 条云"因虚、积冷、结气，为诸经水断绝。至有历年，血寒积结，胞门寒伤，经络凝坚"。概括了虚、冷、结气及血寒、积结是导致闭经的重要因素。"在下未多，经候不匀"，指出虚冷结气在下焦，则多属妇科病，主要为月经不调。

1. 冲任虚损　第 9 条言"年五十所"，即《内经》所谓女子七七"任脉虚，太冲脉衰少，天癸竭，地道不通"。此时肾气已衰，月经应停止，反出现前阴下血数十日不止，为冲任虚寒，不能摄血则成崩漏之疾。

2. 气血失调　第 11 条肝失疏泄，气血郁滞致半产漏下；第 12 条"陷经"乃经气下陷而下血不止。月经不调、闭经、痛经等多有瘀血为患，第 10、14 条即瘀血内阻致月经不调。

3. 水血相结　《水气病》篇第 19 条云"经为血，血不利则为水，名曰血分"。即指由月经不调形成的水肿，称为血分。同篇第 20 条则根据经闭与水肿的因果关系，将水气病划分为血分与水分，进一步说明血与水在许多情况下可以相互影响、交互为病。《妇人杂病》篇第 13 条所论证候便是水饮与瘀血俱结于少腹部。

（二）辨识特点

综合《金匮》所论月经病的表现，其辨识思路包括以下几点。

1. 询问经行时间　辨识月经病，首先要询问患者每次经来、经止及经行的时间，如第 10 条"经一月再现"，第 9 条"病下利（血）数十日不止"，第 12 条"漏下黑不解"，都存在经行时间上的异常，或提前而至，或经行不止，或如第 8 条"经候不匀"，甚至如第 8 条"经水断绝"及第 15 条"经水闭不利"。

2. 观察经水颜色 从第 12 条提及"漏下黑",可知张仲景诊治月经病时,注意观察其经水颜色,以辨别其虚实寒热。

3. 注意经行是否畅利 第 10 条"经水不利",第 14 条"经水不利下",第 15 条"经水闭不利",都论及经行不畅之异常表现。

4. 诊察少腹有无异常 此处"少"亦与"小"同,即对于月经病,必察其少腹与小腹有无异常。例如,第 8 条"经候不匀,令阴掣痛,少腹恶寒";第 9 条"少腹里急,腹满";第 10 条"少腹满痛";第 13 条"少腹满如敦状",反映了月经病常伴见的少腹异常表现。

5. 对经闭伴水肿者,必问发生先后 由于经闭伴水肿并不少见,而经闭与水肿发生的先后不同,其病机迥异,治法亦有别。所以,张仲景在《水气病》篇第 20 条专门论述血分、水分的概念。

6. 年龄不可忽略 妇女所处年龄段不同,其发生月经病的机理也有不同,第 9 条论漏下时特别提及"妇人年五十所",体现张仲景辨识月经病时考虑到年龄因素的思想。

(三)治疗思路

《灵枢·五音五味》曰:"妇人之生,有余于气,不足于血,以其数脱血也。"揭示妇女机体相对处于血分不足、气偏有余的状况。基于此,张仲景治疗月经病组方多以治血为主,补血、和血、祛瘀各类治法具备,且注重血与气、血与水等的辩证关系。其治疗特色主要体现为以下几点。

1. 养血温通调经 月经病多因虚、冷为患,尤责之于气血不足,冲任虚寒,故其治疗重视温补及温通。例如,治冲任虚寒夹瘀血之崩漏下血,用温经汤温养气血,兼以消瘀;《妇人妊娠病》篇则用胶艾汤温补冲任,固经养血治妇女不同生理时期所出现的下血。

2. 活血祛瘀通经或止血 血寒积结可影响经络气血的运行,致使瘀血凝滞;结气不行则气滞血瘀致月经不调、闭经、痛经等。例如,用抵当汤治经水不利下属瘀血内结之实证,又用土瓜根散治经水不利属瘀血阻滞者。《妇人产后病》篇之下瘀血汤"亦主经水不利";对于肝络气郁血滞所致的半产漏下,本篇第 11 条用旋覆花汤治疗。《妇人妊娠病》篇第 2 条以桂枝茯苓丸主治"妇人素有癥病,经断未及三月,而得漏下不止"者。这些都是运用活血祛瘀法治疗漏下的范例。

3. 水血兼治行经 诊治月经病时重视血水关系是《金匮》的特色,如本篇第 13 条采用活血利水、水血并治的大黄甘遂汤治疗水血互结血室者,余如当归芍药散亦为水血并治的代表方。

【方药配伍特色与应用研究】

本篇治疗月经病载方 6 首,根据各方功效的侧重点不同,可分为调补冲任、行气和血、祛瘀消癥、水血并治。兹就各方药配伍特色与临床应用、现代研究加以论述。

(一)调补冲任

对冲任虚损致病者,治当调补冲任。而人之气血得温则行,故采用温养、温通法。

1. 温经汤 本方主治冲任虚寒兼有瘀血崩漏者。方中吴茱萸、生姜、桂枝温经散寒,温通血脉;阿胶、当归、芍药、川芎、丹皮活血祛瘀,养血调经;麦冬养阴润燥而清虚热;人参、甘草、半夏补中益气,降逆和胃。方中温清补消并用,但以温经化瘀为主,且大量温补药与少量寒凉药相配,能使全方温而不燥,刚柔相济,以成温通、温养之剂。从而温养气血,活血祛瘀，兼以滋阴清热，使虚寒得以温补，瘀血得行，起到温经行瘀之效。当归、芍药、川芎三药联用是张仲景治疗妇科病常用药组。当归味甘、辛、苦，性温，为活血补血、调经止痛良药。白芍苦酸，微寒，有养血柔肝、敛阴和营、缓急止痛之功。两药相配补血和血，且肝、血同治。川芎辛散温通，调肝活血行气止痛，其"上行头目，下调经水，中开郁结，血中气药"（《本草汇言》），尤善治血瘀气滞病证。归、芍、芎三者配用，对肝血的养护具有重要的作用，具补血不滞血、和血不伤血的特点。用于月经不调、痛经、经闭诸证，可养血和血，调经止痛，无论血虚或血瘀而致皆可运用。

温经汤适宜于冲任虚寒兼有瘀血者。其主要证候有前阴下血，血色暗或淡，质清稀，或夹血块，淋沥不畅，或月经不调，周期紊乱，小腹里急，腹满，或小腹冷痛，或午后发热，手心烦热，唇口干燥，或白带量多，或久不受孕，舌质淡暗或夹瘀斑，苔白，脉沉涩或沉紧。临床主要用于治疗妇科疾病，如月经不调、痛经、子宫内膜异位症、子宫内膜增生、不孕症、更年期综合征，以及甲亢、雷诺病、乳腺增生等。

临床医家选用该方的常见依据有三：一是阳虚寒凝、瘀血阻滞、血脉不通的病机；二是见症月经不调、小腹冷痛、经有瘀块、时发烦热，或有少腹虚寒、久不受胎。三是辨证时抓住虚、寒、瘀三要点。

临床研究显示，本方具有以下功用：①具有改善无排卵型功血冲任虚寒血瘀证患者生殖内分泌激素的作用。其机制为作用于卵巢，调节孕酮的分泌，纠正月经周期紊乱，促进卵泡成熟、排卵。②对原发性痛经寒凝血瘀型效果较好，且复发率低。

实验研究提示，本方具有以下作用：①可影响不同促黄体激素（LH）水平患者内分泌环境，对促性腺激素有生理性的浓度调节作用。②其治疗寒凝血瘀型妇科疾病的作用可能与调节血红素氧合酶 1、血红素氧合酶 2 水平有关。③能有效改善血瘀证的血液流变学指标，显著降低急性寒凝血瘀证模型大鼠全血黏度、血浆黏度及红细胞聚集力和红细胞压积，并提高红细胞变形性。

2. 胶姜汤　本方只有方名未列药物，组成不详。后世医家有认为是阿胶与干姜者，也有以胶艾汤加干姜为治者，还有将阿胶、生姜合用者。阿胶为血肉有情之品，性平、味甘、质黏，有养血止血、滋阴润燥之功，多用于月经不调、胎产诸疾；干姜温经散寒，并温助脾阳，避免阿胶滋补碍脾。

胶姜汤适宜于妇科病慢性失血虚证患者，临床可用于治疗功能性子宫出血。

（二）行气和血

旋覆花汤　本方主治妇人肝络失和，气郁血瘀之半产漏下。以旋覆花开结气，通肝络；新绛活血行瘀；青葱宣阳通络，诸药共奏活血通络之效。可参见《五脏风寒积聚病》篇。

（三）祛瘀消癥

张仲景治疗瘀结较重或有癥积为患者用破血逐瘀法，多以善行瘀滞的大黄、桃仁与活血逐瘀、破积通经的䗪虫、水蛭、虻虫等虫类药合用组方，如抵当汤、下瘀血汤、大黄䗪虫丸等。其中水蛭、虻虫等药显著抗血栓形成和抗凝作用已为现代药理所证实，可降低血液的"黏、浓、凝、聚"。

1. 土瓜根散　本方治疗经水不利属瘀血阻滞者。方中土瓜根即王瓜根性苦寒，清热行瘀；䗪虫破血通瘀；芍药和营止痛；桂枝温通血脉；加酒以行药势，瘀祛则经水自调。土瓜根目前临床很少用，常以丹参、桃仁、瓜蒌等代之。

2. 抵当汤　本方主治经水不利较重属瘀血内结实证。方中水蛭、虻虫攻逐瘀血；桃仁活血润燥，配大黄祛瘀利血下行。

抵当汤适宜于蓄血重症，见经闭不行，少腹硬满，结痛拒按，或腹不满病人言其满，或者发狂善忘，大便色黑易解，小便自利，舌青紫或有瘀点，脉沉涩者。临床主要用于治疗妇科疾病如流产不全、子宫内膜异位症、盆腔瘀血综合征、产后静脉炎，其他如慢性肾衰竭、脑血管病、前列腺肥大等内、外科疾病。

临床医家选用本方的常见依据有三：一是瘀热结于下焦证情较重；二是少腹硬满或有块状物；三是病久瘀血深结入络。

临床研究显示，抵当汤的作用包括以下几方面：①降低胰岛素抵抗，改善糖代谢，调整血脂代谢。②其有抗凝、抗炎、扩张脑血管，改善脑组织循环等作用，有利于缺血性中风患者的恢复。

实验研究提示，本方的药理作用有 3 个方面：①可降低大鼠胰岛素抵抗指数，提高胰岛素敏感性，改善胰岛素抵抗。②具有降低血脂和保护内皮功能作用。③通过下调肾小球硬化大鼠肾组织 TIMP-1 和 PAI-1mRNA 的表达，延缓肾功能衰竭。

（四）水血并治

大黄甘遂汤　本方主治水血并结在血室者。方中大黄祛瘀下血，甘遂攻下逐水，可荡涤水蓄血结，有水血兼攻之效，但易伤正，故以阿胶养血扶正，且顾其产后之虚，标本兼顾。本方药性较为峻猛，中病即止，不宜多服，故方后注言"顿服之，其血当下"。

大黄甘遂汤适宜于水血并结为患者。其主要证候有产后恶露不尽或经闭不行，小便微难，口不渴，腹满或腹部胀大，腹痛，下肢浮肿或肢体皆肿，舌质紫暗，苔黄或黄腻，脉沉而涩。临床主要用于治疗妇人水血互结诸证，如产后尿潴留，还可治疗肝硬化腹水、肠梗阻、附睾淤积症等。

临床医家选用本方的常见依据有三：一是具有水血并结的病机；二是局部水湿蓄积；三是有少腹满、小便不利见症。

实验研究提示，本方具有以下功用：①对小鼠肝纤维化有明显的防治作用，其机理可能是抑制贮脂细胞的激活和转化，减少成纤维细胞的生成。②对肝硬化腹水有干预作用，能上调肝硬化大鼠腹膜水通道蛋白 1 的表达。

【疑难梳理】

如何看待温经汤中配伍麦冬一味药？

第五节　带下病

【发病特点与辨治思路】

（一）发病特点

1. 以湿为本，兼夹寒热　《傅青主女科》言："夫带下俱是湿症。"从本篇所论带下的发病来看，有寒湿与湿热的不同。如第 20 条"温阴中坐药"法针对阴寒湿浊之邪凝着于下焦的寒湿带下，第 15 条矾石丸则适宜于湿热带下证。

2. 胞宫瘀血停积，可继发带下　第15条云"妇人经水闭不利，脏坚癖不止，中有干血，下白物"，明示胞宫内有瘀血坚结不散，不仅引起月经闭阻或经行不利，还可继发湿热带下。

（二）辨识特点

1. 辨湿之兼寒或热　第15条"妇人经水闭不利，脏坚癖不止，中有干血，下白物"，以矾石丸主治，当属湿热带下；第20条"温阴中坐药"，为寒湿带下。二者带下特点不同，故当别之。

2. 辨湿是否夹瘀　如上所述，带下除与湿邪关系密切外，还可继发于瘀阻之后，故当详辨湿与瘀的主次轻重。如第15条"妇人经水闭不利，脏坚癖不止，中有干血，下白物"，便是瘀阻兼湿热下注。

（三）治疗思路

1. 燥湿、杀虫为主　本篇治带方虽只有两首，却体现燥湿、杀虫为主的精神。主治湿热带下的矾石丸，以性寒燥湿、杀虫的矾石为主药；针对寒湿带下的蛇床子散则以性温的蛇床子为主，燥湿杀虫。

2. 重视外治　本篇治带下的两首方均采取纳药阴中的方式，使药物直接作用于患病部位，以增强治疗作用。可见，《金匮》开创妇科阴道给药的先河。

【方药配伍特色与应用研究】

治疗带下病的两方均有杀虫止痒作用，皆为外用方。

（一）清热燥湿杀虫

矾石丸　方中矾石性寒燥湿，清热祛腐，解毒杀虫，酸涩收敛以止带；杏仁润导，利气破滞；配白蜜滋润以制矾石燥涩之性，且润滑使易纳入。矾石丸为外用方，纳入阴中，除湿热而止带下。临床主要用于治疗带下病，有宫颈糜烂、慢性附件炎、慢性盆腔炎、阴道炎、子宫内膜炎等。

（二）暖宫除湿杀虫

蛇床子散　方中蛇床子性温味苦，有暖宫除湿、杀虫止痒的功效，和白粉（米粉）缓解其对局部的刺激作用。蛇床子散现多作洗剂外用，亦有内服者。临床上蛇床子常与苦参等药合用治疗阴道炎、皮炎湿疹、肾炎等。

临床医家选用该方的常见依据有三：一是黏膜或皮肤出现糜烂、渗出；二是自觉症状有瘙痒；三是属于湿邪虫毒为患。

实验研究提示，蛇床子具有抗炎、抗变态反应、局部麻醉、增强免疫功能等多种药理作用。蛇床子所含各成分中，挥发油、醇提物及两者的混合物均有止痒作用，其中挥发油的止痒效果较好，其机制与拮抗组胺和抑制肥大细胞脱颗粒作用有关。

第六节　前阴诸疾

【发病特点与辨治思路】

（一）发病特点

1. 湿热下注　第21条云"少阴脉滑而数者，阴中即生疮"，可知阴疮系由下焦湿热，蕴结不散，腐蚀阴中而成。

2. 胃肠燥结 第 22 条云"胃气下泄，阴吹而正喧，此谷气之实也"，可知胃肠燥结，腑气不畅，浊气从前阴下泄，可导致阴吹。

（二）辨识特点

1. 重视脉诊 第 21 条的"少阴脉滑而数"不仅揭示阴疮的成因，也提示诊脉在辨识阴疮时的重要作用。在第 8 条，张仲景亦谓"三十六病，千变万端；审脉阴阳，虚实紧弦……其虽同病，脉各异源"。说明脉诊在辨识妇科病中的重要性。

2. 详细问诊 无论阴疮或阴吹，都发生于妇人隐秘之处，只有通过详细问询，才能掌握重要的信息。

（三）治疗思路

1. 除湿杀虫止痒治阴疮 第 21 条用狼牙汤煎水洗涤阴中，体现清热除湿、杀虫止痒治阴疮的思路。

2. 润肠通便疗阴吹 对胃肠燥结导致的阴吹，张仲景用猪膏发煎润肠化瘀通便治之。

【方药配伍特色与应用研究】

（一）清热除湿杀虫

狼牙汤 方中狼牙草究系何物，尚无定论。《医宗金鉴》《金匮要略浅注》均以狼毒代之。狼毒味辛、性平，《神农本草经》主治恶疮鼠瘘疽蚀，但狼毒有大毒，当慎用。也有谓狼牙草即仙鹤草的，仙鹤草味苦涩、性平，可收敛止血，杀虫止痒。治阴中生疮糜烂者，将狼牙汤滴入阴道局部淋洗。临床主要用于治疗滴虫性阴道炎、霉菌性阴道炎等。

（二）润肠通便

猪膏发煎 方中猪膏滋阴润燥，润肠通便；乱发通利关格，使大便得通，浊气下泄，复归肠道，则阴吹可止。其他内容可参见《黄疸病》篇。

【病证研究与展望】

关于阴吹病，现代有学者将其分为两类：①损伤性阴吹，如产伤，特别是多产妇，体质虚弱者；直肠阴道瘘，直肠和阴道之间存在着异常通道（瘘管）。②无损伤性阴吹：此类病人大多数体质虚弱、脾气不固、肾气亏虚，可见白带淋沥，大便多燥结。

第七节　其他病证

【发病特点与辨治思路】

（一）发病特点

1. 腹痛

（1）风血相搏为病 第 16 条"妇人六十二种风"，泛指风寒之邪等外感致病因素乘妇人经期或产后侵入，与腹中血气相搏，导致血凝气滞，引起妇女杂病腹痛。

（2）病变多涉及肝脾 由第 17、18 条可知，肝脾失调，气郁血滞湿停或脾胃虚寒，气血不足，经脉失于温养，均可致妇女腹中疼痛。

2. 转胞 此处的"胞"同"脬"，即膀胱。转胞以小便不通、小腹急胀而痛为主症，因与膀胱扭转不顺有关，故名转胞。

主要责之肾气虚弱　第19条将妇人转胞的原因责之于肾气不足，膀胱气化不利。

（二）辨识特点

腹痛关注痛的特点　第16条指出血瘀的杂病腹痛为"刺痛"。第17条肝脾不和，血滞湿阻所致的妇人腹中诸疾痛，当为"疠痛"，即腹中拘急，绵绵作痛。第18条脾胃虚寒引起的杂病腹痛则为"里急，腹中痛"，表现为腹中绵绵作痛，喜温喜按。

（三）治疗思路

1. 腹痛分虚实异治　对风血相搏导致血瘀之实证腹痛，张仲景以活血行瘀的红蓝花酒治之。而虚证腹痛则有调补肝脾与甘温建中的不同。

2. 转胞重化气利水　对肾气不举导致的转胞，本篇治以肾气丸温肾化气利水。

【方药配伍特色与应用研究】

（一）活血行瘀

红蓝花酒　方中的红蓝花即红花，辛甘而温，能活血化瘀，通络止痛；酒能行血气，温通血脉。第16条虽有"六十二种风"之谓，但方中并无治风之药，实则寓有"治风先治血，血行风自灭"之理。后世用红花泡酒服，或用红花浸酒后再煎皆从本方。

本方适宜于少腹刺痛、冷痛，得热痛减，腰部酸痛。月经量少或色暗，或有瘀血块，脉沉紧，或弦紧或沉迟，舌质暗淡或有瘀斑、瘀点。临床主要用于治疗痛经、心动过缓等。

临床医家选用该方的常见依据有两点：一是有血瘀征象者；二是中医辨证属虚、寒、湿、瘀者。

临床研究显示，红蓝花酒服药前后血浆中前列腺素的含量有极显著性差异，对降低前列腺素的含量效果显著，治疗痛经有肯定疗效。实验研究提示该方有较好的抗炎镇痛作用。

（二）调理肝脾

当归芍药散参见《妇人妊娠病》篇。

（三）建中缓急

小建中汤参见《血痹虚劳病》篇。

（四）补益肾气

肾气丸能补益肾气，使气化水行，小便通利，故可治转胞。详见《血痹虚劳病》篇。

【病证研究与展望】

有学者认为"转胞"是病证名。其"胞"属广义之"胞"，指特定的中医部位、生理性名词，包括了现代医学生殖系统部分器官以及与生殖有关的内分泌腺等，男女皆有；而"胞系了戾"之"胞"则属狭义之胞，"胞系"在此指膀胱及尿道部分。转胞主症为"不得溺"，是由于肾阳不足，膀胱失温，阴寒内生，寒则使其拘急收引，或肾虚系胎无力，胎元下压，膀胱转位，而致与其相连的排尿管道发生屈曲、结纠，影响尿液的正常排泄。从历代医家的临床证治来看，似更接近于尿潴留。因此，《金匮》中所涉及的只是转胞证治的一部分。